U0121553

新文京開發出版股份有限公司

NEW
WCDP

新世紀‧新視野‧新文京一精選教科書‧考試用書‧專業參考書

New Wun Ching Developmental Publishing Co., Ltd.
New Age · New Choice · The Best Selected Educational Publications — NEW WCDP

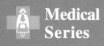
Medical Series

第 **6** 版
SIXTH EDITION

內外科
護理技術

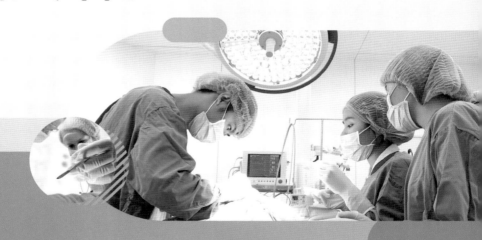

陳敏麗　**總校閱**

陳敏麗・倪麗芬・張玉珠・吳秋燕・陳麗華・柳秋芳・劉　棻・鄭惠珍
阮淑萍・曾明晰・黃翠媛・羅淑玲・何昭中・姜如珊・李惠玲・戴秀珍
蔡素珍・王俞蓉・王瑜欣・顧潔修・曾瑛容・陳海焦・林淑君・李玉秀
范君瑜・簡淑慧・黃人珍・唐心如　**合 著**

MEDICAL SURGICAL
NURSING PROCEDURES

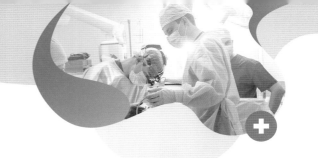

六版序　*Preface*

　　護理學是涉及非常廣泛且複雜的學科，其所涉及的範圍涵蓋甚廣。所以護理人員所面臨的情境往往錯綜複雜，而所需訂定的護理計畫就更需具專業及技術性。因此這一本深具實務性的參考書便因應而生。

　　內外科護理技術包含了「內外科護理實驗簡介」、「體液電解質」、「手術病人之護理」、「傳染病病人之護理」、「血液系統功能障礙之護理」、「Port-A的護理」、「內分泌和代謝功能障礙之護理」、「眼耳鼻喉」、「心臟血管系統功能障礙之護理」、「呼吸系統功能障礙之護理」、「消化系統功能障礙之護理」、「骨骼肌肉系統障礙之護理」、「皮膚疾病病人之護理」、「生殖系統功能障礙之護理」、「神經系統功能障礙之護理」、「急症護理」共十六章。本次改版主要是針對臨床實務中常使用的技術、用物、數據等（如體液電解質、中心靜脈壓、心電圖、抽痰術、胸腔引流、心肺復甦術等）進行增修，期望學生在學習中能體認與學習護理人員在臨床照護病人的情境，與培養護理人員應具有的關懷素養，照護時與病人持續的互動，提供生理、心理、社會文化及靈性需求的滿足，以非批判性的溝通與傾聽，促進與維護病人健康，讓每位學生在學習執行護理技術的同時更能以同理心關心病人。每一章節都相當具有實務性且明瞭易懂，相信讀完此書一定都能大有所獲。

　　期望此書的每位讀者，都能活用書中的每種護理技術，實際應用於臨床上，以增進全民健康之福祉。

陳敏麗　謹識

目 錄 *Contents*

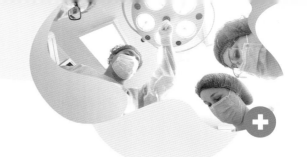

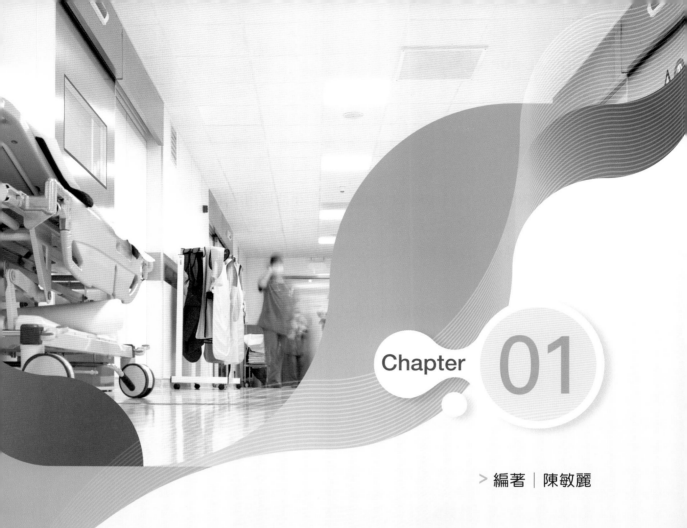

Chapter 01

> 編著｜陳敏麗

內外科護理實驗簡介

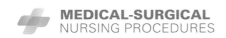
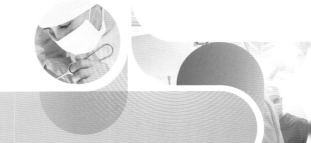

1-1　簡　介

　　本課程配合內外科護理學的知識，使學生能應用所學之內外科護理學的知識與技術，於模擬假病人之情境中，正確操作各項內外科技術；並能體認內外科護理技術正確執行，及維護病人安全之重要性；了解內外科病人常見的護理問題及其相關措施。

　　各項內外科技術於實驗課程中先由老師運用視聽媒體或親自示範教學，再至實驗教室分成小組回覆示教。

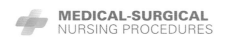
MEDICAL-SURGICAL
NURSING PROCEDURES

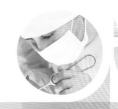

1-2　內外科護理示教室管理辦法

　　學生進入示教室應遵守以下規則：

一、服裝儀容標準

1. 頭髮：保持頭髮整潔，若留短髮則不得碰衣領，長髮者請盤髮結（勿紮馬尾），不得染髮。

2. 服裝：著乾淨實習服，並別上名牌，短裙配絲襪，長褲者著白短襪（勿有任何花樣）。冬天寒冷時，可內著白色套頭毛衣，入室只可穿著綠色外衣，若要添加衣服只可於外衣內添加白色背心。

3. 勿戴垂吊式耳環（耳洞限一耳只能穿一個）。

4. 手上除有計秒手錶，不得佩戴其他飾物，如戒指、手環等。

二、態 度

　　練習過程，請保持莊重、親切、和藹的態度，勿大聲喧嘩、嘻笑，以免影響練習秩序；並請同學練習時，不要緊靠床沿或坐在床上。要視假病人如同病人，照護時應關心病人需求，注意病人的自主權與隱私權。

三、用物使用

　　請愛護示教室內各項模型、器材及設備，任何物品請勿任意移動或攜出示教室。

四、點 班

　　練習技術前、後，請確實點班，遇有不足或損毀，請立刻報告老師。

五、環境維護

1. 除該科書籍、貴重物品外，請勿攜帶任何私人用物入本室，可暫放於教室外學生置物櫃。
2. 練習後，請將所用之物品，依正確處理方法清理整齊後歸位。
3. 環境整理：將各組病床床頭對齊，垃圾帶離，冷氣、電燈、門窗關閉。

六、物品損毀或遺失處理原則

　　凡實驗室教室之物品皆屬公物，請同學細心使用維護。

1. 點班時發現物品損毀或遺失，請立即報告並追蹤。
2. 操作過程中，如有物品損毀，請立即報告。
3. 若查有損毀或遺失而未報告，經檢查發現時，由最後使用者或該班全體一起負擔賠償責任。
4. 依正確程序操作，而物品因故損毀，經老師認定可依規定報銷。
5. 個人使用不當而造成物品損毀者，則照價賠償。（例如食鹽水瓶、水溫計…等）。

七、物品使用後的處理

1. 裝置食鹽水、蒸餾水玻璃瓶及胸瓶使用後，請將瓶內水倒出並清洗內部以避免發霉。

2. 中心靜脈測量器、IV SET 請將水排乾放回。

3. 布類髒汙請報告老師，向老師換取乾淨布類並歸回原位。

八、假病人維護需知

1. 請愛護假病人，動作宜輕巧，上課前（使用前）請先檢查假病人各部分器官、零件是否完整，關節是否自由活動；若有缺損、破損（如四肢斷裂或胸皮、會陰部破裂）等情形，需通知老師複查。

2. 回示教時若不使用假病人，請協助假病人坐於床旁椅上；如示教室有置物櫃、請搬運假病人至置物櫃上，需依正常功能位置擺放。搬運方式如下：

   協助假病人坐於床旁椅上，請保持姿勢為雙手交叉置於腹部，雙腳併攏擺，腳底放置便盆或擦手紙以維護清潔。

3. 若弄髒假病人（如膠布痕跡），請用肥皂水或石油苯清潔假病人皮膚，吹乾後上滑石粉乾燥。

4. 上回示教課期間，同學勿趴在假病人身上或嬉戲假病人身體，應視假病人如同病人，關心愛護病人。

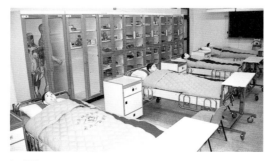

> 圖 1-1

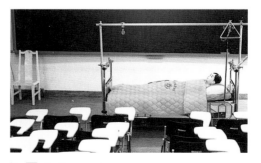

> 圖 1-2

> 編著 | 倪麗芬

體液電解質

2-1　動脈血液氣體分析

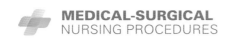

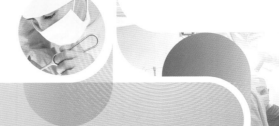

2-1　動脈血液氣體分析
(Arterial Blood Gases Analysis; ABGs)

⊃　學習目標

1. 能正確說出此技術的目的、學理背景及適應症。
2. 能迅速且完整地準備此技術的用物。
3. 能正確協助操作者或自己完成此技術。
4. 能正確說出動脈血液氣體中數值的正常範圍，並判斷異常現象。

⊃　目　的

1. 監測動脈血液中的酸鹼值 (pH)，以了解體內酸鹼平衡的情形。
2. 監測動脈血液中的氧分壓 (PaO_2) 及二氧化碳分壓 ($PaCO_2$)，以了解體內氣體交換障礙的情形。
3. 監測疾病的進展和嚴重度，以做為治療的參考。
4. 評值給予相關呼吸治療的效果。

⊃　學理背景

　　動脈血液氣體分析是一種既安全又方便的方法，可以很快速地了解體內酸鹼平衡和血氧的情況，也就是快速了解肺臟及腎臟的功能，所以在臨床上使用相當廣泛，然而其歷史回顧可追溯到 1947 年 Comroe & Botelho 藉由觀察發紺的情形來判斷病人有無血氧過低的現象；1956 年，Clark 發明了測定部分氧分壓 (PO_2) 的電極；1957 年，Sanz 再度提出 MclInnes & Belcher(1933) 發明用來測定酸鹼度的 pH 電極；同年，Stow 等人發明了測定二氧化碳 (PCO_2) 的電極，在 1962 年，Severinghaus 討論當時測量 pH、PCO_2、PO_2 的電極技術，並且開始了臨床研究；1966 年，Petty 等人示範了由醫師來執行此項既簡單又安全的動脈穿刺技術；到 1971 年，Sackner 等人則提出由護理人員來執行動脈穿刺的技術 (Rippe, Irwin, Fink, Cerra, Cureley & Heard, 1995)。

取動脈血作血液氣體分析之目的主要是體循環及肺循環回流的靜脈血會在各自相對的心房和心室內混合，若想知道全身氣體交換的情形則需監測這些離開心室的血液，而且動脈內並不會發生呼吸作用，故任何部位的動脈血皆可代表其流出心室的血液，所以動脈血的氧分壓及二氧化碳分壓是代表病人心肺系統的功能，而靜脈血的氧分壓及二氧化碳分壓則只能代表抽血部位周圍組織的情況，故由動脈取血來進行氣體的分析 (Plunkett, 1994；Shapiro, Peruzzi & Kozelowski-Templin, 1994)。

體內酸鹼平衡主要是由化學緩衝系統、呼吸系統及腎臟系統來調節，其中化學緩衝系統的作用時間最快速，通常在酸鹼值不正常後的一秒內就會開始作用，其次是呼吸系統，通常需要數分鐘的時間，而腎臟系統則最慢，需數小時至數日才會被活化，但效果最佳。

1. **化學緩衝系統**：人體內有許多的緩衝系統，包括有碳酸鹽－碳酸緩衝系統、磷酸鹽、蛋白質、血紅素及骨骼等，其中最重要的是碳酸鹽－碳酸 (carbonate-H_2CO_3) 緩衝系統，例如當體內有強酸物質如鹽酸時，碳酸氫鈉會與鹽酸結合而產生弱酸性的碳酸和氯化鈉 ($HCl+NaHCO_3 \rightarrow H_2CO_3+NaCl$)，因此體液即由強酸轉變為弱酸；同樣地，若體內有強鹼物質和氫氧化鈉時，碳酸會與氫氧化鈉結合產成弱鹼性的碳酸氫鈉和水 ($NaOH+H_2CO_3 \rightarrow NaHCO_3+H_2O$)，因此體液會由強鹼轉變為弱鹼，而達到維持一定酸鹼值的情況。

2. **呼吸系統**：二氧化碳與水形成碳酸，隨後又分解成氫離子和碳酸氫根離子 ($CO_2+H_2O \rightarrow H_2CO_3 \rightarrow H^++H_2CO_3^-$)，當體內過多氫離子或過多二氧化碳時，會刺激延腦的呼吸中樞，增加呼吸的速率及深度以利二氧化碳的排出，使氫離子濃度下降，而使身體的 pH 值上升；相對地，若體內氫離子和二氧化碳不足，則會減少呼吸速率和呼吸深度，減少二氧化碳的排出，以達到酸鹼平衡的調節。

3. **腎臟系統**：無法轉換成氣體的酸則由腎臟系統排出體外，腎臟系統主要是靠增減體內的碳酸氫根來調解酸鹼值，因涉及氫離子的分泌、鈉離子的再吸收、碳酸根離子的保留及尿液中氨的合成，所以整個步驟相當複雜，也是最慢才啟動調節機轉。

➲ 適應症

1. 呼吸系統疾病病人。

2. 腎臟功能異常病人。

3. 心臟血管系統疾病病人。

4. 休克的病人。

5. 使用呼吸器的病人。

6. 接受氧氣治療的病人。

➲ 專業界定

需有醫囑，此技術依各醫院政策由醫師或經過專門訓練的呼吸治療師或護理人員執行。

➲ 護理關懷

臨床上當病人需要抽取動脈血液執行動脈血液氣體分析時，表示病人病情可能有變化或出現不穩定的狀態，此時在執行技術前需讓家屬及病人能了解此項檢查的目的，並做清楚的解釋以取得病人的配合。為減輕病人的焦慮與緊張，在抽血時可藉由轉移注意力的方式來減輕病人的疼痛與不適。抽完血需衛教家屬或病人加壓止血的重要性，以防血腫產生。

➲ 設備及用物（圖2-1）

1. 治療盤 ....1 個

2. 治療巾 ....1 條

3. 拋棄性治療巾 ....1 條

4. 3mL 空針或抽動脈血的專用空針（已抽有肝素及黑色橡皮塞子）.............1 支

5. 肝素（heparin 5,000U/c.c. 或 1,000U/c.c.）........................1 瓶

6. 1% 酒精性優碘 ....1 瓶

7. 75% 酒精 ....1 瓶

8. 無菌棉枝 .... 1 包

9. 無菌手套 .... 1 副

10.橡皮塞子（或 ABG 專用綠色蓋子）...................................... 1 個

11.裝冰容器並裝妥冰塊 .... 1 個

12.彎盆 .... 1 個

13.3×3 或 4×4 無菌紗布 .... 1 包

14.3M 紙膠布 .... 1 捲

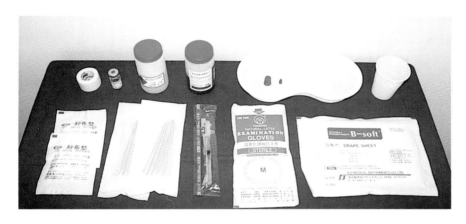

> 圖 2-1　動脈血液氣體分析設備與用物

➲ 步驟及說明

步　　驟	說　　明
1. 核對醫囑。	
2. 核對病人，並向病人解釋檢查目的和檢查過程。	2-1 可減輕病人的焦慮。
3. 洗手。	
4. 攜帶用物至病人單位。	
5. 操作者以手觸摸病人的動脈，決定欲穿刺的部位，最常選擇的部位是橈動脈，但在進行橈動脈穿刺前，應先進行修正的艾倫試驗 (modified Allen's test)（見圖 2-2）。	5-1 一般常選擇的穿刺部位有橈動脈、肱動脈、足背動脈和股動脈。 5-2 修正的艾倫試驗是為了要了解該部位有無適當的側枝循環，是否能提供該部位足夠的血液供應。

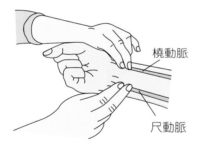 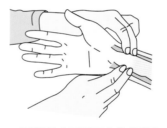 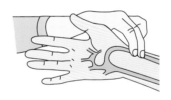

(a) 手緊握成拳頭，並在橈動脈及尺動脈處加壓

(b) 手張開（但不要完全伸張），此時手掌及手指變蒼白

(c) 除去尺動脈的壓力後整隻手變紅。

> 圖 2-2　修正的艾倫試驗

6. 在欲穿刺部位下墊拋棄性治療巾並協助維持適當姿勢。	
7. 護理人員協助操作者消毒。 (1) 先用無菌棉枝沾 1% 酒精性優碘，以穿刺部位為中心，由內而外環狀消毒直徑約 7 公分，待 30 秒至 2 分鐘優碘完全乾燥。 (2) 再以 75% 酒精重複消毒，將消毒過的棉枝丟入彎盆。	7-1 有些醫院會要求以 1% 酒精性優碘消毒，再以 75% 酒精消毒，重複進行三套消毒，尤其是免疫力較差的病人，例如血液腫瘤科的病人。 7-2 有些醫院採用其他殺菌液進行三套消毒，例如克菌寧殺菌液（圖 2-3）。

步　驟	說　明

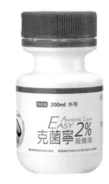

> 圖 2-3　克菌寧殺菌液

8. 操作者戴上無菌手套，護理人員協助操作者取出無菌空針。

9. 護理人員協助操作者抽取約 0.5mL 的肝素。

   (1) 用優碘及酒精消毒肝素的瓶口。

   (2) 手握緊肝素的瓶身，以利操作者一面將針心往後拉，一面旋轉針筒，使針心與針筒濕潤後，再將多餘的肝素及空氣打掉。

   (3) 協助操作者更換一支無菌的 23 號針頭。

10. 另外，有些醫院採用已抽有肝素的空針（圖 2-4），只需接上無菌的針頭即可進行採血。

9-1　以肝素濕潤針筒主要是為了預防血液凝固，但量只需充滿空針及針頭的死腔即可，因為過多的肝素會降低 pH 值而影響結果 (Mims, Toto, Luecke & Roberts, 2004)。

(3)-1 更換針頭的目的主要是為了確保無菌。

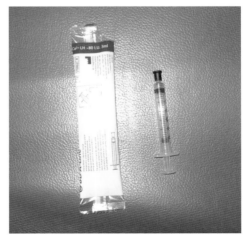

> 圖 2-4　已抽有肝素的空針

步　驟	說　明
11. 穿刺時，護理人員在旁支持病人，並協助病人保持穿刺部位不動，同時操作者以手觸摸動脈，選擇脈動最強的部位，將空針插入，若刺中動脈，立即可見鮮血湧上針筒，此時即不可再往下插入，並且握緊針筒以避免血管的損傷。	11-1 若是穿刺橈動脈，可以將病人的手腕稍微的伸展（圖 2-5），以利固定及穿刺，但若過度伸張可能反而會減弱脈搏的跳動。 11-2 若穿刺橈動脈或足背動脈等部位以 45~60° 角插入，若是股動脈或肱動脈等部位則以 90° 角插入。 11-3 動脈的壓力會使血液往上回流，所以若刺中動脈血液會自動湧上針筒。 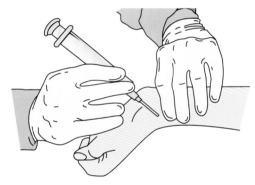 > 圖 2-5
12. 收集約 1mL 的血量。 13. 操作者將針頭拔出後，立刻插入橡皮塞內，並將針頭折彎，或是利用單手回套針頭，並將針頭旋轉下來丟入彎盆內，換上密閉的專用綠色蓋子，或是換上抽動脈血專用空針的黑色橡皮塞子。	13-1 立刻插入橡皮塞內是為預防空氣進入檢體，影響檢驗結果。 13-2 若針筒內有空氣，也需先予以排除，否則空氣與血液發生均衡作用會降低 $PaCO_2$ 的值，使 pH 值升高 (Mims, Toto, Luecke, & Robert, 2004)。

步　驟	說　明
14. 同時操作者或護理人員以無菌紗布壓住穿刺部位，直接用手加壓直到血流停止，至少持續 5 分鐘以上，再貼上膠布。	14-1 主要是為了預防血腫的產生。
	14-2 若有出血傾向、正在接受抗凝血劑治療或是高血壓的病人，則加壓時間至少要 10 分鐘以上 (Mims, Toto, Luecke, & Roberts, 2004)。
15. 將檢體放在裝有冰塊的容器中，連同檢驗單立即送至檢驗室。	15-1 檢體除非能在 10 分鐘內進行檢驗，否則皆需用冰塊保存，主要目的是為了要降低檢體的新陳代謝率，否則延遲愈久，PaO_2 和 pH 值會愈低，而使 $PaCO_2$ 升高 (Mims, Toto, Luecke, & Roberts, 2004)。
	15-2 病人的呼吸型態、或是呼吸器及氧氣的使用情形及病人的體溫等皆應記錄於檢驗單上，以作為判讀 ABG 的參考。
16. 整理單位及用物。	16-1 動脈穿刺可能的合併症有血管痙攣、血栓及血腫，這些原因會使血流降低或受阻，使組織產生缺血的情況，另外也會有疼痛及感染的現象產生 (Plunkett, 1994; Rippe, et al., 1995)。
17. 洗手。	
18. 記錄穿刺時間、部位，並觀察有無合併症出現。	

➲ 注意事項

1. 若病人使用呼吸器、重新調整呼吸器的模式或接受任何會影響氧氣輸送的措施，如抽痰、變換姿位或是停掉氧氣的供應，至少需經過 20 分鐘以上才能抽取動脈血，以免造成誤差 (Mims, Toto, Luecke, & Roberts, 2004)。

2. 對於需常抽動脈血的病人，最好放置動脈導管，以免因穿刺過於頻繁而產生相關的合併症。

3. **部位的選擇需考慮下列因素** (Shapiro, Peruzzi & Kozelowski-Templin, 1994)：

   (1) 要有良好的側枝循環，例如橈動脈 (radial artery) 有損傷時，尺動脈 (ulnar artery) 能提供很好的側枝循環，肱動脈 (brachial artery) 及足背動脈 (dorsalis pedis artery) 也有其他側枝循環，而股動脈在鼠蹊韌帶下部，若發生阻塞時則無適宜的側枝血管灌注（圖 2-6）。

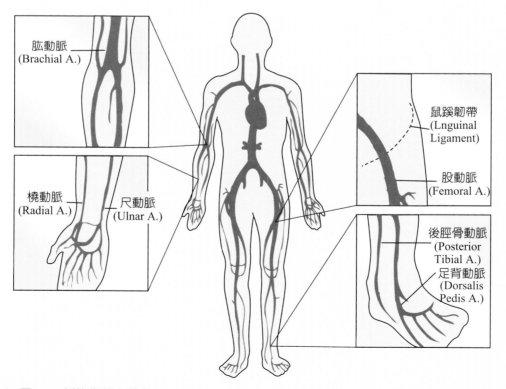

> 圖 2-6 採集動脈血的部位

(2) 較表淺的動脈如橈動脈、肱動脈及足背動脈較易被觸知、也較易固定及穿刺，是較常被選用來做為動脈穿刺的部位。

(3) 動脈周圍組織若是肌肉、肌腱或脂肪，對疼痛的敏感度輕微，在穿刺時較不痛，但若是骨膜或神經則非常敏感，在選擇穿刺部位時應考慮周圍組織對疼痛較不敏感者，可減少病人疼痛的產生。

(4) 避開太靠近靜脈的部位，因有可能會穿刺到靜脈而產生錯誤數值。

綜合上述各點，橈動脈是最適宜作動脈穿刺的部位，而股動脈則是動脈穿刺最後的選擇，另外，經過手術重建的血管也應禁止進行穿刺。

4. 評估有無適當側枝循環的方法：

(1) 艾倫試驗 (Allen's test)：首先是護理人員或操作者阻塞病人一手的橈動脈 3 分鐘，將該手與另一手的顏色相比，若該手的顏色不變，表示該手擁有尺動脈提供適當的側枝循環；若將尺動脈阻塞 3 分鐘，手的顏色改變，表示橈動脈受到阻塞，也就是陽性的艾倫試驗 (Shapiro, Peruzzi & Kozelowski-Templin, 1994)。

(2) 修正的艾倫試驗 (modified Allen's test)（見圖 2-2）：

A. 病人將手握拳以促進血液流出手掌區，此時護理人員用雙手手指分別壓住病人的橈動脈與尺動脈。

B. 請病人緩慢地伸張五指，可見病人手掌呈現蒼白的顏色。

C. 護理人員將壓住尺動脈的手指移除，若手掌顏色在 10~15 秒之內恢復成充血的粉紅色，稱為修正艾倫試驗陽性，表示若橈動脈阻塞時，僅靠尺動脈也能提供手掌適當的灌流，此時進行橈動脈穿刺應該是安全的 (Shapiro, Peruzzi & Kozelowski-Templin, 1994)。

艾倫試驗與修正的艾倫試驗常易造成混淆，因為艾倫試驗陽性是表示橈動脈受到阻塞不適宜做橈動脈穿刺，但修正的艾倫試驗陽性則表示尺動脈能提供良好的側枝循環，適宜進行橈動脈的穿刺，臨床上較常使用修正的艾倫試驗來檢驗手部的側枝循環。

若是要進行足背動脈的穿刺，則先用手壓住足背動脈以阻斷其血流，並壓住該側大腳趾的指甲數秒鐘使其顏色變白，若放鬆

壓住大腳趾的手數秒鐘後，腳趾甲回復原本的顏色，即代表有適當的側枝血流，便可進行足背動脈的穿刺 (Mims, Toto, Luecke & Roberts, 2003)。

5. 動脈血液氣體分析的判讀 (Thelan, Urden, Lough & Stacy, 1998; Urden, Lough & Stacy, 2020)：

(1) 步驟 1：判斷動脈血氧分壓 (PaO$_2$)

　　動脈血氧分壓代表溶解在動脈血漿中的氧分壓，是判斷肺臟將氧氣吸入血液效果的最好指標，成年人在海平面一般空氣下，PaO$_2$ 正常值為 80~100mmHg，但動脈氧分壓會受很多因素的影響，其中最重要的是年齡，嬰兒可接受的範圍是 40~70mmHg，而老年人的動脈血氧分壓會隨年齡的增加而逐漸下降，以 60 歲為例，其動脈血氧分壓為 80mmHg，每增加 1 歲，動脈血氧分壓就下降 1mmHg，所以一位 65 歲的病人，其動脈血氧分壓只要達 75mmHg 即可，若 PaO$_2$ 少於可接受的範圍即為低血氧症 (hypoxemia)；另外，病人原本即存在的肺部疾病也會影響到判讀的標準，但共同的標準是所有病人的動脈血氧分壓皆不能低於 40mmHg，此情形需立即給氧，否則會有致命的危險，但動脈血氧分壓也不宜超過 150mmHg，因可能會對視神經、視網膜造成傷害，也可能造成肺部的毒性反應。

(2) 步驟 2：判斷 pH 值

　　pH 值是血漿中氫離子的濃度，代表體內酸性物質 (CO$_2$) 和鹼性物質 (HCO$_3^-$) 平衡的結果，pH 值的正常範圍介於 7.35~7.45 之間，當 pH 值低於 7.35 稱之為酸中毒 (acidosis) 或酸血症 (acidemia)，當 pH 值高於 7.45 則稱為鹼中毒 (alkalosis) 或鹼血症 (alkalemia)，根據 Henderson-Hasselbalch 的方程式可計算出 pH=6.1+logHCO$_3^-$/CO$_2$。

(3) 步驟 3：判斷動脈二氧化碳分壓 (PaCO$_2$)

　　動脈二氧化碳分壓代表溶解在動脈血漿中二氧化碳的量，因二氧化碳是由肺臟呼出，所以可反應出身體換氣量與代謝間的關係，PaO$_2$ 的正常值為 35~45mmHg，因二氧化碳溶於水後變成弱酸性的碳酸，所以體內二氧化碳愈高，身體也就愈酸，當動脈二氧化碳分壓高

於 45mmHg 時，稱為呼吸性酸中毒 (respiratory acidosis)，通常是因為肺泡的換氣不良所致，可能原因有慢性阻塞性肺疾病、嚴重腦中風、藥物引起的呼吸抑制、神經病變導致呼吸肌肉無力、胸部嚴重外傷等；若體內二氧化碳愈少，身體會愈鹼，當動脈二氧化碳分壓低於 35mmHg 時，即稱為呼吸性鹼中毒 (respiratory alkalosis)，通常是肺泡換氣量增加所致，可能原因有過度的機械性換氣、肺栓塞、腦病變或焦慮引起的換氣過度等。

(4) 步驟 4：判斷碳酸氫根 (HCO_3^-)

因為碳酸氫根是由腎臟代謝，所以可反應出腎臟的功能，其正常範圍是 22~26mEq/L，因碳酸氫根是鹼性物質，所以當碳酸氫根高於 26mEq/L 時，稱為代謝性鹼中毒 (metabolic alkalosis)，可能原因為給予過多的重碳酸鈉、大量嘔吐、長期使用利尿劑或使用類固醇；若碳酸氫根低於 22mEq/L 時，則稱為代謝性酸中毒 (metabolic acidosis)，可能原因有缺氧、糖尿病酮酸中毒、水楊酸中毒、腹瀉或腎臟衰竭。

(5) 步驟 5：判斷有無代償 (compensatory)

代償是表示緩衝系統之間相互抗衡的結果，而動脈血液氣體分析的最後一個步驟就是在評估個案是否已出現代償的現象，若已出現代償，則要區分完全代償或部分代償。

若 pH 值不在正常範圍，而動脈二氧化碳分壓和碳酸氫根其中之一也不在正常範圍，表示尚未發生代償，通常發生在急性期，也就是身體的緩衝系統還未開始運作。

若 pH 值不在正常範圍，而動脈二氧化碳分壓和碳酸氫根兩者也均不在正常範圍之內，表示已發生了代償，但尚未完全代償。

若 pH 值在正常範圍，但動脈二氧化碳分壓和碳酸氫根兩者均不在正常範圍之內，表示身體已完全代償了。

另外還有鹼基 (base excess)，是反應體內鹼基的含量，代表酸鹼平衡中非呼吸 (nonrespiratory) 的反應結果，正常值為 ±2mEq/L，若 BE 大於 2mEq/L 代表代謝性鹼中毒，小於 -2mEq/L 代表代謝性酸中毒。

參考資料 **References**

何雪珍 (2019)·動脈血液氣體分析·於陳雪編著，*新編內外科護理技術*（二版）·永大。

洪麗珍、陳夏蓮、葉明珍 (2021)·呼吸系統病人之護理·於林貴滿等編著，*內外科護理技術*（九版）·華杏。

葉春興等 (1990)·*血液氣體臨床應用*·九州。

鄭展志 (1990)·*血液氣體的臨床應用*·合記。

蕭瑞和、黃啟薰 (1979)·*血液氣體的臨床應用*·合記。

Hess, D. R., & Kacmarek, R. M. (2019). *Essentials of mechanical ventilation* (4th ed.). McGraw-Hill.

Mims, B. C., Toto, K. H., Luecke, L. E., & Robert, M. K. (2004). *Critical care skills a clinical handbook* (2nd ed.). Saunders Company.

Plunkett, P. F. (1994). Blood gas interpretation. In Barnes, T. A. (Eds.), *Core textbook of respiratory care practice* (2nd ed). Mosby.

Rippe, J. M., Irwin, R. S., Fink, M. P., Cerra, F. B., Cureley, F. T., & Heard, S. O. (1995). *Procedures and techniques in intensive care medicine*. Little, Brown and Company.

Shapiro, B. A., Peruzzi & Kozelowski-Templin, R. (1994). *Clinical application of blood gases* (5th ed). Mosby.

Thelan, L. A., Urden, L. D., Lough, M. E., & Stacy, K. M. (1998). *Critical care nursing diagnosis and management* (3rd ed). Mosby.

Urden, L. D., Lough, M. E., & Stacy, K. M. (2018). *Critical care nursing diagnosis and management* (8th ed.). Elsevier.

Urden, L. D., Lough, M. E., & Stacy, K. M. (2020). *Priorities in critical care nursing* (8th ed.). Elsevier.

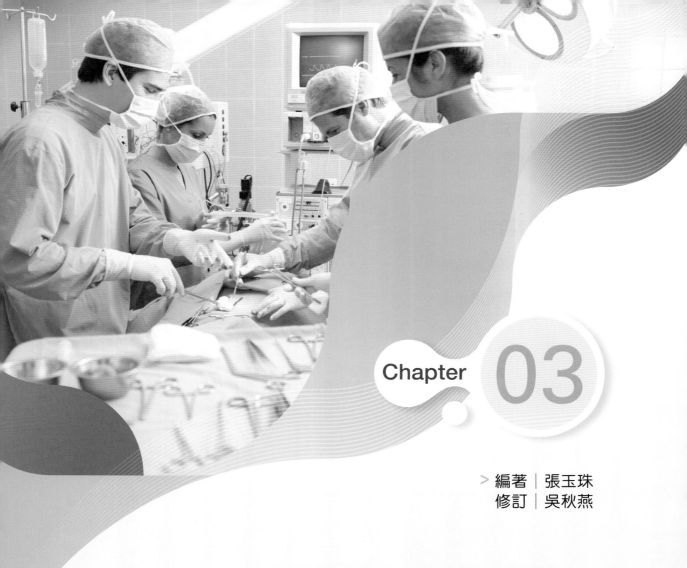

Chapter

03

> 編著│張玉珠
修訂│吳秋燕

手術病人之護理

3-1　皮膚剃薙法

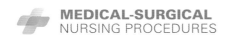
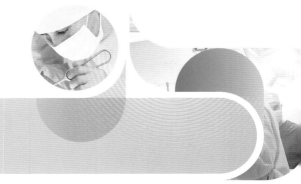

3-1　皮膚剃薙法
(Skin Shaving)

⊃　學習目標

1. 能說出皮膚剃薙的目的。
2. 能正確操作皮膚剃薙。

⊃　目　的

　　剔除手術部位或特殊檢查病人之檢查部位及其周圍皮膚的毛髮，以達皮膚清潔及預防手術傷口感染。

⊃　學理背景

1. 手術區乃指切口周圍 12 吋的距離。切口附近皮膚清潔與消毒，目的就是要減少該處皮膚的細菌數，以減少傷口的感染。因此，就重要性而言，切口附近皮膚的準備與刷手小組之刷手一樣重要，都是手術感染控制中，不容忽視的一環。

2. 皮膚上的細菌可以分為暫留性細菌 (transient flora) 及居留性細菌 (resident flora)，暫留性細菌常附著之皮或表皮上的油脂及汗垢中，這種細菌很容易以機械性方法去除。而居留性細菌存在於真皮層的汗腺、皮脂腺及毛囊處，可隨腺體分泌或沿著毛髮移動到皮膚的表面，再隨著剝落的細胞散布到其他地方，其不易以機械性方法去除，也不易以化學性方法消滅殆盡，因此，皮膚可以消毒卻無法達滅菌。

3. 洗澡、洗頭能有效的移除皮膚毛髮上的油脂汗垢及微生物，若以肥皂清洗更能有效的減少附著於皮膚及毛髮上的微生物，病人在接受手術之前，宜勤沐浴且越接近手術時間越好。

4. 手術前皮膚剃薙需依醫囑指示，除非靠近手術部位的毛髮會影響手術，否則不需剃薙，並且最好使用電動除毛器。部分醫師主張不剃薙毛髮或等病人到

達手術室後才執行，以免剃薙時不小心留下割痕，造成手術傷口的感染，故剃薙的時間離手術時間越近越好。有文獻指出，剃薙的時間離醫師下刀的時間以不超過 2 小時為限，因為超過此時間，細菌將由受損的皮膚處大量生長繁殖，造成手術傷口的感染。

5. 除了剃刀外，電動除毛機 (electrical clippers) 及脫毛膏 (depilatory cream) 亦常使用在手術前病人皮膚的準備上。電動除毛機可剔除皮膚上的毛髮至 1~2mm，如此皮膚便不會受損，但除毛機在使用後必須徹底的清潔。脫毛膏含化學成分，在使用前應先測試，以確保病人不會有過敏反應。使用前應以剪刀將較長的毛髮先行剪除後再塗上脫毛膏，可減少脫毛膏使用量，並增加除毛效果。使用的方法是在手術區範圍塗上厚約 1.25 公分（1/2 吋）的脫毛膏，大約 10 分鐘後就可達除毛效果，然後以紗布將毛髮和脫毛膏移除，並用肥皂和清水清潔皮膚後擦乾。使用脫毛膏作為手術前皮膚準備的好處，除了可以把皮膚上的毛髮很平順的清除乾淨外，更可避免不必要的割傷，同時病人感覺較舒適，某些手術的皮膚準備甚至可交由病人自己執行，同時費用也不比其他的除毛方式高。少數病人將脫毛膏使用在肛門口及薦骨處易有皮膚刺激反應 (Lewis, et al., 2013)。

⤷ 適應症

1. 手術前病人。
2. 特殊檢查病人，如心導管檢查。

⤷ 專業界定

需醫囑。

⤷ 護理關懷

手術前一天，提醒病人（如果可行）做全身沐浴、洗髮、刮鬍子或去除指甲油等，以減少皮膚上微生物數目於最少之狀態。更重要的是檢查病人手術部位及周圍皮膚狀況，是否有無破皮、紅腫等發炎現象，如果有應詳細記錄並告知醫師。皮膚剃薙時，要安排病人於舒適的體位，注意保暖及減少不必要的暴露。

➲ 設備及用物

1. 安全剃刀 .... 1 把
2. 小藥杯內裝肥皂溶液 .... 適量
3. 拋棄式治療巾 .... 1 條
4. 彎盆 .... 1 個
5. 沖洗棉枝 .... 1 包
6. 3×3 紗布 .... 1 包
7. 衛生紙 .... 數張
8. 手電筒 .... 1 支
9. 屏風 .... 1 個
10. 治療碗內置溫水 .... 1 碗
11. 無切膠布 .... 1 捲

➲ 步驟及說明

步　　驟	說　　明
1. 核對醫囑確認手術名稱及部位。	1-1 確認手術名稱及部位，方能掌握皮膚剃薙的範圍。
2. 向病人解釋目的及過程。	2-1 以減輕病人的焦慮程度，進而取得其配合。
3. 洗手。	3-1 避免交互感染。
4. 攜帶用物到病人單位。	
5. 核對病人。	
6. 圍屏風（或將窗簾拉起）並注意照明是否充足。	6-1 圍屏風以維護病人隱私，良好的照明可避免可能的傷害。
7. 安排病人姿勢（露出手術剃薙部位），並注意保暖。	7-1 手術剃薙部位如圖 3-1。
8. 鋪拋棄式治療巾於剃薙部位下方，彎盆置於治療巾上。	
9. 沖洗棉枝沾肥皂溶液，塗抹於剃薙部位的皮膚上。	9-1 依剃薙速度及難易度逐次塗抹，勿一次塗抹完，以免增加病人的不適。
10. 一手持剃刀另一手緊繃皮膚，使剃刀與皮膚30~45度，順毛方向剃薙，並隨時將剃刀內過多的毛髮，以衛生紙清除後放入彎盆內。	10-1 緊繃皮膚可減少割傷皮膚的危險並使剃薙更順利。 10-2 隨時以衛生紙清除剃刀毛髮，以免影響刀面銳度，衛生紙清除剃刀毛髮時應由上向下，不可上下來回以免割傷自己。
11. 以寬膠布將皮膚上的毛髮黏除。	
12. 以紗布沾溫水清潔剃薙部位，再以衛生紙擦乾。	
13. 以手電筒照剃薙路部位，檢視是否已剃薙乾淨，並注意皮膚完整性有無割傷產生。	13-1 目光與皮膚平行，手電筒照射方式可採由正上方或斜照方式。
14. 過程中隨時觀察並詢問病人有無不適。	

步　驟	說　明
15. 協助病人穿好衣物及整理單位。	
16. 用物處理。	
17. 洗手。	
18. 完成記錄（含護理記錄單及手術前護理記錄單）。	18-1 記錄時間、剃薙部位及病人反應，並在手術前護理記錄單上簽名。

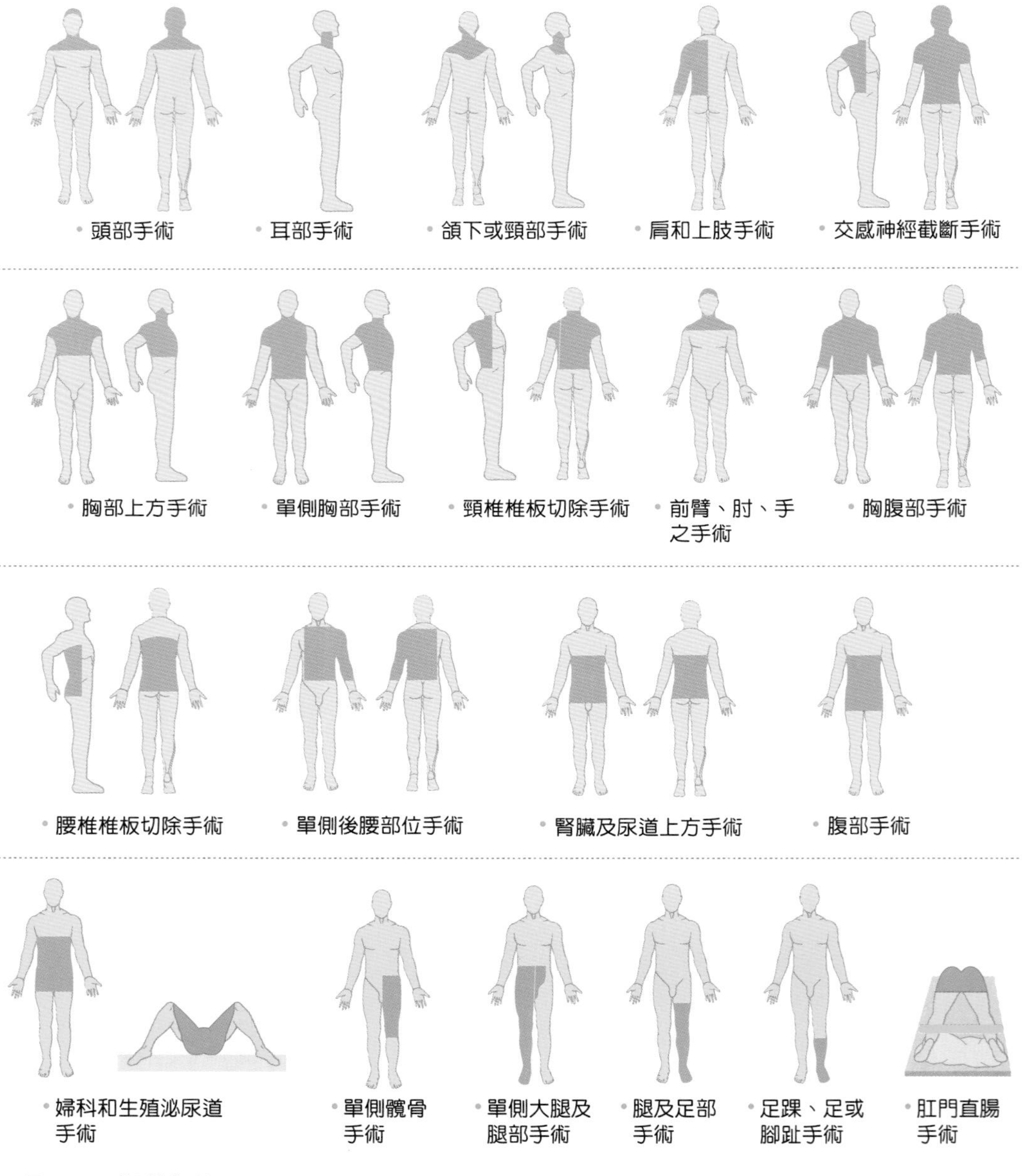

- 頭部手術
- 耳部手術
- 頷下或頸部手術
- 肩和上肢手術
- 交感神經截斷手術
- 胸部上方手術
- 單側胸部手術
- 頸椎椎板切除手術
- 前臂、肘、手之手術
- 胸腹部手術
- 腰椎椎板切除手術
- 單側後腰部位手術
- 腎臟及尿道上方手術
- 腹部手術
- 婦科和生殖泌尿道手術
- 單側髖骨手術
- 單側大腿及腿部手術
- 腿及足部手術
- 足踝、足或腳趾手術
- 肛門直腸手術

> 圖 3-1　剃薙部位

➲ 注意事項

執行此技術應謹慎細心，確保病人皮膚完整無刮傷情形，以免增加感染機會。

📖 參考資料 —— References

伍雁鈴、吳秋燕、張玉珠、劉棻 (2015)．*手術室護理*（三版）．華杏。

林美華總校閱 (2004)．*內外科護理技術*（五版）．匯華。

陳秀勤、何雲仙、陳玉秀、楊勤熒、陳雪、郭淑芬、陳梅麗、張治瑤、葉麗娟、何雪珍、鄭秀月、江惠英、謝紅桂、張凱喬、楊星瑜、王宜華、曲天尚、陳玫君 (2019)．*新編內外科護理技術*（二版）．永大。

楊月嬌總校閱 (1998)．*手術室護理標準與建議性措施*．中華民國護理學會。

Atkinson, L. J., & Fortunato, N. H. (2013). *Berry & Kohns operating room technique.* (13th ed.). Mosby.

Lewis, S. M., Collier, I. C., & Heitkemper, M. M. (2013). *Medical-surgical nursing: Assessment and mangement of clinical problems* (9th ed.). Mosby.

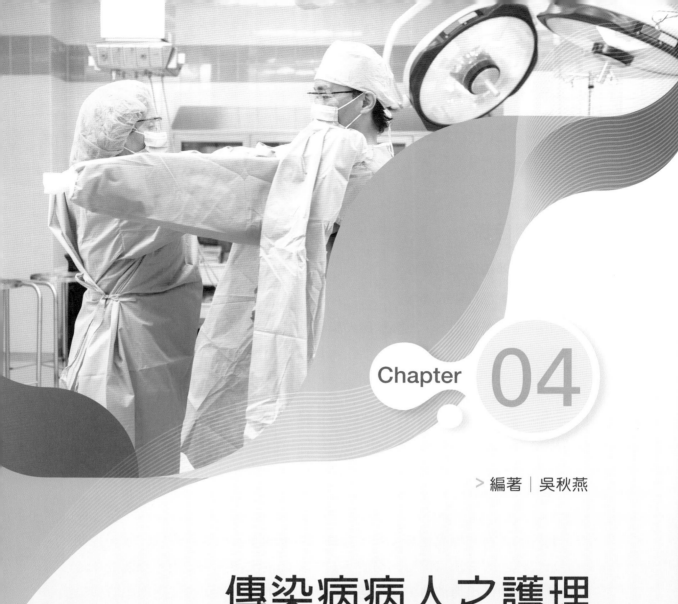

> 編著｜吳秋燕

傳染病病人之護理

4-1　穿脫已汙染之隔離衣

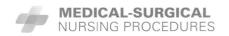
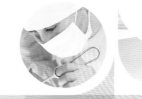
4-1 穿脫已汙染之隔離衣
(Donning and Taking Contaminated Isolation Gown)

⊃ 學習目標

1. 能了解隔離措施之重要性。
2. 能正確穿脫已汙染的隔離衣。
3. 能在嚴格隔離原則下,為隔離病人測量生命徵象。

⊃ 目　的

1. 預防院內病人交互感染的發生。
2. 保護工作人員,避免被傳染。

⊃ 學理背景

　　醫院為了有效提高醫療品質,並減低醫療成本,均極重視院內感染控制。一般感染控制的方法可區分為醫護人員本身的清潔與無菌技術,醫院的環境、醫材及器械的使用與消毒,及隔離等四類。當工作人員接觸或護理患有傳染病的病人時,為了避免致病微生物的傳播,必須以內科無菌技術 (medical asepsis practices) 操作。所謂內科無菌技術是指將特殊微生物侷限在一個特定的地方,限制其數目、生長及微生物的傳播。

　　隔離的目的在於阻斷傳染途徑,亦即預防病原體在病人、工作人員與訪客之間互相傳播。美國疾病管制中心 (CDC)將隔離方式共分為嚴格隔離、呼吸道隔離、耐酸菌的隔離、腸胃道隔離、血液及體液隔離、引流液及分泌物隔離。當個案患有高傳染性之疾病,為預防其由直接接觸及空氣傳染時,需採用嚴格隔離方式。所謂嚴格隔離包括個案需住在單獨房間,進入病室者要穿隔離衣、戴口罩、手套和帽子,進入病室要洗手,室內所有物品使用後要裝在感染性垃圾袋,先經過滅菌後再清洗,或者直接丟棄。以下分別敘述:

1. **洗手法**：是預防傳染病傳播最簡單，卻也是最重要的方法。洗手的時機應包括：上下班前、吃飯前、如廁後、護理兩位個案前後、任何雙手弄髒時，其他如：執行侵入性治療、接觸個案血液、體液、分泌物或排泄物時、及照顧嬰兒或患有嚴重免疫功能不全的病人等。

   洗手時若指甲過長應剪短，以減少細菌聚集於指甲下及生長的機會，但應盡量避免使用尖的工具如銼刀等來清潔指甲內的汙垢，以免導致指甲內的皮膚受到損傷。倘若手部皮膚有任何的損傷：如有傷口、疹子、水泡等皆需報告或指出，這些損傷可能就是病原體侵入的管道，能因洗手而變得更嚴重，故洗手時應該使用具有抗菌劑的溶液洗手。工作人員可能因長期洗手使得皮膚較容易有損傷，故洗手雖要有足夠的時間以便移除微生物，但也不需要特別延長，以免增加皮膚受損的機會。

2. **單獨房間**：隔離病房入口需有雙道門設備，且空調應獨立且為負壓。

3. **隔離衣**：穿著清潔、非無菌的隔離衣，可以保護工作人員在執行護理活動時，避免其皮膚或衣服受到個案之血液、體液、分泌物或排泄物濺起、噴灑而汙染。隔離衣多以布質製成（紙質或塑膠材質較少用），為由背後開合、腰間有束帶、衣領處有鈕扣或帶子之長衣。隔離衣的長度應足以完全遮蓋工作人員之制服，並需超過制服 20 公分以上，而衣袖之袖口必須有鬆緊帶設計，才能保護工作服之袖口免受汙染。最安全的隔離衣措施是每次使用一件清潔乾淨的隔離衣，且將用畢已汙染之隔離衣脫下丟棄於病人單位的汙衣袋；若無法每次均更換乾淨的隔離衣，則需採用穿脫已汙染隔離衣技術法。

4. **口罩**：適用於經由飛沫或空氣傳染的個案。使用口罩時需蓋住口罩，濕時立即更換，因潮濕的口罩易使致病菌藉毛細作用擴散傳播，而減少或消除其保護作用。通常在有空調設備的環境內戴口罩可維持 1~2 小時的乾燥，而在炎熱、潮濕的病房內，可能 20 分鐘後便會潮濕。口罩不用時應取下，勿掛在頸部周圍，用過之口罩需丟棄，不可保存再用，口罩掉落地面也不可再用。護理傳染病病人之後，口罩於單位脫除，以免把致病菌帶出。

5. **手套**：使用於可能接觸傳染病人的分泌物或體液時。

6. **敷料處理**：傳染性垃圾丟於紅色塑膠袋，再送焚燬。

7. **排泄物（尿液／糞便）**：具有傳染性者，先以 0.6% 的漂白水浸泡 30 分鐘，再倒入下水道。

8. **床單**：先以高壓滅菌處理後再送清洗。

9. **環境**：沾有血液體液的家具或地面，應以 0.6% 的漂白水擦拭。

10. **病歷**：不宜帶入病人單位，以防被汙染。

11. **隔離卡及隔離標誌的使用。**

⊃ 適應症

　　嚴格隔離技術適用於具有高度傳染之疾病，如：咽喉部白喉、肺鼠疫、水痘、帶狀疱疹等。

⊃ 專業界定

　　需醫囑。

⊃ 護理關懷

　　病人患有傳染病，甚至需要被安置在隔離病房，有時會有被排除，被處罰的感覺，醫護人員應檢視本身及病患親友不以批判的態度看待病人，提供病人對疾病的正確認知，以減少病人的恐懼以及避免親友過度害怕而疏離病人。

⊃ 設備及用物

1. 洗手設備（以紅外線感應自動水龍頭或腳踏開關洗手台為佳）.................1 座

2. 肥皂或殺菌成分之洗手劑 ....1 塊（瓶）

3. 擦手紙 ....數張

4. 紙口罩 ....1 個

5. 紙帽 ....1 盒

6. 隔離衣（掛於衣架上）...1 件

7. 汙衣袋 ....1 個

8. 體溫計 ....1 支

9. 彎盆 ....1 個

10. 紅色感染性垃圾袋（丟可燃物）及黃色感染性垃圾袋（丟不可燃物）.. 各 1 個

➲ 步驟及說明

步　　驟	說　　明
※ **準備用物地點**：於隔離室的第一道門與第二道門間。	隔離室入口需有雙道門設備。

一、洗手法(1)

1. 除去手上飾物及手錶置於口袋，並將衣袖捲至手肘上。	1-1　避免沾汙。
2. 打開水龍頭，調節至適當水流量，溫度以溫水為佳。	2-1　若設備為普通開關水龍頭，而手已汙染，則以紙巾包住水龍頭，打開及調整至適當水量，並丟棄紙巾。 2-2　溫水易使肥皂發泡達到清潔效果。
3. 以內科無菌法洗手：	
(1) 將雙手置於水龍頭下，以水潤濕雙手。	
(2) 塗抹肥皂於雙手、手腕及至手肘上 10cm 處，雙手互相搓揉使泡沫產生，且特別注意指尖、指縫及指甲周圍的搓洗，摩擦上述部位至少 10 秒。	(2)-1 肥皂可降低水的表面張力，使易與汙垢中的油脂結合產生乳化（皂化）作用，除可達到清潔效用，亦可減少細菌。
(3) 以流動的水沖洗乾淨。沖洗方向→上臂→手肘→前臂→手腕→手指（圖 4-1）。	(3)-1 用流動清水沖洗有助於移去手上的微生物。

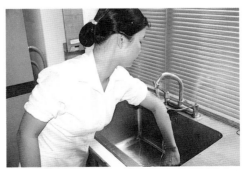

> 圖 4-1　沖水方向：上臂→手肘→前臂→手腕→手指

步　驟	說　明

二、準備用物（圖4-2）

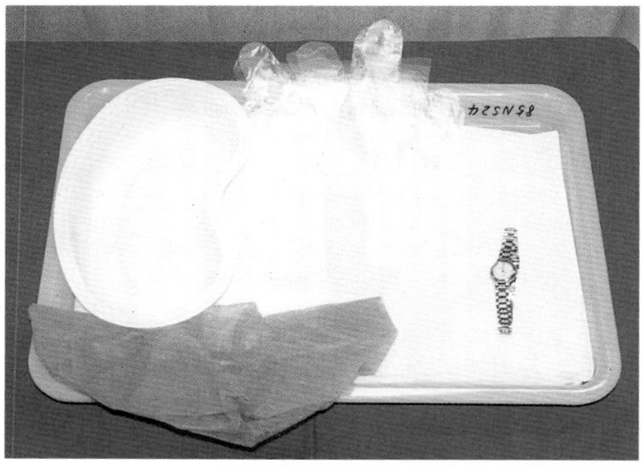

> 圖 4-2　準備用物

1. 鋪拋棄式治療巾於治療盤上。

2. 將隔離帽、口罩、清潔手套兩只、彎盆及擦手紙置於治療盤上。

3. 將手錶置於擦手紙上，使其能清楚目視計時。

3-1　以防手錶被汙染。

三、穿著已汙染隔離衣

1. 戴隔離帽。

1-1　戴隔離帽時，注意應將所有頭髮包好。

2. 戴口罩，將口罩上段與下段繩子分別繫於頭後及頸後（鬆緊帶式的口罩則將兩側繫緊套於耳後）。

2-1　戴口罩則需包住口、鼻。

3. 穿著已汙染隔離衣：

　(1) 雙手持隔離衣衣領的內側，自架上取下隔離衣（圖 4-3）。

(1)-1 衣領被視為較乾淨部分，因隔離衣外側已汙染，自架上取隔離衣時，注意勿觸及外側汙染面。

　(2) 一手持衣領處，另一手伸入隔離衣衣袖內（圖 4-4）。

步　驟	說　明

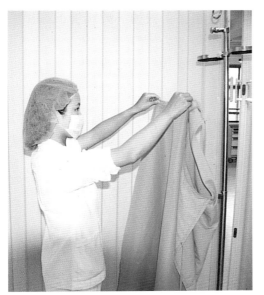

> 圖 4-3　手持衣領內側自架上取下隔離衣

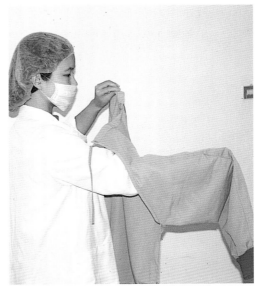

> 圖 4-4　手持衣領，一手伸入衣袖內

(3) 已穿進衣袖內的手抓住衣領，使該另一手穿進衣袖內（圖4-5）。

(3)-1 注意衣袖勿觸及下巴、頭部等部位。

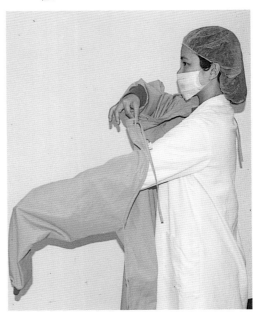

> 圖 4-5　以穿好袖子之手抓住衣領，讓另一手穿進衣袖內

步　驟	說　明
(4) 雙手伸入衣袖後，將袖口推至露出前臂 1/2~1/3（圖 4-6）。	(4)-1 注意二手衣袖不要碰觸已露出的前臂，以免汙染。

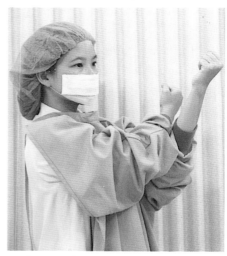

> 圖 4-6　雙手互相推至袖口，露出前臂 1/2~2/3

步　驟	說　明
(5) 綁衣領處之衣帶（圖 4-7）。	(5)-1 綁衣領衣帶時，注意頭部保持向前看，且雙手衣袖勿碰觸到臉頰或頭頸部而汙染這些部位。

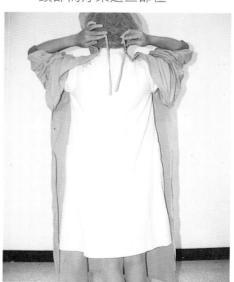

> 圖 4-7　綁衣領處之衣帶

步　驟	說　明
(6) 將衣袖袖口推回至手腕處（圖 4-8）。	(6)-1 不可過度抖動。

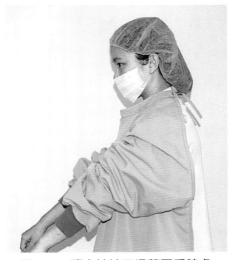

> 圖 4-8　將衣袖袖口滑落至手腕處

步　驟	說　明
(7) 綁隔離衣背面腰間衣帶（鬆緊以不鬆動為原則）（圖 4-9）。	(7)-1 至此，雙手皆已沾汙。

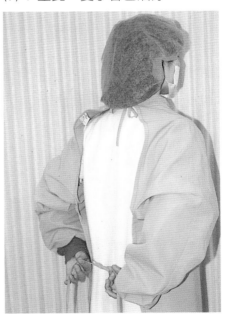

> 圖 4-9　綁好腰間衣帶

(8) 洗手 (2)。

步　驟	說　明

四、測量病人體溫

1. 戴清潔手套（圖 4-10）。

1-1　盡量將手套套口拉至隔離衣之衣袖，以保護袖口避免受到汙染。

2. 開第二道門，進入到病人床旁。

3. 向病人解釋穿著隔離衣的目的及欲測量體溫。

4. 將備妥用物之治療盤置於床旁桌上。

5. 甩體溫計。

6. 測量口溫。量畢將口表套拉下置於彎盆內，並留在病人單位。

7. 開第二道門出去。

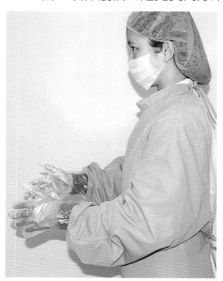

> 圖 4-10　戴清潔手套

8. 以戴有手套之右手挾持左手手套之外面，並同時脫下（圖 4-11）。

8-1　手不可碰觸已汙染之手套外面。

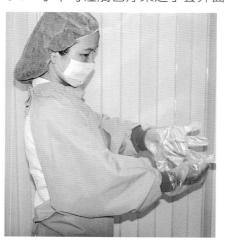

> 圖 4-11　以戴有手套之右手挾持左手手套之外面並脫下

9. 已脫下手套之左手，從右手手套內面（清潔面）將手套翻轉，並同時脫下，將兩隻手套反包，丟於彎盆或紅色垃圾袋。

步　驟	說　明

五、脫除隔離衣

1. 解開隔離衣背面腰間的衣帶（圖 4-12）。

1-1　隔離衣頸線以下之外面均視為汙染區。

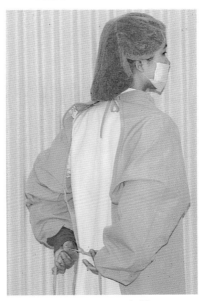

> 圖 4-12　解開腰間衣帶

2. 一手抓住另一手之上臂衣服，往上拉至露出前臂 1/2~2/3，小心將隔離衣上臂衣袖蓋住前臂衣袖，同法，亦將另一手前臂露出（圖 4-13）。

2-1　露出前臂下端，以便洗手，注意上臂衣袖勿碰及前臂的皮膚。

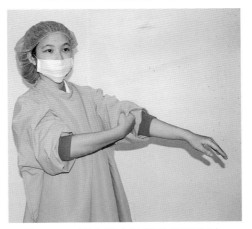

> 圖 4-13　將上臂衣袖蓋住前臂衣袖

3. 洗手 (3)。

37

步　驟	說　明
4. 將衣領處衣帶解開（圖 4-14）。	4-1　衣領為較潔淨處，注意手不要碰到頭髮或隔離衣外側，以免汙染。

5. 以右（左）手手指伸入對側手臂之袖口（清潔面），拉下前臂之衣袖，並包住該手之手掌與手指（圖4-15）。

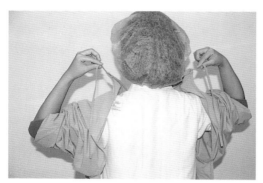

> 圖 4-14　解開衣領處衣帶

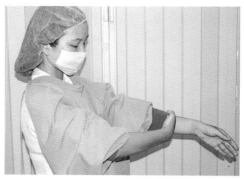

> 圖 4-15　拉下前臂之衣袖並包住該手之手掌與手指

6. 以被包住的那隻手拉下另一手臂衣袖的外側面包（汙染面），且將拉下之衣袖亦包住另一手掌與手指（圖4-16）。

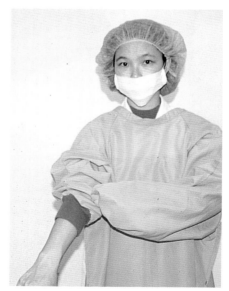

> 圖 4-16　以被包住的手拉下另一手臂衣袖外側面，將拉下之衣袖亦包住另一手掌與手指

步　驟	說　明

7. 順著雙手、前臂移動隔離衣，將隔離衣自肩上滑脫（圖 4-17）。

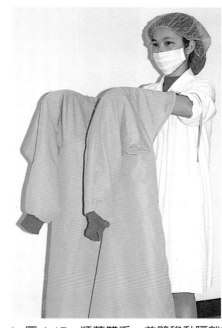

> 圖 4-17　順著雙手，前臂移動隔離衣，將隔離衣自肩上滑脫

8. 雙袖自動滑出。

9. 將脫下的隔離衣反摺，使汙染的外側面包於內面，而內面朝外反摺好（圖 4-18）。

9-1　汙染面碰汙染面。因內面為乾淨面，而把外面汙染面摺入裡面，以免再汙染其他地方。

10. 將摺好的隔離衣丟入汙衣桶內。若不太髒可留至下次使用，則掛回衣架上。

11. 洗手 (4)。

12. 將手錶歸位或戴上。

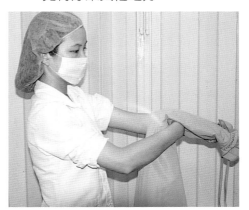

> 圖 4-18　將脫下的隔離衣反摺，汙染的外側面包於內面，使內面朝外反摺好

步　驟	說　明
六、用物處理	
1. 脫除隔離帽及口罩。	1-1　反包脫除隔離帽及口罩。
2. 將彎盆內的汙染物，依垃圾分類法丟入感染性垃圾袋之垃圾桶內（不可燃丟入黃色垃圾袋）。	
3. 洗手 (5)。	
4. 開第一道門，離開隔離病房（以擦手紙保護已清洗之手轉開門把，將擦手紙丟入門旁之垃圾桶內）。	4-1　不可將擦手紙帶出。
七、記　錄	
1. 將測量病人體溫結果記錄於體溫單上，及記錄所觀察到的病人特殊狀況。	

⤵ 注意事項

1. 病房洗手所用的洗手液，以能殺死微生物的溶液為佳。

2. 穿已沾汙之隔離衣，即穿已用過之隔離衣，其潔淨部分為衣領、衣之內面，故掛沾汙之隔離衣，必以其內面向外，衣領挺直。

3. 不可將隔離衣穿出去隔離單位以外之處，若已穿上隔離衣，需取用單位外之物品時，則由他人代取或依隔離技術脫下隔離衣，洗淨雙手再取用。

4. 在隔離單位內，勿隨便以手碰觸自己的頭髮、臉或其他部位。

參考資料   **References**

李引玉等 (1998)・*成大護理技術*（157-172 頁）・華杏。

洪麗珍等 (2004)・*內外科護理技術*（五版）・匯華。

陳月枝等 (1997)・*台大護理技術－基技與專技標準*（二版，198-215 頁）・華杏。

陳秀勤、何雲仙、陳玉秀、楊勤熒、陳雪、郭淑芬、陳梅麗、張治瑤、葉麗娟、
　　何雪珍、鄭秀月、江惠英、謝紅桂、張凱喬、楊星瑜、王宜華、曲天尚、陳
　　玫君 (2019)・*新編內外科護理技術*（二版）・永大。

潘純媚等 (2005)・*最新護理技術*（二版）・匯華。

盧美秀等 (1997)・*最新基本護理學原理與技術*（四版，203-218 頁）・華杏。

蘇麗智、簡淑真、劉波兒、蘇惠珍、林靜娟、呂麗卿陳明莉、羅筱芬、李淑琍、
　　林淑燕、賴秋絨、邱淑玲、陳淑齡、謝珮琳、林玉惠、黃月芳・葉秀珍、
　　潘美蓉、李家琦…林唐愉 (2018)・*實用基本護理學*（八版）・華杏。

Dincer, H. (1996). *Medical-surgical nursing total patient care* (9th ed., pp. 308-323). Mosby.

Kozier, Erb, Blais, & Wilkinson (2008). *Fundamentals of nursing-concepts, process, and practice* (8th ed.). Addison Wesley.

Lewis, Collier, & Heitkemper (2013). *Medical-surgical nursing-assessment and management clinical problems* (9th ed.). Mosby.

Luckmann, J. (1997). *Saunders manual of nursing care* (pp. 3226-228). Phiadelphia.

Perry, & Potter (2013). *Clinical nursing skills & techniques* (8th ed.). Mosby.

Sorensen, & Luckmann, J. (1994). Basic nursing-A psychophysiologic approach. In Bolander, V. R., *Skills required for safe practice* (3rd ed., pp. 512-522). Phiadelphia.

Swearingen, P., & Howard, C. A. (1996). *Photo atlas of nursing procedures* (3rd ed., pp. 4-15). Addison Wesley.

Chapter 05

> 編著｜陳麗華

血液系統功能障礙之護理

5-1　輸血護理

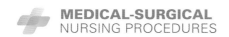
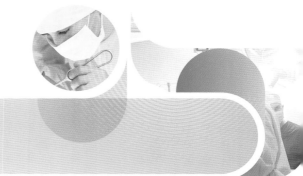
5-1　輸血護理
(Blood Transfusion)

⟳　學習目標

1. 能說出血液的生理功能。

2. 能說出輸血的治療目的。

3. 能了解血液製品的種類、貯存注意事項及適應症。

4. 能說出輸血正確的操作步驟。

5. 能說出如何評估輸血反應及處理方法。

⟳　目　的

1. 於急性出血時，提供足夠循環的血量。

2. 慢性貧血時，供給血紅素，以改善貧血，增加血液的氧氣攜帶量。

3. 有出血傾向，供給凝血因子、血小板，以改善凝血功能。

4. 白血球重度減少時，供給白血球，以提高抵抗力。

5. 移除血中有害物質時，以適當的血液製品來加以矯正。

⟳　學理背景

一、血液的主要功能

1. 運輸營養及氧到全身細胞，使細胞發揮功能。

2. 運輸水及電解質，以維持體內體液及酸鹼值的平衡。

3. 運輸激素以調節生理機能。

4. 藉由血管的舒張，血液可將過多的體熱排出，以恆定體溫。

5. 運送免疫細胞，以使人體有對抗微生物的防禦能力。

6. 運送血小板、凝血因子至受傷部分血管組織，以達止血作用。

二、血液製品的種類、貯存及輸血方法

臨床常見血液製品的種類、貯存及輸血方法請見表 5-1。

> **表 5-1　血液製品的種類、貯存及輸血方法**

血液製品	保存及有效期間	輸血方法
全血 (whole blood)	1~6℃ 採血後35天	使用具有微凝體過濾器的輸血套件
濃縮紅血球 (packed red blood cells)	1~6℃ 採血後35天	
洗滌紅血球 (washed red blood cells)	1~6℃ 製備後24小時	
減除白血球之濃縮紅血球 (leukocyte-poor red blood cells)	1~6℃ 製備後24天	
冷凍去甘油紅血球 (frozen thawed deglycerolized red blood cells)	1~6℃ 製備後24天	
分離術白血球 (leukapheresis)	20~24℃ 製備後12天	使用具有170微米的輸血套件
白血球濃縮液 (white blood cells concentrate)	20~24℃ 製備後12天	
血小板濃縮液 (platelet concentrate)	20~24℃ 製備後5天	使用具有過濾器的輸血套件
分離術血小板 (apheresis platelet concentrate)	20~24℃ 製備後5天	
新鮮冷凍血漿 (fresh frozen plasma)	－20℃以下 採血後1年	於30~37℃下搖盪解凍後使用，解凍後2小時內輸用
冷凍沉澱品 (cryoprecipitate)	－20℃以下 採血後1年	
冷凍血漿 (frozen plasma)	－20℃以下 採血後5年	於30~37℃下搖盪解凍後使用

⊃ 適應症

一般輸血的適應症如表 5-2。

> **表 5-2　輸血適應症**

血液製品	適應症
全血 (whole blood)	1. 病人24小時內，出血達其總血量的30% 2. 外傷或開刀病人失血，大人達1,000~1,500c.c.、小孩達30%以上者
濃縮紅血球 (packed red blood cells)	1. 外傷或開刀及內出血病人，其失血量少於1,000c.c.者 2. 慢性貧血者，其血色素＜7g/dL或血比容＜21%時，而有併發心肺衰竭、腦血管障礙或年老者等
洗滌紅血球 (washed red blood cells)	1. 陣發性夜間血紅素尿症、需長期輸血的慢性貧血病人 2. 曾對IgA或其他血漿蛋白產生過敏反應者
減除白血球之濃縮紅血球 (leukocyte-poor red blood cells)	1. 可避免發熱性非溶血性輸血反應的發生 2. 可減少HLA抗體的產生 3. 器官、骨髓移植或免疫缺陷等必須顧及巨細胞病毒傳染的病人
冷凍去甘油紅血球 (frozen thawed deglycerolized red blood cells)	1. 稀有血型之輸血 2. 陣發性夜間血紅素尿症 3. 自體輸血
分離術白血球 (leukapheresis)	1. 顆粒球少於500/mm^3 2. 病人感染之病情經抗生素治療24~48小時後仍無法穩定控制者 3. 病人骨髓造血功能低下
白血球濃縮液 (white blood cells concentrate)	1. 同分離術白血球適應症 2. 新生兒敗血症
血小板濃縮液 (platelet concentrate)	適用於顯著血小板減少（＜20,000/mm^3）或機能低下所引起的嚴重出血
分離術血小板 (apheresis platelet concentrate)	1. 同血小板濃縮液適應症 2. 為單一給血者的血小板，可降低輸血感染及HLA抗體產生 3. 對已產生HLA抗體病人應輸注HLA相合的分離術血小板

> **表 5-2　輸血適應症（續）**

血液製品	適應症
新鮮冷凍血漿 (fresh frozen plasma)	1. 補充血漿內成分急劇減少所造成的病症 2. 瀰漫性血管內凝血症(DIC)或肝病引發之多項凝血因子缺乏之凝血疾病 3. 大量輸血造成凝血因子的稀釋（以PT作為指標），或嚴重外傷、燙傷
冷凍沉澱品 (cryoprecipitate)	1. A型血友病人、von-Willebrand氏病、第13因子及纖維蛋白原缺乏症 2. 偶用於控制尿毒症病人之出血
冷凍血漿 (frozen plasma)	1. 補充體液、治療燒傷、外傷、巨量失血引起的休克 2. 補充安定性凝血因子、血漿蛋白，或用於治療腹水、全身性水腫的病人

⊃　專業界定

　　輸血是一種治療措施，是一種支持性與代償性的療法，需有醫囑，且需待醫師向病患與家屬說明解釋後，請病患或家屬填寫輸血同意書方可執行。

⊃　護理關懷

　　除了至少二名醫護人員核對病人資料（採血前需依標籤上之姓名唸出，與病人再度確認身分、詢問病人血型），給予正確血液製品外，病人輸血過程，應特別注意有無過敏反應，以維護病人安全，且病人可能會有焦慮的心理問題，給予病人足夠訊息以減少不必要的擔憂，定期探視病人及給予心理支持是必要的。

⊃　設備及用物

一、備血設備

1. 75% 酒精 .... 1 瓶

2. 10% 酒精性優碘 .... 1 瓶

3. 無菌棉枝 .... 1 包

4. 止血帶 .... 1 條

5. 紅頭試管及紫頭試管 .... 各 1 支

6. 20 號針頭：10c.c. 空針 .... 各 1 支

7. 彎盆 .... 1 個

8. 拋棄式治療巾 .... 1 條

二、輸血設備

1. 75% 酒精 .... 1 瓶

2. 10% 酒精性優碘 .... 1 瓶

3. 無菌棉枝 .... 1 包

4. 止血帶 .... 1 條

5. 輸血用輸液套 (blood transfusion set) .... 1 套

6. 18 或 20 號靜脈留置針 .... 1 支

7. 彎盆 .... 1 個

8. 拋棄式治療巾 .... 1 條

9. 血液製品 .... 依醫囑

10. 生理食鹽水 .... 1 瓶

11. OP site 透明膠膜及 3M 透氣膠帶 .... 各 1

12. 靜脈輸液架 .... 1 支

13. 輸血治療卡 .... 1 張

14. 輸血加溫器 .... 1 個

15. 輸血加壓器 .... 1 個

➲ 步驟及說明

一、備 血

步 驟	說 明
1. 申請備血	
(1) 核對醫囑。	(1)-1 輸血需有醫囑方可執行。
(2) 備妥備血通知單。	
2. 採血樣	
(1) 洗手。	(1)-1 執行任何技術前洗手,以避免交互感染。
(2) 備妥用物至病人單位。	(2)-1 準備妥備血用物以利技術操作。
(3) 向病人解釋目的及過程。	(3)-1 減少病人的焦慮。
(4) 選擇適當靜脈抽血部位。	(4)-1 靜脈建議選擇部位順序:
	A. 尺骨中靜脈—肘窩的表淺靜脈,為最常被選的手臂靜脈穿刺部位。
	B. 頭靜脈—位於肘上臂,為腋靜脈分枝。
	C. 貴要靜脈—位於肘前臂,為肱靜脈分枝。
(5) 鋪妥拋棄式治療巾於抽血部位下。	(5)-1 避免弄髒病人衣物或床單。
(6) 以 10% 酒精性優碘棉枝環形消毒抽血部位的皮膚,待 30 秒至 2 分鐘後,再以 75% 酒精棉枝消毒。	(6)-1 10% 酒精性優碘棉枝消毒 30 秒至 2 分鐘後,才能發揮消毒效果。
(7) 在欲抽血部位之近心端綁上止血帶,並請病人握拳,以 10c.c. 空針抽血。	
(8) 請病人鬆開拳頭,並放鬆止血帶,以 75% 酒精棉枝局部加壓止血。	(8)-1 不可按摩抽血部位,以免產生血腫。

步　驟	說　明
(9) 將血液注入貼好病人標籤的紅頭試管及紫頭試管中，連同「備血申請單」及「領血單」送至血庫。	(9)-1 血液標本做血液交叉試驗 (cross matching) 用（紫頭試管注入 3c.c.，紅頭試管則依病人所需輸血單位而定，每 6 單位血注入 5c.c.）。

◔ 注意事項

1. 一份備血通知單，包括各種血液成分在內，最多只能申請 12 單位用血，若用血超過 12 單位，則需多開一份備血通知單，並再補紅頭試管及紫頭試管各一支之血液檢體。

2. 備血通知單及血液只保留 48 小時，備血檢體則保留 7 天，以備發生輸血反應時調查之用。

二、輸　血

步　驟	說　明
1. 洗手。	1-1 避免交互感染。
2. 備妥輸血所需用物，至病人單位。	2-1 用物備妥以利技術進行。
3. 收集受血者過去輸血的病史。	3-1 確定病人有無輸血反應的病史，以便醫療小組應付可能發生的問題，並加以適當處理。
4. 確認受血者的身分、血型及病歷號（核對識別手圈、稱呼受血者姓名與詢問血型）。	4-1 避免輸血的失誤。
5. 向病人說明輸血的原因以及將輸血的血液的成分。指導病人若有皮膚癢、風疹、蕁麻疹、潮紅、寒顫、頭痛、噁心、呼吸困難等現象時，要立即向護理人員反應。	5-1 減輕病人的焦慮，並讓病人能夠參與監測可能發生的不良反應的工作。

步　驟	說　明
6. 在輸血前、輸血中及輸血後都要記錄病人生命徵象及反應。	6-1 建立基本資料並讓護理人員及早察覺任何不良反應。
7. 選擇靜脈輸血的部位。	7-1 提供靜脈通路。
8. 將拋棄式治療巾鋪於注射部位下。	8-1 避免弄髒病人衣物及床單。
9. 以 10% 酒精優碘棉枝環形消毒抽血部位的皮膚，待 30 秒至 2 分鐘後，再以 75% 酒精棉枝消毒。	9-1 10% 酒精優碘棉枝消毒 30 秒至 2 分鐘後，才能發揮消毒效果。
10. 注射部位之近心端綁上止血帶，使用較大針孔（至少要 18~20 號）的針頭做靜脈穿刺。以 OP site 透明膠膜及 3M 透氣膠帶固定注射部位。	10-1 大孔的針頭可以快速的輸入黏稠的血液製品，且較不會破壞紅血球。
11. 針對將輸入的血液製品，使用適合的管線及過濾器。	11-1 適合的管線及過濾器可加快輸入並過濾移除血液凝塊、聚集的細胞及一些微生物。
12. 輸血前30分鐘使用生理食鹽水沖洗，確定管路通暢。	12-1 其他的靜脈注射溶液會造成紅血球的溶血。
13. 不要使用此靜脈管線作為其他靜脈溶液或藥品注射管道。	13-1 其他的溶液及藥物可能傷害血液細胞，而引起溶血反應。
14. 將血袋放置在高於病人心臟約 1 公尺的高度。	14-1 重力決定血液流速。
15. 在掛上血袋前，與另一位護理人員或醫師查對以下資料： (1) 核對交叉試驗報告單上的病歷號及姓名是否與病人識別手圈上的病歷號及姓名相符合。 (2) 核對醫師的原始處方。 (3) 核對血型及 Rh 因子。 (4) 核對血袋上的有效日期及血袋號碼。	15-1 避免輸血失誤。

步　驟	說　明
(5) 核對處方以找出病人是否需要特殊的血液製品，例如：不含白血球的血液、經放射線照射後的血液。	
16. 一般約輸 1~2 袋血後需換新的管線及過濾器輸血用輸液套。	16-1 當輸液套中的過濾器被碎片所堆積時，輸液速度會減緩，時常更換管線可減低血液感染的可能性。
17. 輸血的原則：	
(1) 由血庫領出之血袋，宜在 30 分鐘內輸用，並於 4 小時內輸完，若無法即時輸用，血庫冰箱可供寄放血袋，時限為 48 小時。	(1)-1 血液細胞的活性隨時機而降低；沒有冷藏的血液很快就會滋長微生物。
(2) 不要將血袋放在任何不是特別設計用來貯存血液的冰箱內。	(2)-1 血液必須保存在恆溫的狀況。
(3) 開始輸血的 15~20 分鐘，輸血速度要緩慢（20~40 滴／分鐘或 1c.c.／公斤／小時），血袋內不可添加其他藥物。	(3)-1 嚴重的輸血反應大多發生在輸血的初期，故此段時間輸血速度應緩慢外，亦應留至少 5~10 分鐘於病人單位觀察病人反應。
(4) 如最初 20 分鐘內沒有反應，則依醫師指示或血庫規定把剩餘的血繼續輸入（60~100 滴／分鐘）。	(4)-1 若輸血進行太快將會導致液體負荷過量。可調至 60~80 滴／分鐘，而老年人或有心臟疾病病人則調至 40~60 滴／分鐘。除非病人有大出血之緊急狀況，輸血速率不可超過 100 滴／分鐘。
(5) 除非有絕對必要，否則不要使用輸血加壓器或加壓唧筒，如無法避免，則壓力不可超過 200mmHg。	(5)-1 過度加壓會損壞血球細胞，並且可能造成輸液套過濾器和血袋分離。
(6) 除非需要大量輸血，否則不要將血液加溫。	(6)-1 加溫容易造成紅血球溶血，大量輸入冰涼的血液可能造成心律不整。

步　驟	說　明
(7) 評估不良反應的原因，並正確處理。	(7)-1 輸血不良反應及處理詳見下列注意事項。
18. 輸血完後，以生理食鹽水沖滴輸血用輸液套管內餘留的血液。	
19. 觀察病人反應。	19-1 觀察病人有無延遲性的輸血反應。
20. 整理病人單位及用物。	
21. 洗手。	
22. 記錄項目包括： (1) 開始輸血時間。 (2) 輸血結束時間。 (3) 血袋號碼捐血者號碼及所輸入製品的類型。 (4) 對治療的反應如何，如血比容、血壓。 (5) 不良反應。 (6) 對不良反應的處理。	

⊃ 注意事項

臨床常見輸血的反應及處置請見表 5-3。

> 表 5-3　輸血常見的反應及處置

原　因	臨床症狀	治　療
(一) 溶血反應(Hemolytic Reaction)		
1. 輸入ABO不相合的全血、紅血球或含多於10c.c.紅血球的血液成分 2. 受血者的抗體與給血者血球上的抗原作用所引起，於輸入20~30c.c.血液製品時，即可能發生反應，此亦是最常引起輸血反應的原因 3. 輸入已溶血的血液，如血液受到細菌汙染、暴露於室溫過久、加入高張或低張溶液、任意加溫或冰凍血液 4. 輸入脆性增加的血球，如貯存過久的血液	1. 開始可能出現頭痛、焦慮不安、皮膚發冷汗、潮紅、發熱、下背疼痛，胸前痛、心搏速率先減緩後變快速而深沉、呼吸困難、血壓降低、血管萎陷等症狀 2. 若未處理，病人通常在1小時內出現休克症狀。若病人體力很衰弱或在麻醉狀態下，可能無症狀，只能自開刀傷口有瀰漫性滲血看出 3. 輸血後數小時或數天內，病人會有血尿、血中血色素太高等現象，也可能出現黃疸、少尿或無尿症狀 4. 於腎臟疾病及低血壓病人，可能會出現急性腎衰竭	1. 應立即停止輸血，並靜脈給予5% Mannitol 25gm，以維持血壓及腎臟的灌流，24小時內不超過100gm 2. 維持靜脈輸液路徑通暢，使尿量維持在每小時100c.c.以上 3. 記錄輸出入量，若尿量少於100c.c./hr，可再注射Mannitol 4. 若有低血壓，則注射生理食鹽水，以增加血液體積 5. 需要時，可再輸給血型相合的血液 6. 有尿少症時，水分攝取量應剛好為揮發量與排出量的總和，不可服用含鈉的物質，且養分和電解質應保持平衡 7. 抽取血液標本（應徐徐抽取，避免溶血）做血清學試驗，並收集尿液標本送實驗室檢查 8. 不能再輸注含有紅血球成分的血液製品，直至輸血部門提供新的交叉試驗配合的血液製品
(二) 發熱性非溶血性反應(Febrile, Nonhemolytic Reaction)		
1. 所輸的血液或輸血機器含有熱原 2. 因反覆輸血，對血小板或血漿中之蛋白質過敏 3. 因白血球及血小板產生抗體	1. 輸血後1~2小時內發生寒顫，接著發燒（或遲至24小時後發生）、噁心、嘔吐、頭痛、潮紅、焦慮不安、肌肉疼痛 2. 大多數病人反應輕微而短暫，約2~3小時後即可消失	1. 應立即停止輸血，或減緩其速度 2. 發冷時給予保暖 3. 服用水楊酸類退熱劑

> **表 5-3　輸血常見的反應及處置（續）**

原　因	臨床症狀	治　療
(三) 輕度過敏反應(Allergic Reaction)		
對外來血漿蛋白產生敏感	潮紅、發癢、蕁麻疹或風疹塊	1. 依醫囑於輸血前30分鐘給抗組織胺藥物（如Vena）預防 2. 若反應輕微而短暫，輸血可再緩慢地開始輸注 3. 若有發熱或肺部症狀時，則應立即停止輸血
(四) 過敏休克反應(Anaphylactic Reaction)		
輸入的血液中含有過敏原	焦慮不安、蕁麻疹、氣喘發作、胸痛、血壓下降、進行性發紺、休克，可能心搏停止	1. 應立即停止輸血 2. 注射腎上腺素 3. 呼吸困難時，給予氧氣使用
(五) 傳染性反應(Infective Reaction)		
輸入患有梅毒、瘧疾、血清性肝炎患者的血液，或汙染的血液，或病人有血栓性靜脈炎	持續性血管萎縮，並出現溫暖性休克、皮膚乾燥溫暖而呈粉紅色	1. 應立即停止輸血 2. 量血壓 3. 給予血管加壓素，如Aramine 40mg 4. 高劑量的廣效性抗生素
(六) 巨量輸血反應(Reaction Due to Massive Transfusion)		
大量輸血致血鉀過高，此乃由於血液在貯存時，鉀自紅血球釋放出之故。若少量但急速的輸血，也會使心臟負擔太重	肺水腫、充血性心衰竭、咳嗽不停、粉紅色痰液、嚴重呼吸困難並有發紺情形，甚至死亡	1. 停止輸血 2. 以止血帶輪用法施加於四肢，以阻止靜脈血回流，減輕心臟負擔 3. 讓病人採坐姿及足部下垂，以減輕水腫、充血性心衰竭症狀 4. 吸入氧氣，以減輕呼吸困難 5. 急性心衰竭時，應給予Morphine、快速毛地黃療法及利尿劑，必要時行靜脈放血，以減輕肺水腫

參考資料　　　　　　　　　　　　　　　　　　　　　　　　　　References

林東燦 (1995)・輸血的原則及其併發症・*當代醫學，22*(11)，13-18。

陳素月 (1994)・談輸血及護理人員應注意事項・*榮總護理，11*(3)，318-323。

楊朝麟 (1991)・輸血療法血液成分的利用與評估・*國立台北護理學院學報，8*，131-136。

雍建輝 (1998)・*臨床輸血醫學*（203-224 頁）・藝軒。

雍建輝、林炯熙、曾成槐 (1995)・輸血的生理效應・*臨床醫學，35*(4)，256-260。

雍建輝、林炯熙、曾成槐 (1998)・輸血安全的再努力・*當代醫學，25*(10)，91-95。

Glover, G., & Powell, F. (1995). Blood transfusion. *Nursing Standard, 9*(33), 31-37.

Maureen, H., & Thomas, D. (1998). Transfusion and blood component therapy: Key facts. *Journal of Emergency Nursing, 24*(4), 368-370.

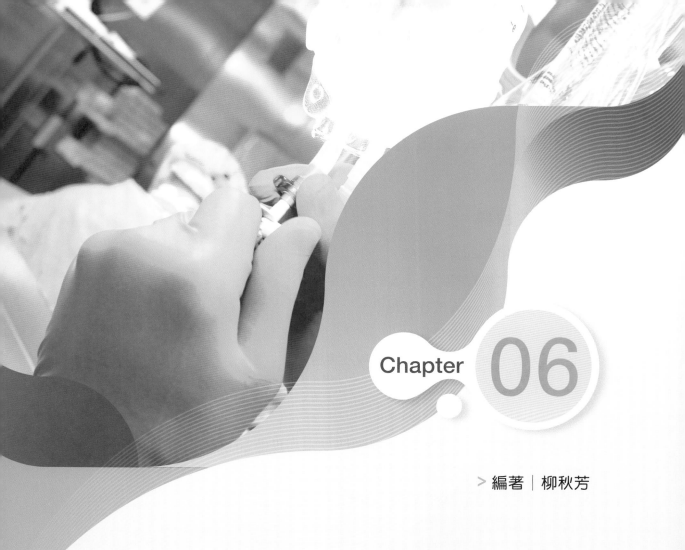

Chapter

06

> 編著｜柳秋芳

Port-A的護理

6-1　Port-A導管沖洗法

6-2　Port-A導管連續注射法

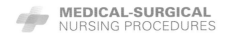
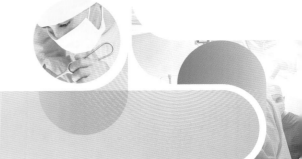
6-1 Port-A 導管沖洗法

⊃ 學習目標

1. 能說出使用 Port-A 的目的。
2. 能正確並完整的準備 Port-A 的注射用物。
3. 能正確操作 Port-A 的注射程序。
4. 能說出 Port-A 的合併症。
5. 能說出 Port-A 植入後的注意事項及護理。

⊃ 目　的

1. 注射藥物：可供長期或短期的注射。尤其可提供癌症病人做化學治療。
2. 輸血。
3. 作為大量點滴或營養物的補充途徑。
4. 採取血液取樣。

⊃ 學理背景

一、Port-A簡介

　　Port-A，又稱為人工血管，屬於中心靜脈導管的一種。而整個 Port-A 系統可完全植入皮下。Port-A 主要的結構包括有：(1) 大小約 10 元硬幣的金屬或硬的塑膠圓盤，稱為球體狀注射入口 (Portal) 與 (2) 導管 (Catheter)。球體狀的注射入口表面有矽膠製的隔膜 (Portal Septum)，可供穿刺約 2,000 次以上。因此，當 Port-A 植入後，如果沒有合併症發生的話，通常可放置數年甚至終身。

二、Port-A的植入

　　Port-A 一般需在手術室內由心血管外科醫師植入。在頸部做一個橫向的切口，將導管由鎖骨下靜脈或外頸靜脈或內頸靜脈插入，經上腔靜脈到右心房；而

注射入口 (Portal) 則較常放在鎖骨下方的皮下脂肪層。這一種植入方式較為常見。

　　病人在 Port-A 植入完成到病房後，需照一張胸部 X- 光攝影，用來確定導管的位置是否正確以及查看肺部在手術過程中有沒有受到傷害。

⋑ 專業界定

　　Port-A 的植入需由心血管外科醫師完成，Port-A 導管的沖洗與注射可由護理人員或醫師完成。

⋑ 護理關懷

　　人工血管目前已被廣泛的應用，護理人員應該在執行相關技術時注意無菌的操作，將菌血症及敗血症相關的知能運用在觀察病人中，以提升臨床照護的品質。

⋑ 設備及用物

1. 1% 酒精性優碘 ....1 瓶
2. 75% 酒精 ....1 瓶

　　或 1. 2% Chlorxidine Gluconate (CHG) in 70% Isopropyl Alchol (ChorPrep) 1 瓶
3. 無菌棉枝 ....6 隻
4. 無菌手套 ....1 副
5. 無菌洞巾、治療巾 ....各 1
6. 10 c.c. 空針 ....2 支
7. Port-A 安全性無核心彎針 ....1 個
8. 20 mL Normal Saline（預充式導管沖洗器）............................1 瓶
9. Heparin 封管沖洗液 (100 I.U./mL).......................................1 瓶
10. OP Site 或含 2% CHG 抗菌敷料 ....1 個
11. 2×2 Y 紗 ....1 個
12. 3M 紙膠 ....1 個

⊃ 步驟及說明

步　驟	說　明
1. 洗手。	
2. 核對醫囑。	
3. 攜帶用物到病人單位，核對病人並解釋沖洗的目的。	
4. 消毒注射部位皮膚：	4-1 注意無菌操作。
a. 用 1% 酒精性優碘棉枝，以注射入口為中心，向外做環形消毒，消毒的直徑約 10 公分。	4-2 使用 1% 酒精性優碘消毒時需停留 2 分鐘，等碘離子釋放出來。
b. 用酒精棉枝以相同方式消毒一次。	4-3 一共要做三套的消毒。
c. 再重複步驟 a+b 二次。	
d. 或是以 2% CHG 一次完整消毒。	4-4 2% CHG 消毒注意應該確定完整擦拭所有區域，等消毒液完全乾燥後再進行下一步驟。
5. 打開洞巾，鋪一個無菌面，露出注射入口處的皮膚。	5-1 可請病人把臉朝向對側。
6. 打開治療巾，鋪一個無菌面。	6-1 此步驟視情況，可省略。
7. 以無菌技術打開 10mL 空針（2 支）、Port-A 彎針、OP site、2×2 Y 紗；並把這些用物放在無菌面上。	
8. 打開 20mL N/S，放在一旁備用。	
9. 打開無菌手套，先戴右手（慣用手）；左手（非慣用手）先不戴。	
10. 用沒戴手套的手拿起 Heparin，戴手套的手拿起無菌的 10mL 空針，抽 6~10c.c. 的 Heparin，放於無菌面上。	10-1 注意不可汙染無菌面，暫時先不排氣。
11. 用沒戴手套的手拿起 Normal Saline，戴手套的手拿起無菌的 10mL 空針，抽 10c.c. 的 Normal Saline，放於無菌面上。	

步　驟	說　明
12. 左手戴無菌手套，將 Heparin 的注射針接無菌針頭，排氣後，放回無菌面。	
13. 將 Normal Saline 的注射針接 Port-A 彎針，排氣後，放回無菌面。	13-1 注意打開彎針後，彎針的塑膠接頭需留在無菌面上。
14. 以左手觸摸注射入口的隔膜 (Portal Septum)，確定位置後，以左手拇指及食指固定注射部位的皮膚（或使用拇指食指與中指三指固定）。	
15. 以右手將已排氣的 Port-A 彎針的針頭以垂直注射部位的角度，平穩的將針頭穿過皮膚及注射入口隔膜，直到針頭觸及注射入口隔膜的底部（圖 6-1）。	15-1 一定要確定針頭觸及底部，否則可能會有造成外滲的危險。
16. 反抽，檢查有無回血。	16-1 如無回血，應立即通知醫師。
17. 如確定有回血，將 Normal Saline（預充式導管沖洗器）打入，沖洗後關上管夾。將空針抽離彎針。	17-1 利用推－停－推之脈衝式沖管技術，以正壓方式沖洗。
18. 將 Port-A lock 關起來。	
19. 將 2×2 Y 紗對折成長方形，墊在彎針針頭與皮膚之間，以 OP Site 固定。	
20. 移除洞巾。整理病人單位。	
21. 洗手、記錄。 需記錄有無回血、Push Normal Saline 是否順暢、病人的反應。	

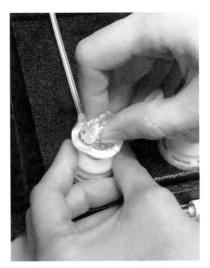

> 圖 6-1　On Port-A 彎針

◯ 導管沖洗的注意事項

1. 一般植入後需先連續沖洗三次，然後才能開始使用。

2. Port-A 在沒有使用的情形下，需定期沖洗。

    (1) 靜脈導管：需要每四週沖洗一次。

    (2) 動脈導管：需要每二週沖洗一次。

    (3) 腹腔內導管：只需在每次使用完畢後充滿生理食鹽水約 5c.c.，不需要做週期性沖洗。

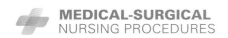
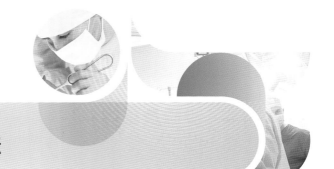

6-2 Port-A 導管連續注射法

➲ 設備及用物

1. 1% 酒精性優碘 ....1 瓶
2. 75% 酒精 ....1 瓶
   或 1. 2% Chlorxidine Gluconate (CHG) in 70% Isopropyl Alchol (ChorPrep) 1 瓶
3. 無菌棉枝 ....6 隻
4. 無菌手套 ....1 副
5. 無菌洞巾、治療巾 ....各 1
6. 10mL 空針 ....2 支
7. Port-A 安全性無核心彎針 ....1 個
8. 20 mL Normal Saline（預充式導管沖洗器）.....................1 瓶
9. OP Site 或含 2% CHG 抗菌敷料 ....1 個
10. 2×2 Y 紗 ....1 個
11. IV Set 點滴溶液 ....（視醫囑而定）
12. 3M 紙膠 ....1 個

⟳ 步驟及說明

步　驟	說　明
1. 洗手。	
2. 核對醫囑。	
3. 攜帶用物到病人單位，核對病人並解釋。將點滴接好 Set 並排氣。	
4. 消毒注射部位皮膚：	4-1　注意無菌操作。
a. 用 1% 酒精性優碘棉枝以注射入口為中心環形向外消毒，消毒的直徑約 10 公分。	4-2　使用 1% 酒精性優碘需停留 2 分鐘，等碘離子釋放出來。
b. 用酒精棉枝以相同方式消毒一次。	4-3　一共要做三套的消毒。
c. 再重複步驟 a+b 二次。	
d. 或是以 2% CHG 一次完整消毒。	4-4　2% CHG 消毒注意應該確定完整擦拭所有區域，等消毒液完全乾燥後再進行下一步驟。
5. 打開洞巾，鋪一個無菌面，露出注射入口處的皮膚。	5-1　可請病人把臉朝向對側。
6. 打開治療巾，鋪一個無菌面。	6-1　此步驟視情況，可省略。
7. 以無菌技術打開 10mL 空針（2 支）、Port-A 彎針、OP site、2×2 Y 紗；並把這些用物放在無菌面上。	
8. 打開 20mL 無菌生理食鹽水，放在一旁備用。	8-1　或使用 Normal Saline 預充式導管沖洗器。
9. 打開無菌手套，先戴右手（慣用手）；左手（非慣用手）先不戴。	
10. 用沒戴手套的手拿起 Normal Saline，戴手套的手拿起無菌的 10mL 空針，抽 10c.c. 的 Normal Saline，放於無菌面上。	10-1 注意不可汙染無菌面，暫時先不排氣。

步　驟	說　明
11. 左手戴無菌手套。	
12. 將 Normal Saline 的注射針接 Port-A 彎針，排氣後，放回無菌面。	
13. 以左手觸摸注射入口的隔膜 (Portal Septum)，確定位置後，以左手拇指及食指固定注射部位的皮膚。	
14. 以右手將已排氣的 Port-A 彎針的針頭以垂直注射部位的角度，平穩的將針頭穿過皮膚及注射入口隔膜，直到針頭觸及注射入口隔膜的底部。	14-1 一定要確定針頭觸及底部，否則可能會有造成外滲的危險。
15. 反抽，檢查有無回血。	15-1 如無回血，應立即通知醫師。
16. 如確定有回血，將 Normal Saline（預充式導管沖洗器）以正壓方式打入。將空針抽離彎針。	
17. 取下空針，接上點滴；依醫囑調整點滴速率。	
18. 將 2×2 Y 紗對折成長方形，墊在彎針針頭與皮膚之間，以 OP Site 固定（如果沒有上述情形，直接以 OP Site 覆蓋彎針）。	
19. 移除洞巾。整理病人單位。	
20. 洗手、記錄。 需記錄有無回血、Push 藥物是否順暢、病人的反應。	

➲ Port-A導管連續注射法的注意事項

1. 針頭及 IV 每 7 天更換一次，Y 紗每 2 天更換一次，抗菌敷料或是只覆蓋 OP Site 則 7 天更換一次。

2. 針頭周圍皮膚需每天觀察，如有異常如有分泌物、出血等情形，應立即通知醫師。必要時，可作微生物培養。

3. 如懷疑 Port-A 有感染時（例如使用 Port-A 注射時，病人出現高燒寒顫等感染症狀），應暫時停止使用 Port-A，以免造成全身性感染。

➲ 常見的合併症

1. Port-A 擠出或旋轉移位。

2. 導管感染。

3. 回血阻塞或導管阻塞。

4. 破裂。

5. 藥物外滲。

➲ Port-A植入後護理

1. 觀察植入部位傷口周圍皮膚有無出現發炎、血腫或裝置脫位等情形。

2. 注意病人有無發生呼吸困難、胸痛的情形。

3. 出院後，如不繼續使用，應以 10mL Heparin Saline（Heparin 的濃度為 100I.U./mL）沖洗 Port-A 導管。並教導病人應定期回門診沖洗。

4. 告知病人在手術後六週內應避免上臂 360 度的旋轉，並且避免提重物。

參考資料　　　　　　　　　　　　　　　　　References

林桂美、江琇琴、蔡彩幼、林銀鳳 (1997)．循環系統護理技術．於台大醫院護理部編著，陳月枝總校閱．*台大護理技術：基技與專技標準*（二版，369-380頁）．華杏。

鄧喬鳳 (1999)．靜脈內植式輸液塞之護理．*榮總護理，16*(1)，57-63。

游進益、許振益 (1994)．中央靜脈導管系統在惡性病人的應用．*耳鼻喉科醫學會雜誌，29*(5)，311-318。

Adams, D. & Elliott, T. (2005) Evaluation of 2% chlorhexidine gluconate in 70% isopropyl alcohol skin disinfection. *Journal of Hospital Infection, 61*(4). 287-290

Brost, C. G. (1992). Totally implantable venous ports-the patients'point of view. *Cancer Nursing, 15*(5), 378-381.

Koch, H. J. (1998). Implantable vascular access system: Experiences in 1500 patients with totally implantable central venous port system. *World Journal of Surgery, 22*(1), 12-16.

Masoori, S. (1997). Managing complications for central venous access devices. *Nursing, 27*(8), 59-63.

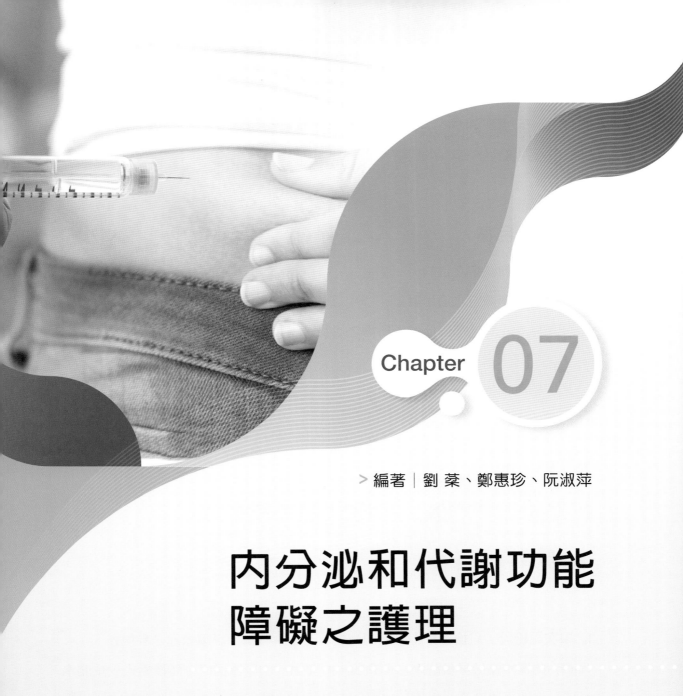

Chapter 07

> 編著｜劉 菜、鄭惠珍、阮淑萍

內分泌和代謝功能
障礙之護理

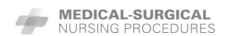
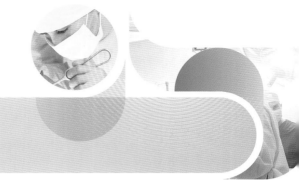
7-1 尿糖測定法
(Urine Sugar Monitoring)

⊃ 學習目標

1. 能說出尿糖測定之目的。

2. 能說出尿糖測定之適用對象。

3. 能正確、完整地準備此技術所需之用物。

4. 能按步驟正確操作此技術。

5. 能正確的判讀及解釋監測結果。

6. 能評值所執行之技術。

⊃ 目 的

檢查尿中有無葡萄糖,以作為糖尿病的篩檢或追蹤參考。

⊃ 學理背景

一、尿糖測定的種類

1. **單次尿檢體**:只檢查尿中有無葡萄糖,若尿中有糖,必須做進一步檢查。

   (1) 此標本需於早晨醒來未進食前,解完第一次尿後倒掉,然後攝入少量開水(勿大量飲水以免稀釋尿糖),等待 15~30 分鐘後解第二次新鮮的尿再收集,較能準確的測出尿糖值。

   (2) 因第一次尿液存留於膀胱已有一段時間,可能已混和了原本含葡萄糖的尿液,會影響結果。

2. **分段尿檢體**:主要目的為確知一天中何時尿糖排出最多。

   (1) 作為調整胰島素劑量的參考。

   (2) 尿液標本收集於三餐飯前及睡前各一次。

3. **24 小時尿檢體**：可得知病人 24 小時內尿中流失多少葡萄糖。收集時清晨起床第一次尿倒棄不用，之後再收集 24 小時尿液於收集桶中。

二、尿糖檢驗的方法

1. **化學還原法**：利用銅還原法來檢驗尿糖，Clinitest 試紙含有硫酸銅（藍色），若尿中有葡萄糖時，顏色會依尿糖濃度高低由藍色變為黃綠色或橘紅色。

2. **酵素試驗法**：Tes-Tape 及 Diastix 都是用含有酵素的試紙，將尖端浸於尿液中迅速拿起，等候一分鐘後，將試紙上的顏色與包裝盒上的標準比色表對照，可知尿糖值。

三、腎閾值

當血糖濃度升高超過腎閾值 180mg/dL 時，葡萄糖就會排泄到尿中，使尿糖測量結果為「陽性」。但尿糖無法反應當時測試時的血糖值，而是間接反應數小時前血糖的狀況；且無法測知低血糖。

四、影響尿糖測量結果的因素

1. **藥物**：大量或長期攝入維生素 C 或水楊酸 (Aspirin) 會造成「假陰性」（值偏低）；而 penicillin、tetracycline、chloromycetin、aldomet 等藥物會造成「假陽性」（值偏高）。

2. **疾病**：如腎臟病病人因腎小管再吸收葡萄糖的能力增加，以致出現血糖高於 180mg/dL 而仍無尿糖的「假陰性」情形。有些庫欣氏症、生長激素分泌過多之病人或孕婦，也可能有尿糖出現。

⊃ 適應症

1. 疑似糖尿病者或有糖尿病三多症狀者。
2. 病人無法執行自我血糖監測 (SMBG) 時，可作為血糖控制情形的參考。
3. 懷孕婦女。

⇲ 專業界定

無需醫囑，病人可於家中自行監測。

⇲ 護理關懷

護理人員需衛教病人，當自行於家中測試尿糖時需注意試紙的保存方式（見 P.74 注意事項），同時需教導病人正確的留取尿液及判讀的方式。尤其是當病人在家測完血糖後，若發現血糖值有異常時，可再次測尿糖確認血糖值是否過高，以減少誤差的出現。

⇲ 設備及用物

1. 尿杯 .... 1 個
2. 尿糖試紙 .... 1 瓶
3. 清潔手套 .... 1 副
4. 手錶（有秒針） .... 1 只

⟲ 步驟及說明

步　驟	說　明
1. 核對醫囑。	
2. 向病人解釋尿糖檢查的目的與步驟。	2-1 請病人檢查前 30 分鐘排空膀胱後，再喝約 120c.c. 開水，因新鮮標本可減少誤差。
3. 洗手。	
4. 準備用物。	
5. 請病人用尿杯留取新鮮小便，護理人員戴上清潔手套收回尿液標本。	5-1 戴手套可減少受標本汙染之機會。
6. 打開試紙瓶取一片試紙。	6-1 取出試紙時，應留意試紙是否變質、變色或受潮，且勿用手觸摸試紙前端。
7. 將試紙辨色區完全浸入尿液後立即取出。	7-1 試紙浸入尿液的時間仍要遵照試紙瓶上的說明。
8. 等 30 秒後於良好光線下，鑑別試紙變色情形。	8-1 判讀的時間每家廠牌不同。
9. 比照試紙瓶所附的顏色變化表，測得尿糖價數（圖 7-1）。	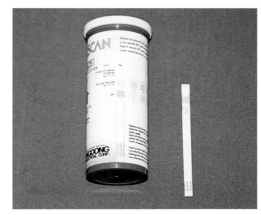 > 圖 7-1 試紙瓶
10. 丟棄試紙並清除尿液。	
11. 洗手。	
12. 將試紙放回原位，記錄所得之尿糖價數。	

⊃ 注意事項

一、尿糖試紙的注意事項

1. 使用前需注意試紙的有效期限，以免結果有誤差。

2. 不同廠牌之試紙及比色表不可交換使用。

3. 取出試紙後應立即拴緊瓶蓋，以免受潮。

4. 試紙應遠離光、熱及潮濕以防變色。

二、尿糖濃度的表示方法

1. 尿糖所占的百分比（如 1/10%、1/4%、2%）。

2. "+"號的多寡表不同的尿糖份量 (－、+、++、+++、++++)，由於各廠牌不同，需依試紙瓶上的說明來判讀。

📇 參考資料

References

蔡淑梅、曾錦瑋 (2018)·內分泌系統病人的護理·於林貴滿等編著·*內外科護理技術*（九版）·華杏。

陳秀勤、何雲仙、陳玉秀、楊勤熒、陳雪、郭淑芬、陳梅麗、張治瑤、葉麗娟、何雪珍、鄭秀月、江惠英、謝紅桂、張凱喬、楊星瑜、王宜華、曲天尚、陳玫君 (2019)·*新編內外科護理技術*（二版）·永大。

蔡玲君、柯雅妍、游秀珍、林玫君、游金靖、李婉萍、施佳玟、鐘淑英、楊碧珠、陳煥華、白麗雯、曾佳珍、潘美蓉、林英姬、李純華、杜玲、何怡儒、陳姿妃、鄭慧菁…藍麗美 (2015)·*新編內外科護理技術*（二版）·華格那。

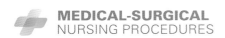
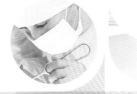
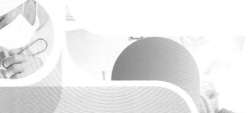

7-2　血糖測定法
（Blood Sugar Monitoring －血糖測定儀）

學習目標

1. 能說出血糖測定之目的與重要性。

2. 能說出血糖測定之適用對象。

3. 能正確、完整地準備此技術所需之用物。

4. 能按步驟正確操作血糖測定儀來測量血糖。

5. 能正確的判讀及解釋監測結果。

目　　的

1. 評估血糖控制的程度，以作為調整飲食、運動及藥物劑量的依據。

2. 有助於預防低血糖及高血糖合併症之發生。

學理背景

　　一般檢查血糖的方法可分為空腹血糖 (fasting blood sugar)、飯後 2 小時血糖 (2-hour PC sugar) 及葡萄糖耐量試驗 (O.G.T.T.)，以上方法可抽血檢驗；但病人若於家中自行監測血糖，可用血糖機自行監測以評估血糖控制的程度及預防高、低血糖之合併症（正常人空腹 8~12 小時後之血糖值應 <100mg/dL，若 ≥ 126mg/dL 則需做進一步的檢驗。飯後 2 小時之血糖值正常應 <140mg/dL，若 ≥ 140mg/dL 時，應再進一步做葡萄糖耐量試驗）。

適應症

1. 糖尿病患者或血糖控制不良的病人。

2. 妊娠糖尿病患者。

3. 因其他疾病或治療引起血糖不穩定者（如：TPN 治療）。

➲ 專業界定

在醫療機構執行需有醫囑，但病人亦可於家中自行監測。

➲ 護理關懷

當病人開始使用血糖測定儀自行測血糖時，可能因為緊張或害怕而使得採血量不足或操作錯誤等因素而使血糖測定儀無法判讀，因此護理人員在教導病人自行監測血糖時，需有耐心的以病人容易理解的方式教導，並讓病人操作 1~2 次，以確定病人操作無誤。

➲ 設備及用物（圖7-2）

1. 血糖測定儀 ....1 個
2. 血糖試紙罐 ....1 罐
3. 採血針 ....1 支
4. 無菌棉枝 ....2 支
5. 75% 酒精 ....1 罐

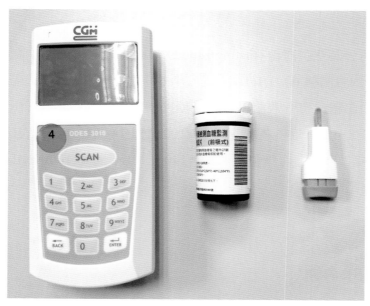

> 圖 7-2 血糖測定儀

➲ 步驟及說明

步　　驟	說　　明
1. 核對醫囑。	
2. 向病人解釋檢查的目的與過程，並詢問是否進食。	2-1　空腹 8~12 小時或飯後 2 小時測得的血糖值較有臨床意義。
3. 洗手。	

4. 準備血糖測定儀其步驟如下：

(1) 先將血糖測定儀開機：將機器上方右側邊藍色按鈕按下即可開機（圖 7-3）。

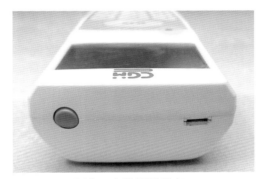

> 圖 7-3　血糖測定儀開機按鈕

(2) 開機後畫面會出現：1－操作者 ID，按一下 SCAN 鍵，下方會出現紅外線，此時以紅外線掃瞄操作者條碼，也可按「1」後以人工方式輸入操作者 ID 並按 2 次 ENTER（圖 7-4）。

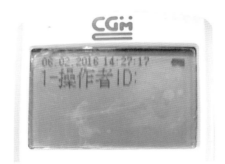

> 圖 7-4　掃描操作者 ID

(3) 此時畫面會出現：1－試片批號及 2－病歷號碼（圖 7-5），先以紅外線掃描試紙罐上之條碼（下方紅外線不會消失，故不需再按 SCAN）（圖 7-6），試紙罐條碼出現後再掃描個案手圈，或按「2」輸入個案病歷號並按 2 次 ENTER（圖 7-7）。

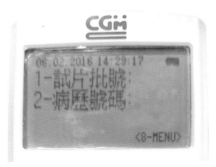

> 圖 7-5　螢幕出現試片批號及病歷號碼

步　驟	說　明

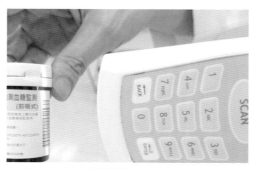

> 圖 7-6　以紅外線掃瞄試紙罐

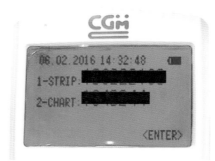

> 圖 7-7　試紙批號及病歷號掃描完成

(4) 此時畫面會出現試紙閃爍圖樣，螢幕右下角會出現〈INSERT STRIP〉字樣，表示可以插入試紙（圖 7-8）。

(5) 從試紙罐中取出一片試紙，橫線條紋端朝外，直線條紋端插入機器（圖 7-9），試紙必須插到底，此時畫面會出現 ●：CAP，螢幕右下角會出現 <APPLY SAMPLE> 字樣，表示可以採血（圖 7-10）。

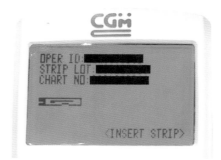

> 圖 7-8　出現試紙閃爍圖樣表示可以插入試紙

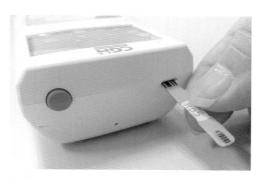

> 圖 7-9　插入試紙

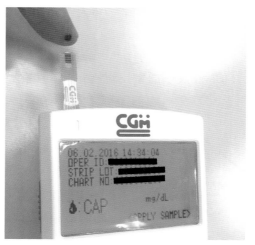

> 圖 7-10　出現一滴血的圖樣表示可以採血

步　驟	說　明

5. 採血：

(1) 取一棉枝沾 75% 酒精消毒欲穿刺手指之指尖及周圍區域。

(1)-1 選擇指尖的側面採血較不疼痛，若手指過於蒼白、循環不佳時，可先搓揉、按摩手指再行採血。

(2) 取一支採血針拔除帽蓋，待酒精乾後以採血針緊貼皮膚按下紫色按鈕穿刺皮膚採血（圖 7-11）。

(2)-1 若酒精尚未乾，殘留酒精會影響數值。

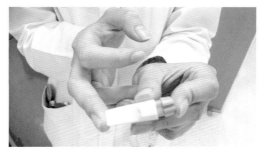

> 圖 7-11　穿刺採血

(3) 指尖朝下，輕輕的從穿刺部位擠出一小滴飽滿的血液，對準試紙讓試紙吸滿血液。

(3)-1 指尖需朝下以避免血液流入指甲縫或未消毒處，皆會影響數值。血量過少可能無法讀出數據。

(4) 並用另一乾棉枝按壓穿刺部位，直到止血為止。

6. 血糖測定儀數秒後即可顯示出病人的血糖數值（圖 7-12）。

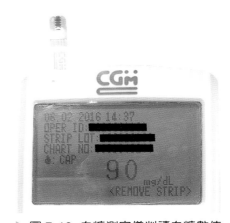

> 圖 7-12　血糖測定儀判讀血糖數值

7. 丟棄用過的採血針、血糖試紙及棉枝。

步　驟	說　明
8. 將血糖測定儀、血糖試紙罐放回原位。	
9. 洗手。	
10. 記錄所測得之血糖值及測量時間。	

○ 注意事項

1. 注意試紙是否過期或受潮以免影響準確度。

2. 需定期利用測定儀內附之校正片，進行機器的校正，以維持其準確度。

3. 有些品牌之血糖測定儀螢幕會出現 Code#，此 Code# 必須與試紙罐上之 Code# 相同。若螢幕出現之 Code# 與試紙罐上不同，可按測定儀上的 "C" 按鈕，調整到一致的數字為止。

4. 血糖測定儀只能測出 <600mg/dL 之血糖值，若超過 600mg/dL，則螢幕會出現 "HIGH"（過高）字眼，此時便應抽血檢查血糖。

參考資料　　　　　　　　　　　　　　　　　References

蔡淑梅、曾錦瑋 (2018)．內分泌系統病人的護理．於林貴滿等編著．*內外科護理技術*（九版）．華杏。

陳秀勤、何雲仙、陳玉秀、楊勤熒、陳雪、郭淑芬、陳梅麗、張治瑤、葉麗娟、何雪珍、鄭秀月、江惠英、謝紅桂、張凱喬、楊星瑜、王宜華、曲天尚、陳玫君 (2019)．*新編內外科護理技術*（二版）．永大。

蔡玲君、柯雅妍、游秀珍、林玫君、游金靖、李婉萍、施佳玟、鐘淑英、楊碧珠、陳煥華、白麗雯、曾佳珍、潘美蓉、林英姬、李純華、杜玲、何怡儒、陳姿妃、鄭慧菁…藍麗美 (2015)．*新編內外科護理技術*（二版）．華格那。

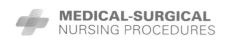
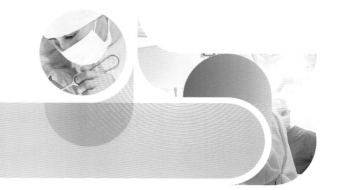

7-3　胰島素注射筆

⊃　學習目標

1. 能說出使用胰島素注射筆之目的。
2. 能說出胰島素注射筆之適用對象。
3. 能正確、完整地準備此技術所需之用物。
4. 能按步驟正確操作胰島素注射筆來注射胰島素。

⊃　目　的

　　簡化注射胰島素之步驟，個案可以不用攜帶藥瓶且省去抽藥之過程，使手和眼睛協調不佳的老年人也能自行注射胰島素。使用胰島素注射筆可提升胰島素劑量之準確度，且操作簡單。

⊃　適應症

　　需注射胰島素之糖尿病患者。

⊃　專業界定

　　遵循醫囑所開立之胰島素劑量，病人可於家中自行使用胰島素注射筆注射。

⊃　護理關懷

　　護理人員於教導病人使用胰島素注射筆時，需衛教病人無菌技術的重要性，並給予病人信心與鼓勵，增強病人對於糖尿病治療的自信，其餘相關衛教請見「胰島素注射補充資料」。

⊃ 設備及用物（圖7-13、圖7-14）

1. 胰島素注射筆（內含嵌入之胰島素藥瓶）...1 支
2. 專用針頭...1 個
3. 75% 酒精...1 罐
4. 無菌棉枝...1 包

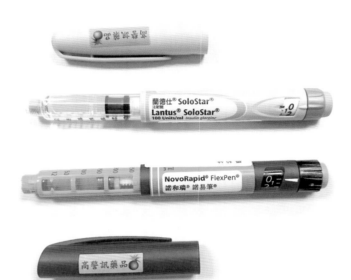

> 圖 7-13　胰島素注射筆（內含嵌入式藥瓶）

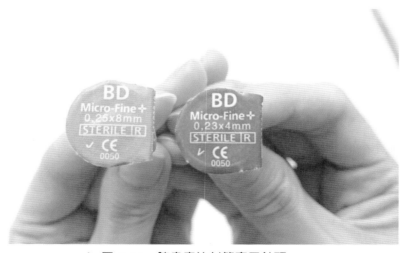

> 圖 7-14　胰島素注射筆專用針頭

⊃ 步驟及說明

步　驟	說　明
1. 核對醫囑及注射部位輪換記錄單。 2. 向病人解釋治療的目的與步驟。 3. 洗手。 4. 裝置針頭：	
(1) 將筆蓋取下後，先檢視胰島素的剩餘量及是否澄清或混濁。	(1)-1 應定時回診，以免胰島素用量不足。澄清的胰島素不應該混濁，混濁的胰島素不應該有異常結塊。 (1)-2 若使用混濁型胰島素，內含少於 12 單位時，勿再使用，應更換新的注射筆（內含嵌入式藥瓶）。
(2) 以一支棉枝沾 75% 酒精消毒藥瓶頂端橡皮膜部分（圖 7-15）。	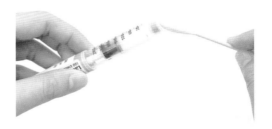 > 圖 7-15 消毒瓶口
(3) 取一個專用針頭，將保護紙套撕除後，將內部短針對準消毒好之瓶口橡皮膜插入並順時針旋緊（圖 7-16、圖 7-17）。	(3)-1 常用的專用針頭為 0.23×4mm 及 0.25×8mm，可視病人狀況選擇專用針頭，例如較胖之病人可選擇較粗較長之 0.25×8mm 針頭。

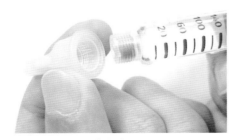

> 圖 7-16 插入並旋緊針頭

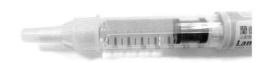

> 圖 7-17 完成裝置針頭

步　驟	說　明
5. 排氣：	
(1) 轉動劑量設定轉鈕，設定至 2 單 位劑量（圖 7-18）。	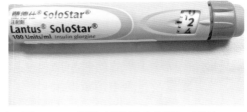 > 圖 7-18　調整劑量設定鈕至 2 單位
(2) 取下專用針頭的外蓋及內套（圖 7-19、圖 7-20）。	
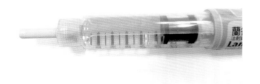 > 圖 7-19　取下針頭外蓋	 > 圖 7-20　取下針頭內套

(3) 將針頭朝上，輕按注射筆尾端的
     注射按鈕排氣（圖 7-21）。
 	
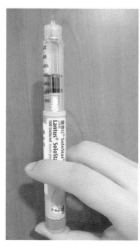
> 圖 7-21　針朝上排氣
	(3)-1 與正常空針相同，排氣前應先輕
	     彈藥水匣，使空氣往上集中頂端，
	     針頭朝上按壓注射鈕，使藥水排
	     出一滴左右，完成排氣。

步　驟	說　明

6. 調整劑量：

    (1) 轉動劑量設定轉鈕，設定至所需的劑量（圖 7-22）。

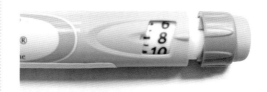

> 圖 7-22　設定注射劑量

7-1　若藥瓶內為混濁型胰島素，注射前應將注射筆輕柔小心的上下搖晃至少 10 次，直到卡式管內的液體呈白霧狀後，才可注射。

7. 注射胰島素：

    (1) 依注射部位輪換記錄單，選擇合宜的注射部位。

    (2) 取一棉枝沾 75% 酒精，消毒注射部位。

    (3) 待乾後將注射筆針頭呈 90 度插入注射部位（圖 7-23）。

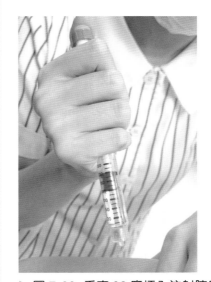

> 圖 7-23　垂直 90 度插入注射胰島素

    (4) 按下筆尾的注射按鈕，直到劑量設定鈕轉到 "0"。

(4)-1 注射後，針頭應停留在皮下約 10 秒，以確定劑量完全被注射完。

    (5) 將針頭拔出後用一乾棉枝輕輕按壓注射部位直到止血為止，勿揉或重壓以免藥物滲漏。

步　驟	說　明
8. 丟棄用過的針頭及棉枝。	8-1　針頭不可回套，拿至工作車上之針頭棄置盒旁將針頭逆時針旋轉卸下（圖 7-24）。
9. 將胰島素注射筆放回冰箱冷藏，並將 75% 酒精放回原位。 10. 洗手。 11. 於輪換注射記錄單上記錄注射的日期、時間、藥物、劑量及部位。	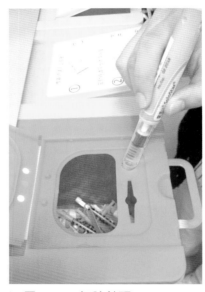 ＞ 圖 7-24　卸除針頭

參考資料　　References

諾和密斯諾易筆操作步驟單・台灣諾和諾德藥品股份有限公司。

蘭德仕注射筆使用步驟單・台灣賽諾菲安萬特股份有限公司。

嘉義長庚紀念醫院 (2013)・*筆型胰島素注射器操作手冊*・取自 https://www1.cgmh.org.tw/intr/intr5/c61600/(2013-05-27)%E7%AD%86%E5%9E%8B%E8%83%B0%E5%B3%B6%E7%B4%A0%E6%B3%A8%E5%B0%84%E5%99%A8-%E6%93%8D%E4%BD%9C%E6%89%8B%E5%86%8A.pdf

社團法人中華民國糖尿病衛教學會 (2015)・*台灣胰島素注射指引*・取自 https://www.tade.org.tw/download/index.asp?Type=6

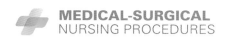
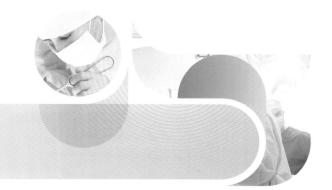

7-4 胰島素注射補充資料

胰島素注射除了傳統一般胰島素注射空針外，亦有可重複裝填藥水的筆型注射器（例如：NovoPen 3、NovoPen 4），目前臨床使用的尚有拋棄式之筆型注射器，也就是已經裝填好藥水的筆型注射器，當藥水注射完畢，不需更換卡管，直接丟棄（圖 7-25）。亦有胰島素幫浦（圖 7-26），胰島素幫浦（例如波立得胰島素幫浦 Paradigm Insulin Pump 712）是一種持續皮下輸注胰島素的裝置，大小如 4×6 公分，通過一根細細的小軟管將胰島素持續不斷地經皮下輸注到糖尿病病人腹部等部位，它每次輸注很微小劑量的短效或速效胰島素（藥水健保有給付），可以提供病人每日所需之基礎量及追加量，具有 24 小時連續輸注，類似正常人胰臟分泌胰島素的功能。美國、澳洲、加拿大等國家已有給付，但是台灣健保尚未給付，耗材及幫浦價格昂貴，因此並不普遍。各種胰島素注射器的比較請見表 7-1。

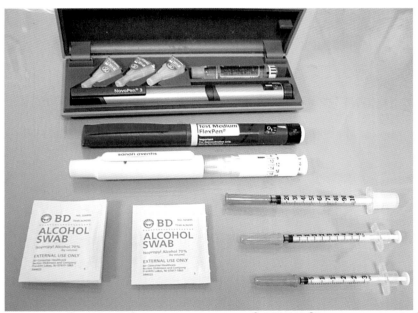

(a) NovoPen®3（諾和筆®3）、Levemir FlexPen®（諾易筆®）、Lantus OptiSet®（蘭德仕®注射筆）、酒精棉片、胰島素空針（100 單位、50 單位、30 單位）（由上而下）。

> 圖 7-25　筆型注射器

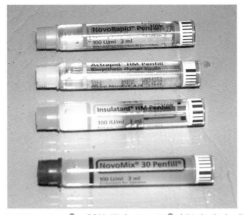
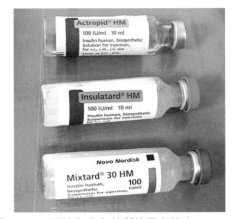

(b) NovoPen®3 所使用之 Penfill®（胰島素卡式管）。(c) 一般胰島素空針所使用之藥水。

> 圖 7-25　筆型注射器（續）

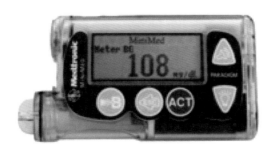

> 圖 7-26　胰島素幫浦（資料來源：台灣美敦力鼎眾股份有限公司）

> 表 7-1　胰島素空針、Lantus OptiSet®（蘭德仕®注射筆）、Levemir FlexPen®（諾易筆®）的比較

注射器 比較項目	胰島素空針	Lantus OptiSet® （蘭德仕®注射筆）	Levemir FlexPen® （諾易筆®）	胰島素幫浦 (Paradigm Insulin Pump 712)
外觀	透明針筒	白色之筆型設計，方便易攜帶	藍色之筆型設計，方便易攜帶	大小如BB Call
藥物	依醫囑選擇胰島素藥水	1. 搭配預填式基礎胰島素類似物Insulin Glargine，每次注射前，毋需再抽取藥物 2. 3ml(300IU)	1. 搭配預填式基礎胰島素類似物-Insulin Detemir，每次注射前，毋需再抽取藥物 2. 3ml(300IU)	1. 不需抽藥 2. 搭配短效(Actrapid HM)或速效(Novodisk)胰島素

> **表 7-1 胰島素空針、Lantus OptiSet®（蘭德仕®注射筆）、Levemir FlexPen®（諾易筆®）的比較（續）**

注射器比較項目	胰島素空針	Lantus OptiSet®（蘭德仕®注射筆）	Levemir FlexPen®（諾易筆®）	胰島素幫浦 (Paradigm Insulin Pump 712)
藥品保存方式／搭配針頭	1. 需冷藏保存 2. 需抽取藥物，針頭可能磨損	1. 開始使用後於30℃下可保存4星期 2. 每次注射皆須更換新針頭，所以針頭不致磨損	1. 開始使用後於30℃下可保存6星期 2. 每次注射皆須更換新針頭，所以針頭不致磨損	1. 三天注射一次，可提供24小時連續輸注 2. 需搭配注射輔助器及輸液套管
劑量設定	1. 有30單位[1]、50單位及100單位三種 2. 30單位[2]及50單位空針之1刻度即為1單位，100單位之1刻度為2單位 3. 31G，5mm、8mm、12.7mm	1. 雙刻度設計，一為劑量設定，一為注射設定 2. 在設定時要對準數字及刻度線條 3. 最小調整單位為2U，最高設定劑量為40U	1. 以視窗數字顯示，可準確調整需要劑量 2. 設有「喀喀聲」聲音輔助裝置 3. 最小調整單位為1U，最高設定劑量為60U	胰島素按正常胰臟分泌方式輸注。分為基礎率[2]和餐前（或矯正）追加量[3]兩種方式
重新劑量設定		一旦拉起注射設定鈕便無法變更劑量，需將藥液排出再重新選擇劑量	可回轉劑量設定鈕	可依個人狀況更改注射量之設定，最小單位為0.01U
排氣		於第一次使用時，以8單位之劑量進行排氣	每次注射前皆需以2單位劑量進行排氣	安裝前需進行排氣
特殊設計	無	1. 以對齊線條刻度來計算剩餘劑量 2. 若使用固定劑量，直接拉起注射鈕即可注射	無法設定超過注射筆內剩餘的藥量	若有阻塞或沒電會有警示
健保給付	有	有	有	只有胰島素有給付

[1] 現已經有 30 單位空針，其每一刻度為 0.5U 之胰島素空針問世。

[2] 基礎率 (Basal)：24 小時持續微量輸注的胰島素，維持體內胰島素量恆定，以控制兩餐間和夜間血糖的穩定。

[3] 餐前（或矯正）追加量 (Bolus)：進餐時需輸注的胰島素量。用以控制餐後高血糖。可根據進餐時間，進餐量和進餐種類靈活設定。

　　基礎胰島素 (basal insulin) 已經是胰島素治療糖尿病 (Diabetes Mellitus) 的重要方向之一。目前台灣臨床常見如 Levemir FlexPen®（諾易筆®）及 Lantus OptiSet®（蘭德仕®注射筆），前者所預先裝填的胰島素為 Insulin Detemir，後者裝填的為 Insulin Glargine，皆為澄清無色的液體，其使用方法皆類似 NovoPen®3，以下以 Levemir FlexPen® 的操作步驟為例，說明拋棄式筆型注射器之使用方式。

　　隨著科技的進步，現在有更新的選擇，Insulin Degludec (Tresiba®)，利用複六聚合體 (multi-hexamers) 延緩吸收，即注射到皮下組織後，以非常緩慢之速度進入血液中，最終作用到胰島素受體，半衰期達 25 小時。

⊃ 步驟及說明

步　驟	說　明

1. 準備用物（圖 7-27）。
2. 裝填針頭。

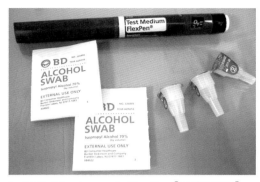

> 圖 7-27　Levemir FlexPen®（諾易筆® － 預填式胰島素注射筆）、酒精棉片、NovoFine® 專用針頭

(1) 打開筆蓋，以 75% 酒精消毒橡皮膜（圖 7-28）。
(2) 撕開 NovoFine® 短蓋針頭的針頭蓋封條。

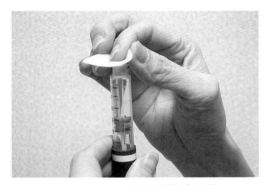

> 圖 7-28　以 75% 酒精消毒橡皮膜

(3) 垂直將針頭緊密的旋入 Levemir FlexPen®（圖 7-29），不可歪斜。
(4) 移開針頭外蓋及針頭內蓋。暫勿丟棄針頭外蓋。

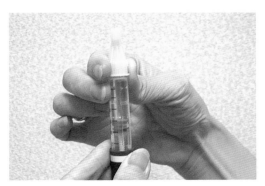

> 圖 7-29　裝填針頭

步　驟	說　明

3. 排出卡式管內的空氣：
 	
  (1) 轉至 2 單位刻度處。
 	
  (2) 握住 Levemir FlexPen® 使針頭向上並以手指輕彈卡式管數次以使任何氣泡聚集於卡式管上端（圖 7-30）。
 	
  (3) 保持針頭向上，將按鈕按到底，至劑量設定鈕回歸為零。
 	
4. 設定劑量：
 	
  (1) 先確定劑量設定鈕設在零的位置（歸零）。
 	
  (2) 依所需注射劑量旋轉至正確的單位數（圖 7-31），最小刻度為 1 單位，單次設定最大劑量為 60 單位。
	3-1 正常使用時，會有少量空氣可能聚集在針頭或卡式管中。故為避免注入空氣並確保注射正確的劑量，在每次注射前皆需正確排氣。
	
	3-2 若空氣已排除，則會在針頭頂端處有胰島素溢出。若無，則需重複以上動作。若針頭頂端仍無胰島素出現，該注射筆可能有瑕疵，應勿使用。另外，也應考慮是否有針頭裝置的錯誤。
	
	4-1 劑量設定鈕可上下調整劑量。當往回轉時，需小心勿壓到按鈕，以免胰島素流出。

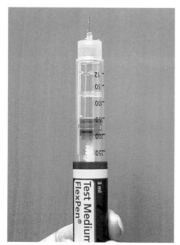

> 圖 7-30　注射前排出卡式管內的空氣

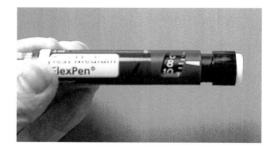

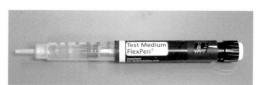

> 圖 7-31　設定劑量注射

步　驟	說　明
5. 注射： 　(1) 將針頭以皮下注射法注射於適當部位。 　(2) 將按鈕壓到底以注入胰島素。	(2)-1 針頭持續停留於皮下至少 6 秒鐘（建議 10 秒），如此可確保注入完整劑量。
6. 取下針頭： 　(1) 套上針頭外蓋並轉開針頭，連同針頭外蓋將針頭丟棄。	6-1 針頭應丟置醫療廢棄物回收桶中或集中於塑膠罐或鐵罐再帶至醫院處理。

⊃ 注意事項

1. 拋棄式筆型注射器只供個人專用，不可與他人合用。

2. 每一次注射皆需更換新的針頭。每次注射後皆要取下針頭，否則隨溫度、壓力的改變，會使一些液體漏出造成阻塞或空氣逆流。

3. 使用過後之針頭應丟棄於針頭收集罐中。

4. 胰島素注射常見問題：針頭裝歪、未裝針頭就按壓、未移除針頭內蓋就按壓、卡式管內有氣泡、以旋轉方式注射、胰島素變色或有沉澱物等。

Lantus OptiSet® 蘭德仕®拋棄式注射筆操作說明手冊·賽諾菲安萬特股份有限公司。

Levemir FlexPen®諾易筆操作步驟·台灣諾和諾德藥品股份有限公司。

汪宜靜（2007，6月）·What's the role of educator for p't switch to basal insulin? How to practice the insulin pen·*2007 Basal Insulin Workshop 研習會講義*·中華民國糖尿病衛教學會。

美敦力全球資訊網(2016)·*糖尿病治療*·取自 http://www.medtronic.com.tw/3.asp?c1No=3&c2No=99&c3No=40

張美珍（2007，6月）·胰島素注射技術·*糖尿病臨床技術工作坊研習會講義*·中華民國糖尿病衛教學會。

游能俊（2007，6月）·Clinical practice of basal insulin treatment·*2007 Basal Inuslin Workshop 研習會講義*·中華民國糖尿病衛教學會。

Medtronic MiniMed, Inc. (2016). *Insulin pump therapy*. 取自 http://www.minimed.com/pumptherapy/index.html

Novo Nordisk US (2016, June)·*Diabetes care*·Retrieved from http://www.novonordisk.com/patients/diabetes-care.html

Peyrot, M., & Rubin, R. (2005). Validity and reliability of an instrument for assessing health-related quality of life and treatment preferences: The insulin delivery system rating questionnaire. *Diabetes Care, 28*, 53-58.

Retnakaran, R., Hochman, J., Hans, DeVries, J., Hannaire-Broutin, H., Heine, R. J., Melk, V., & Zinman, B. (2004). Continuous subcutaneous insulin infusion versus multiple daily injections. *Diabetes Care, 27*, 2590-2596.

Sanofi-aventis. us (2016)·*Using Lantus®*·Retrieved from http://www. lantus.com/using-lantus/how-to-use-long-acting-lantus

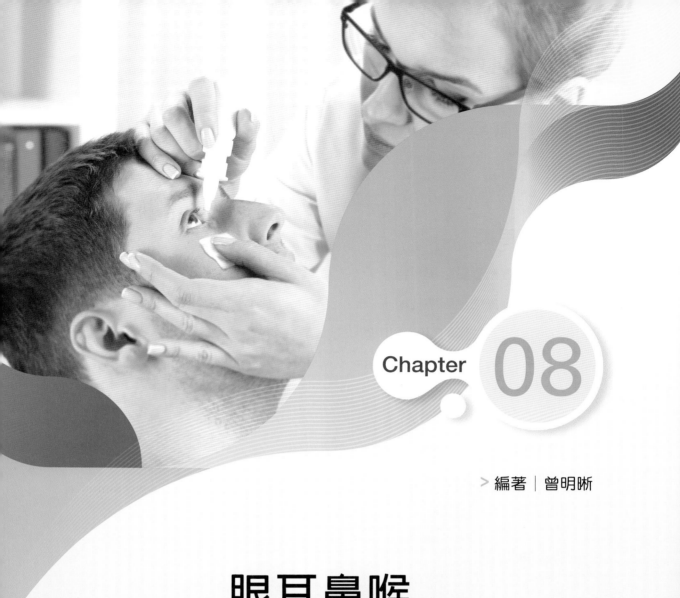

Chapter 08

> 編著│曾明晰

眼耳鼻喉

8-1　點眼藥

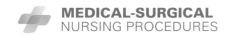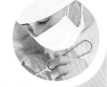
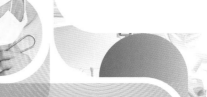
8-1 點眼藥
(Administering Eyedrops and Ointments)

⊃ 學習目標

1. 學生能確實備妥點眼藥用物。

2. 學生能正確操作點眼藥技術。

3. 學生能說出此技術的目的與用途。

4. 學生能向病人及家屬衛教此技術。

⊃ 目 的

1. 治療眼科疾病：白內障、青光眼、角膜炎等。

2. 協助眼科檢查（眼壓測量、眼底鏡等）及手術前準備。

3. 預防感染。

⊃ 學理背景

一、解剖生理

　　眼睛是一個球型的結構，眼睛外層是由鞏膜（後 5/6）及角膜（前 1/6）構成（圖 8-1），眼球外部則由眼瞼、結膜、睫毛、淚器等組成（圖 8-2）。點眼藥時要盡量避免碰到角膜部位，因為角膜富含疼痛纖維且非常敏感，若點藥於此區易引發眨眼反射（常造成角膜潛在性痙攣與傷害）。最好點藥於結膜上，因為結膜較不敏感，病人較舒服，而且結膜有豐富的血管分布，有利藥物的吸收。

　　所謂結膜是一個薄且半透明的黏膜，可分為瞼結膜與球結膜。瞼結膜覆於眼瞼後表面，球結膜蓋在鞏膜上，此兩處相連處則稱穹窿。位於下眼瞼的穹窿就是點眼藥最好的位置，不過此穹窿的容量只有半滴。

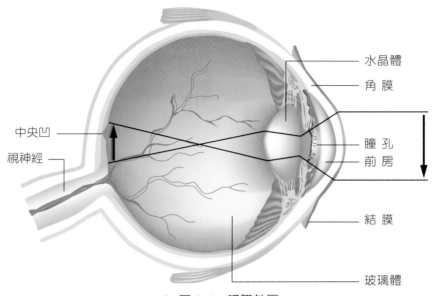

> 圖 8-1 眼膜外層

水晶體
角膜
瞳孔
前房
結膜
玻璃體
中央凹
視神經

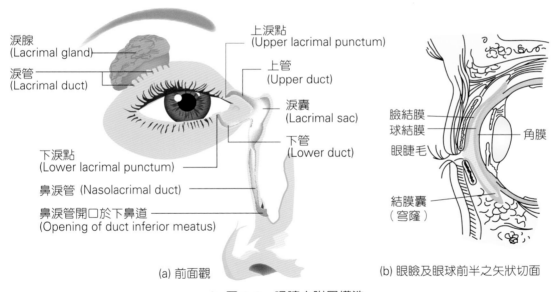

(a) 前面觀

淚腺 (Lacrimal gland)
淚管 (Lacrimal duct)
下淚點 (Lower lacrimal punctum)
鼻淚管 (Nasolacrimal duct)
鼻淚管開口於下鼻道 (Opening of duct inferior meatus)
上淚點 (Upper lacrimal punctum)
上管 (Upper duct)
淚囊 (Lacrimal sac)
下管 (Lower duct)

(b) 眼瞼及眼球前半之矢狀切面

瞼結膜
球結膜
眼睫毛
角膜
結膜囊（穹窿）

> 圖 8-2 眼睛之附屬構造

二、常見術語

1. OD(Oculus dexter) ....右眼

2. OS(Oculus sinister) ....左眼

3. OU(Oculus unitas)...雙眼

4. gtt ....滴

5. oph solution ....眼藥水

6. oph oint...眼藥膏

⟳ 專業界定

需有醫囑。

⟳ 護理關懷

在執行點眼藥技術前先將環境（如充足的光線、床簾等）或所需物品準備齊全，放置在病人旁邊，否則若因環境或物品準備不全而中斷點眼藥過程，會增加病人的焦慮與不信任感。接下來幫助病人準備好自己，可先詢問是否有過點眼藥的經驗，過去的經驗有無覺得不舒適或有疑問的地方，專注的傾聽並使用病人熟悉的語言給予適當的回應，並再次向病人說明即將進行的步驟與將採取的姿勢（採平躺或坐姿），尊重病人的意願選擇姿勢，並協助病人擺放較舒適、適當的姿勢，操作過程也同步解釋正在執行的步驟，並盡快又正確完成點眼藥技術，最後將病人眼睛狀況與點藥過程的反應詳實記錄。

⟳ 設備及用物（圖8-3）

1. 治療盤 ....1 個
2. 治療巾 ....1 條
3. 無菌生理食鹽水 ....1 瓶
4. 無菌棉枝 ....1 包
5. 指定眼藥用物（藥水溫度宜與室溫同）
6. 拋棄式彎盆 ....1 個

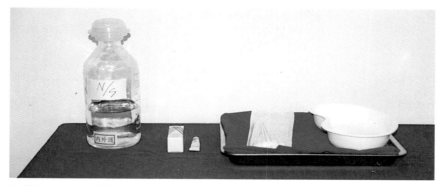

> 圖 8-3　點眼藥用物

⊃ 步驟及說明

步　　驟	說　　明
1. 核對醫囑。	
2. 向病人解釋目的與過程。	2-1 減輕焦慮、取得合作。
3. 洗手。	3-1 避免感染。
4. 準備用物。	4-1 注意有效日期與藥物性狀（圖 8-4）。

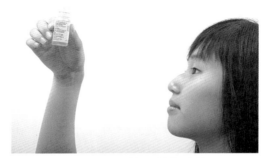

> 圖 8-4 注意有效日期與藥物性狀

5. 協助病人採仰臥或坐在椅子，頭向後仰（圖 8-5）。	5-1 除方便技術操作，適當的姿勢可減少藥物浪費、流入鼻淚管。
6. 站在病人側方（仰臥時），或於病人前、後、側方（坐姿）。	

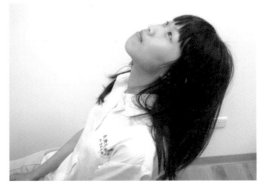

> 圖 8-5 正確姿勢

7. 觀察病人眼睛狀況，確定患眼及觀察有無分泌物。	7-1 觀察患眼是否腫脹及分泌物情形。
8. 以無菌技術打開生理食鹽水溶液。	
9. 取出兩支無菌棉枝握於一手，若病人眼睛分泌物多則增加棉枝量。	9-1 確定清潔。

步　驟	說　明
10. 另一手拿生理食鹽水溶液，先倒掉一些生理食鹽水溶液，清洗瓶口，再倒適量生理食鹽水於棉枝上，注意保持棉枝之無菌，棉端應保持朝下或平拿（圖 8-6）。	10-1 無菌原則。 10-2 避免生理食鹽水流至手指造成汙染。 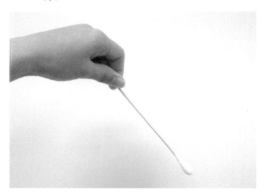 ▷ 圖 8-6　棉端朝下
11. 以右手取一支生理食鹽水棉枝，由病人患眼上眼瞼之內眥往外眥擦拭（圖 8-7）。	11-1 由內眥到外眥擦拭可避免汙染另一眼、減少微生物入淚管。 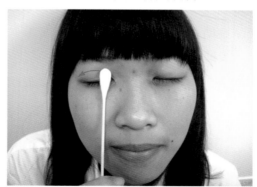 ▷ 圖 8-7　由內眥往外眥擦拭
12. 將用過之棉枝丟入彎盆。 13. 以右手取一支生理食鹽水棉枝，由病人患眼下眼瞼之內眥往外眥擦拭。 14. 將用過之棉枝丟入彎盆。	13-1 由內眥到外眥擦拭可避免汙染另一眼、減少微生物入淚管。

步　驟	說　明
15. 以無菌技術打開眼藥（蓋子向上、不碰瓶口）（圖 8-8）。	15-1 避免汙染瓶蓋。

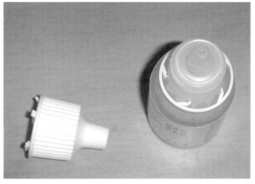

> 圖 8-8　打開瓶蓋

16. 取出一支無菌棉枝握於左手。

17. 請病人張眼，眼睛往上看（圖 8-9）。

17-1 以避開角膜，減少角膜反射與傷害。

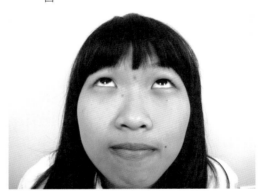

> 圖 8-9　請病人眼睛往上看

18. 以左手持乾棉枝輕按病人下眼瞼，並往下拉（圖 8-10）。

18-1 避免經手指接觸傳染。

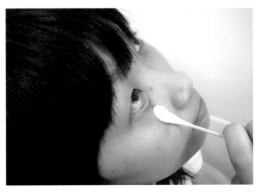

> 圖 8-10　輕按病人下眼瞼，並往下拉

步　驟	說　明
19. 點眼藥水：	19-1 若為懸浮液，點藥前先搖勻；過期變色則丟棄不用。
(1) 右手持眼藥水，以小指靠近病人前額眼框骨處固定。	(1)-1 眼藥瓶口勿觸及眼睛任何部位，以免汙染藥品。
(2) 眼藥瓶口距眼球 2 公分，臨空滴 1~2 滴眼藥水至下眼瞼凹處之眼結膜（圖 8-11）。	(2)-1 維持 1/2~3/4 inch(1~2cm) 的高度可減少接觸睫毛與眼睛，一滴或二滴依醫囑而定。
	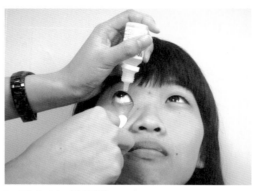 > 圖 8-11　點眼藥
(3) 請病人輕閉眼睛，並轉動眼球。	(3)-1 以使藥物均勻分布眼球。
(4) 以乾棉枝輕壓病人眼睛內眥部鼻淚管開口處 30 秒至 1 分鐘（圖 8-12）。	(4)-1 避免藥物經鼻淚管流至鼻咽，造成全身性作用及影響嗅覺。
	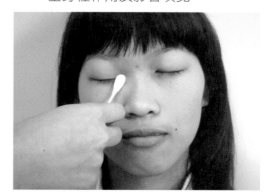 > 圖 8-12　輕壓病人眼睛內眥部
(5) 用棉枝擦去多餘藥水（由內眥往外眥）。	(5)-1 結膜囊，每次只容半滴量；由內眥到外眥擦拭可避免汙染另一眼、減少微生物進入淚管。

步　驟	說　明
20. 點眼藥膏：	20-1 先與病人解釋點藥膏後會有短暫視力模糊，以減輕病人焦慮、避免受傷。
(1) 右手持眼藥膏，以小指靠近病人前額眼框骨處固定。	(1)-1 眼藥瓶口勿觸及眼睛任何部位，以免汙染藥品，維持約 1/2~3/4 inch(1~2cm) 的高度可減少接觸睫毛與眼睛。
(2) 眼藥瓶口距眼球 2 公分，懸空擠入適量眼藥膏至下眼瞼凹處之眼結膜。	(2)-1 藥膏長度約 1~2 公分，擠至結膜囊中央。
(3) 請病人輕閉眼睛，並轉動眼球。	(3)-1 以使藥物均勻分布眼球。
(4) 用棉枝擦去多餘藥膏（由內眥往外眥）。	(4)-1 由內眥到外眥擦拭可避免汙染另一眼、減少微生物進入淚管。
21. 收拾用物，將棉枝與拋棄式彎盆丟入感染性垃圾。	
22. 洗手。	22-1 避免感染。
23. 於藥物治療單上記錄給藥時間、藥物名稱、病人眼睛情形與病人反應並簽名。	

⊃ 注意事項

1. 若雙眼給藥：先點健眼再點患眼。

2. 有感染及潰瘍的病人應最後點，以免傳染他人。

3. 不同的病人點眼藥間需重新洗手，以免交互感染。

4. 眼藥水合併眼藥膏給藥，先給予藥水、後給予藥膏。

5. 如點兩種以上眼藥：藥與藥之間至少間隔 5 分鐘以上，以使藥物充分吸收（請病人每次點藥後閉眼轉動眼球及休息 5 分鐘以上）。

6. 散瞳劑（例如 atropine）與縮瞳劑（例如 pilocarpine）會影響視力，要注意病人安全。

7. 青光眼用藥，減少房水分泌的藥物（例如 timolol、diamox）可配合一天之中眼壓最高的時間給予：6AM、6PM。

8. 除非藥物特殊需冷藏 (2~8℃)，否則置於陰涼、無日光與燈光直射處。

9. 點眼藥時藥水溫度最好接近體溫，可減少眼睛刺激，可將眼藥放於手心加溫。

⊃ 大家來找碴

請同學找出下列圖片錯誤之處並填寫至空白處。

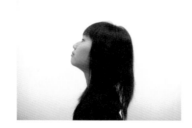

> 圖 8-13 _____

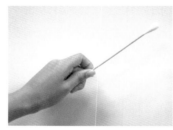

> 圖 8-14 _____

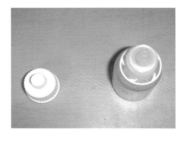

> 圖 8-15 _____

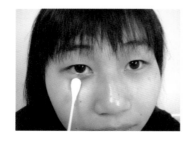

> 圖 8-16 _____

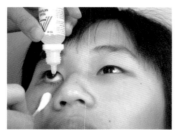

> 圖 8-17 _____

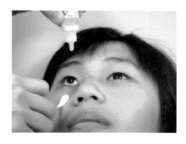

> 圖 8-18 _____

解答

圖 8-13　頭無後仰　　　　圖 8-14　棉枝朝上　　　　圖 8-15　瓶蓋朝下

圖 8-16　沒拉出下眼瞼眼空間　圖 8-17　眼藥瓶口距眼球太近　圖 8-18　手沒固定，眼藥瓶口
　　　　　　　　　　　　　　　　　　　　　　　　　　　　　　距眼球太遠

參考資料　　　　　　　　　　　　　　　　　　　　References

林美華總校閱 (2004)·內外科護理技術（五版）·匯華。

陳秀勤、何雲仙、陳玉秀、楊勤熒、陳雪、郭淑芬、陳梅麗、張治瑤、葉麗娟、
　　何雪珍、鄭秀月、江惠英、謝紅桂、張凱喬、楊星瑜、王宜華、曲天尚、陳
　　玫君 (2018)·新編內外科護理技術（二版）·永大。

劉瑞玲 (1996)·青光眼局部點藥療法之現況·臨床醫學，37(5)，315-320。

潘純媚等合著 (2005)·最新護理技術（二版）·匯華。

鄭美玲、蔡鳳如 (1992)·青光眼患者居家護理·榮總護理，9(2)，141-143。

Elkin, M. K., Perry, A. G., & Potter, P. A. (2015). *Nursing intervention and clinical skills* (6th ed.). Mosby.

Luckman, J. (1997). *Saunders manual of nursing care*. W. B. Company.

Potter, P. A. (1995). *Basic nursing: Theory and practice* (3rd ed.). Mosby.

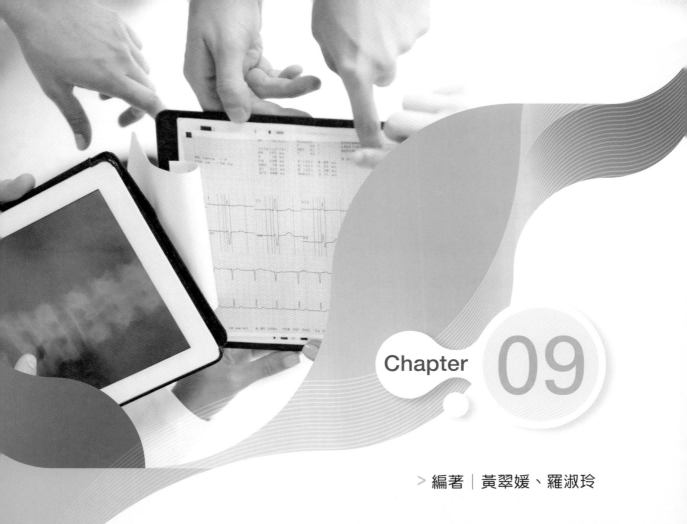

Chapter 09

> 編著｜黃翠媛、羅淑玲

心臟血管系統功能
障礙之護理

9-1 中心靜脈壓

9-2 心電圖監測

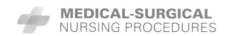
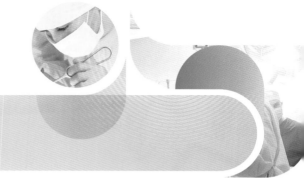

9-1 中心靜脈壓
(Central Venous Pressure; CVP)

⟩ 學習目標

1. 能正確及完整準備中心靜脈導管插入所需用物。

2. 能夠協助醫師中心靜脈導管之插入。

3. 能正確測量中心靜脈壓。

4. 能正確操作無菌技術,並執行中心靜脈導管護理。

5. 能夠正確無誤的記錄測量之結果。

6. 能夠了解中心靜脈壓的正常值,並判讀其臨床上之意義。

⟩ 目 的

　　中心靜脈導管可用於靜脈輸液或藥物給予以及體靜脈壓力監測。舉凡大量靜脈輸液中心靜脈、對於皮下組織具刺激性藥物或是周邊靜脈注射部位不易取得者皆適用之。

　　中心靜脈壓力的測量主要是測量右心房壓力,此壓力用以估計右心室舒張末期壓力 (right ventricular end diastolic pressure),可反應出右心室功能及全身體液容積情形,其正常值為 $4\sim12cmH_2O(3\sim9mmHg)$。

1. 右心室功能:一般說來,當右心室功能降低時,中心靜脈壓通常會有增高之情形,若合併心搏輸出量 (stroke volume, SV) 判斷,則更精確,當中心靜脈壓增高,且心搏輸出量降低時,可確定右心室功能確有下降情形。

2. 全身體液容積:中心靜脈壓常可反應出全身體液容積情形,當體液容積不足時,中心靜脈壓會下降;體液容積過多時,中心靜脈壓會高於正常值,但若中心靜脈壓高,且心搏輸出量降低時,可能就不是單純的體液容積過多,應同時考慮到右心室的狀態。

➔ 學理背景

中心靜脈壓的測量即是將一條導管，經由靜脈插入體內，經由周邊血管進入腔靜脈，藉以測得其壓力。

最早在活人心臟的中心靜脈中插入導管要追溯到 1928 年，然真正在臨床運用於中心靜脈壓力的測量則是從 1962 年才開始的，Wilson 醫師將這樣的技術運用於病人身上來監測其體內血流狀況。此導管不但可以用於監測右心室功能、血管內血液容積狀態、還可用來給予病人藥物及輸液，臨床用途十分廣泛、普遍。以下內容主要為中心靜脈導管插入、測量壓力與插入部位相關護理。

1. 導管插入部位：鎖骨下靜脈、內頸靜脈、股靜脈等靜脈部位。

2. 導管插入方法：

   (1) 病人姿勢常為平躺姿勢，若穿刺部位為鎖骨下靜脈，可於病人肩下置一小枕頭，並將頭轉向穿刺部位之對側。

   (2) 消毒穿刺部位。

   (3) 局部麻醉穿刺部位。

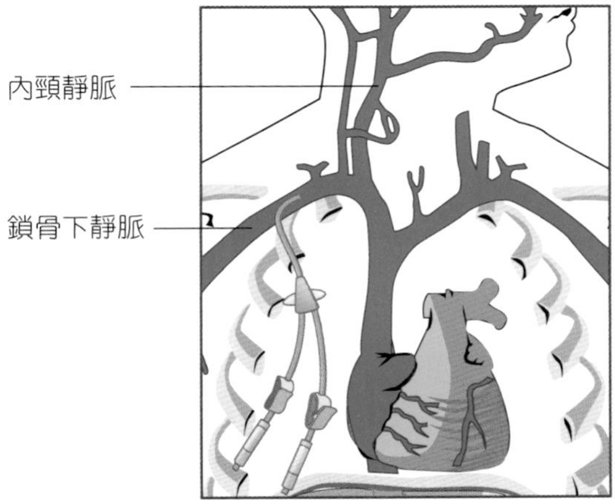

> 圖 9-1 中心靜脈導管於體內位置圖

   (4) 醫師將中心靜脈導管穿刺至適當部位（通常為上腔靜脈接近右心房處），然後與測壓器及輸液相連接。

   (5) 將輸液瓶放置低於心臟處，觀察回血情形，並以胸部 X 光確定導管之正確位置。

   (6) 適當固定，以防導管滑脫。

3. 中心靜脈導管護理：為避免感染與促進舒適，放置中心靜脈導管病人應定時予以注射部位護理。

⮞ 適應症

由上述目的可知，各種緊急狀況，如大出血、手術、急症、或心衰竭等情境下，靜脈輸液、給藥目的或欲評估病人全身體液容積情形或右心功能者，皆可使用中心靜脈導管，故臨床運用廣泛。

⮞ 專業界定

臨床上，中心靜脈導管之插入需有醫囑，且應由醫師執行，護理人員於插入的過程中主要為協助之角色。而中心靜脈壓的測量與護理則是可由護理人員獨立操作完成。

⮞ 護理關懷

中心靜脈導管為一侵入性處置，因此執行前應由醫師向病人或家屬解釋目的及過程，填寫同意書。插入導管當下若病人意識清楚，常有害怕與疼痛等心理問題，護理人員除協助醫師將導管順利插入外，過程中應關懷病人感受，適時告知其可能經歷的過程與感覺，給予充分的心理支持。

⮞ 設備及用物

1. CVP 包（注意有效日期）
   (1) 無菌手套...1 雙
   (2) 雙格置物盒...1 個
   (3) 洞巾...1 條
   (4) 治療巾...1 條
   (5) 小鑷子...1 支
   (6) 無菌棉枝...數支
   (7) 22 號針頭..1 支
   (8) 2×2 紗布..2 塊
   (9) 4×4 紗布..2 塊

(10) 小藥杯 ....1 個

(11) 10mL 空針 ....1 支

(12) 20mL 空針 ....1 支

2. 中心靜脈導管（圖 9-2）〔依需要選擇單一管腔 (single lumen)、雙管腔 (double lumen)、三管腔 (triple lumen) 等不同規格之導管〕....................................1 條

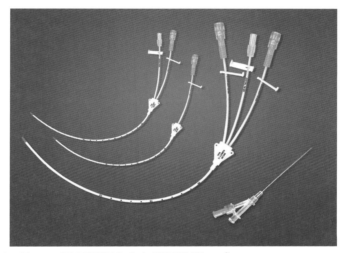

> 圖 9-2　不同種類之中心靜脈導管 (Diễn Đàn Y Khoa, 2009)

3. 中心靜脈測壓器 ....1 個

4. 藥物：

(1) 2% Xylocaine 1vial

(2) 醫囑指定溶液（如生理食鹽水）...1 瓶

(3) 10% 酒精性優碘及 75% 酒精或 2% 克寧殺菌液

(2% Chlorhexidine gluconate) ....各 1 瓶

5. 其他：IV set、OP site、3M 紙膠、拋棄式治療巾、彩虹貼紙。

註：所需用物依各醫療院所的不同而略有所差異。

➲ 步驟及說明

一、協助中心靜脈導管之插入

步　驟	說　明
1. 醫師及協助導管置入之所有人員均需洗手或以消毒劑執行手部衛生。	
2. 準備用物。	2-1 如上所述之用物，應注意有效日期及無菌用物之消毒情形。
3. 核對病人。	
4. 向病人解釋導管插入的目的及過程。	
5. 圍上屏風或隔簾，掛上「檢查及治療中」標示牌，以維護病人隱私。	5-1 注意病人隱私，勿過度暴露病人。
6. 測壓器固定於點滴架上，並將醫囑指定之溶液，如生理食鹽水與三路活塞相接，排氣備用。	6-1 測壓器應與點滴架平行，不可傾斜。 6-2 測壓器內水柱應盡量勿有小水泡存在。
7. 準備病人姿勢：	
(1) 適度移開被子，適當暴露出欲穿刺之部位。	(1)-1 中心靜脈導管穿刺部位常為：頸靜脈、鎖骨下靜脈、股靜脈。 註：中心靜脈導管的目的若為輸液給予，穿刺部位可為頸靜脈、鎖骨下靜脈或股靜脈；若旨在監測中心靜脈壓，最好選擇頸部靜脈，測量出的結果較為準確。
(2) 將枕頭移開，置於肩頸下方，欲穿刺部位保持平直、放鬆。	
(3) 協助病人臉朝向穿刺部位之對側，適時予以解說過程及心理支持。	(3)-1 注意無菌環境之維持。

步　驟	說　明
8. 協助醫師：	
(1) 戴口罩及髮帽。	(1)-1 提供用具及藥品時，注意勿接觸無菌區，避免造成汙染。
(2) 視醫師需要，隨時予以協助，如提供非無菌區藥物及用物之取用、調整病人姿勢等，以利導管之插入。	
(3) 以 75% 酒精清潔皮膚及去除穿刺部位皮膚之油脂及髒汙，再以 10% 酒精性優碘或直接以 2% chlorhexidine gluconate 採環狀方式由內往外消毒，消毒面積須完整並大於洞巾洞口，直徑約 10~15 cm，消毒劑／優碘需待乾或至少停留 2 分鐘，以達消毒效果。	(3)-1 當使用 2% chlorhexidine gluconate 時，不需再併用優碘或酒精。
(4) 護理師協助打開 CVP 包及無菌手術衣外包裝，醫師穿戴無菌手術衣、無菌手套。	
(5) 由醫師拿取無菌洞巾覆蓋於已消毒的內頸靜脈位置，再使用適量之無菌綠色布單鋪設病人之最大無菌覆面（從頭到腳之全身覆蓋）。	
(6) 打開縫合包，協助醫師置入導管。	
(7) 記錄導管插入日期、部位、固定刻度、病人生命徵象及反應、傷口情形、CVP 數值。至於插管部位、過程與合併症則由醫師記錄於相關表單。	

二、協量中心靜脈壓

步　驟	說　明
1. 洗手或以消毒劑執行手部衛生。	
2. 核對病人。	
3. 仰臥（勿高於 45 度）。	3-1 一般為平躺較佳，若病人無法忍受，則可依病人情況作調整，然需做記錄，每次測量應盡量採取同一高度之臥姿。
4. 在病人身上零點以 3M 紙膠作一小記號（第四肋間與腋中線交叉點）（圖 9-3）。	4-1 為右心房之水平高度位置。

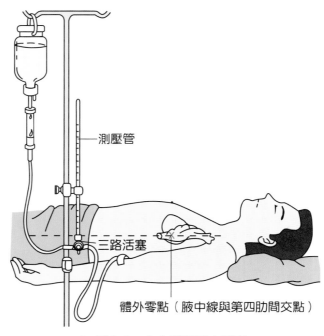

測壓管

三路活塞

體外零點（腋中線與第四肋間交點）

> 圖 9-3　中心靜脈壓之測定

5. 調整中心靜脈壓測壓器之零點與病人身上之零點於同一水平。	5-1 可用水平儀或將拉直點滴管之兩端測之等高度。

步　驟	說　明

6. 調整 IV set 並轉動三路活塞，使輸液管與測壓器相通，並使測壓器之水柱升高至 20~25 公分處，並將點滴關上（圖 9-4 ②）。

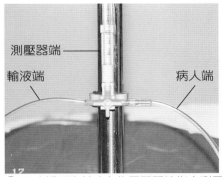

① 平時靜脈注射時之位置關閉端指向測壓器

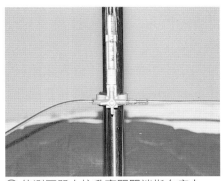

② 使測壓器水柱升高關閉端指向病人

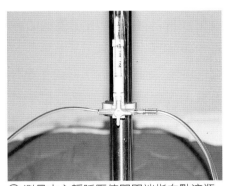

③ 測量中心靜脈壓值關閉端指向點滴瓶

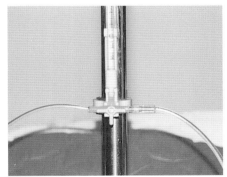

④ 測量完畢恢復三路活塞於靜脈注射之位置並調整滴速

> 圖 9-4　三路活塞圖解
註：圖之右側為病人端、左側為點滴端

7. 轉動三路活塞使與病人端相通（圖9-4 ③），待液面停止下降且隨呼吸起伏時，視線與液面成水平，於病人呼氣末期時讀取液面之凹面數據，即為該病人之中心靜脈壓力值。

7-1　若無起伏，可請病人咳嗽，可改變導管位置，隨之讀取隨呼吸起伏之最高點 (Moser & Riegel, 2008)。

步　驟	說　明
8. 測壓後再轉動三路活塞，使輸液管與病人端相通（圖 9-4 ④）。 9. 調回原來醫囑之靜脈輸液滴速。 10. 協助病人回復舒適臥位，並撕去病人身上紙膠。 11. 洗手。 12. 記錄：中心靜脈壓值（包含數據與單位－ cmH₂O）、是否使用正壓呼吸機及測量時的姿勢。	 測量時應注意： 12-1 若病人使用呼吸器時，於吐氣末期判讀才正確。 12-2 病人若用力、咳嗽、疼痛或做其他活動時會增加胸腔內壓，導致 CVP 值上升，應稍後再測。確定病人為放鬆狀態，才能測出正確的 CVP 值。 12-3 導管扭曲、血液凝固、使用正壓呼吸機，均會導致 CVP 壓力值假性上升，而床頭抬高可能使 CVP 值假性偏低。 12-4 中心靜脈導管遠端管路避免輸血，以免影響 CVP 值或造成管路阻塞。

⤵ 注意事項

1. 插管前，應予以說明插管的目的及過程，以減輕病人及家屬的疑慮。

2. 穿刺部位應予以適當之固定，並觀察有無出血、鬆脫、發炎的情形，並依醫院的規定定時予以更換敷料，保持穿刺部位乾燥、乾淨。

3. 測量中心靜脈壓時，應注意每次測量時病人身上零點的位置、測量時的姿勢，並記錄之，以減少測量的誤差。

4. 隨時觀察導管是否通暢（可將點滴瓶置低以觀察回血）並且注意進入病人體內之輸液量，是否有過多的情況。

5. 注意觀察有無合併症之出現，如出血、感染、氣胸、血栓、心律不整、栓塞或因心臟穿破而引起之心包填塞。

三、中心靜脈導管傷口護理

步　驟	說　明
1. 洗手或以消毒劑執行手部清潔。	
2. 攜帶用物至病人單位，核對病人，拉上布簾。	
3. 露出中心靜脈導管插入部位。	
4. 慢慢移除膠布及敷料。	4-1 以手或紙膠固定中心靜脈導管，以免滑脫。 4-2 觀察穿刺部位是否有紅、腫、熱、痛或導管位置移動。 4-3 若導管脫出切勿自行推回，應立即檢查導管是否通順，並告知醫師。
5. 取棉枝沾酒精性優碘或 2% chlorhexidine gluconate，以同心圓方式消毒穿刺部位直徑約 10 公分區域，並消毒導管。使用酒精性優碘 2 分鐘後再取酒精棉枝以同樣方式再消毒一次。	5-1 此步驟需重複三次。
6. 以 OP site 固定中心靜脈導管穿刺部位，再以紙膠固定 OP site 四周、外露的導管、注射帽。	6-1 導管固定位置需與前次不同，以免長期壓迫造成皮膚受損。
7. 整理用物。	
8. 洗手、記錄。	8-1 記錄穿刺部位的皮膚狀況、導管固定位置及深度、換藥時間、病人的反應等。

➲ 注意事項

1. 對於未接受血液、血液製品或脂質輸液的給藥管路，中心靜脈導管 OP site 至少每 7 天更換；接受血液、血液製品或是脂質輸液的給藥管路，24 小時內更換管路；接受 propofol 的給藥管路，12 小時內更換。

2. 未使用之管路每班以 NS 沖洗，以確保管路通暢。

3. 中心靜脈導管的遠端管路不可輸血用，以免影響 CVP 值或造成阻塞。

4. 放置時間依材質不同而異，但當注射或測量需求消失、不明原因發燒、懷疑有血流感染或靜脈炎時，應立即拔除導管並更換注射位置。

四、雙通路管路之介紹

現行之各式血液管路，視目的有三種管腔可供選擇，分別是：(1) 單腔 (single lumen)；(2) 雙腔 (double lumen) 及 (3) 多腔 (multiple lumen) 管路。其中，具雙通路的管路因用途廣泛，可用於大管徑靜脈輸液（包含全靜脈營養）、給藥、抽血及血液透析等，故臨床上較常選用；而根據管路的種類，其置放處及兩端之開口處亦有所不同，以下分別敘述（表 9-1）。

> **表 9-1　雙通路管路**

目的及適應症	放置方式	置放位置	使用方式
中心靜脈導管(Central venous cannulation, CVC)			
1. 監測右心房壓 2. 監測中心靜脈壓 3. 周邊靜脈導管困難施打者 4. 注射刺激或具腐蝕性之藥物或高張溶液（如全靜脈營養）時 5. 長期給藥 6. 需大量或快速輸液時	皮下穿刺	頸內靜脈、鎖骨下靜脈、頸靜脈和股靜脈，前兩者較常使用；兩端開口分別為近管端 (proximal) 及遠管端 (distal)，其開口末端置於上腔靜脈的下 1/3 或房室腔靜脈交界處	近管端可用於抽血及一般輸液；遠管端用來測量中心靜脈壓，亦可輸液

目的及適應症	放置方式	置放位置	使用方式

周邊置入中心靜脈導管(Peripherally inserted central catheter, PICC)

材質柔軟具彈性，經由上臂周邊較大靜脈穿刺後進入中央靜脈內，可長期留置（半年至一年） 1. 注射刺激或具腐蝕性之藥物（如化學或標靶治療）或高張溶液（如全靜脈營養）時 2. 長期給藥	手肘較大靜脈處，配合超音波引導，慢慢插至上腔靜脈，最後外露一段約3~5公分的導管固定在手肘處。採局部麻醉，需歷時30~60分鐘	通常選用貴要靜脈(basilic vein)或頭靜脈(cephalic vein)，若血管太細小者則不適用。其兩端開口位置同CVC	近管端可用於抽血及一般給藥、輸液；遠管端因管腔較大，大分子之藥物或輸液可由此處給予

希克曼靜脈導管(Hickman catheter)

亦稱Permcath；以柔軟的橡膠般材料製成，長度約40~90公分 1. 暫時性血液透析 2. 給藥 3. 輸液 4. 抽血 5. 輸注骨髓或幹細胞	採局部麻醉，但需至手術室操作；經皮穿刺，導管末端固定於上腔靜脈或以外科手術方式切開皮膚，分離皮下靜脈（如頭靜脈等），做出靜脈切口植入導管	由內頸靜脈、鎖骨下靜脈進入上腔靜脈，導管近端置於右心房內，遠端在經過皮下隧道一段距離後自前胸拉出	具動脈端及靜脈端，透析時動脈端引血，靜脈端注血

雙腔導管(Double lumen)

暫時性血管透析通路，包含股靜脈導管(femoral venous catheter, FVC)及頸靜脈導管(jugular venous catheter, JVC)。導管形狀是直的，質地較硬，故不論裝置在頸部或鼠蹊皆會造成頸部或髖關節活動不便，鼠蹊處則易感染，不宜長期使用	皮下穿刺	置於右頸靜脈或雙側股靜脈，不得已才使用鎖骨下靜脈(subclavian vein)，因此處若長期置放管路可能會引發中央靜脈狹窄，造成日後該側手臂開動靜脈廔管或接人工血管之後手臂水腫。頸部導管的尖端一般放在上腔靜脈與右心房交界處或右心房裡	兩端分別為動脈及靜脈端，透析時動脈端引血，靜脈端注血

參考資料　　　　　　　　　　　　　　　　　　　　　　**References**

財團法人醫院評鑑暨醫療品質策進會（2016，5月）・*台灣臨床成效指標*・取自
　　http://tcpi.jct.org.tw/tcpi/User_Login.aspx

歐嘉美 (2020)・心臟血管系統疾病與護理・於王桂芸等編著，*新編內外科護理學*
　　（六版）・永大。

Chulay, M., Guzzetta, C., & Dossey, B. (2002). *AACN handbook of critical care
　　nursing* (3rd ed.). Appleon & Lange.

Darovic, G. O. (1995). *Hemodynamic monitoring: Invasive and nonvasive clinical
　　application*. W. B. Saunders Company.

Duffy, E. A., Rodgers, C. C., Shever, L. L., & Hockenberry, M. J. (2015). Implementing
　　a daily maintenance care bundle to prevent central line-associated bloodstream
　　infections in pediatric oncology patients. *Journal of Pediatric Oncology Nursing:
　　Official Journal of The Association of Pediatric Oncology Nurses, 32*(6), 394-400.
　　doi:10.1177/1043454214563756

Moser, D. K., & Riegel, B. (2008). *Cardiac nursing: A companion to Braunwald's heart
　　disease*: Saunders/Elsevier.

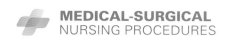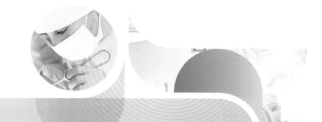
9-2 心電圖監測
(Electrocardiographic Monitoring; ECG or EKG Monitoring)

⊃ 學習目標

1. 能正確的準備十二導程心電圖所需之儀器及物品。

2. 能正確的將十二導程之電極放置於適當的位置。

3. 能正確的操作儀器以獲得清晰的波形、穩定基線及無人工干擾的十二導程心電圖之記錄。

4. 能說出並瞭解心電圖基本的波型的形狀及意義。

5. 能認識臨床上其他也常用之心電圖監測系統導程（電極片）置放的意義及位置。

⊃ 目　的

1. 提供有關心臟十二方向電氣傳導之活動。

2. 記錄心臟電氣活動以作為診斷和記錄病情之進展及評估治療之效益。

3. 診斷是否為急性冠心症候群，並可分辨出心肌梗塞的區域（雖然並不是心臟所有區域的心電活動改變都可以被記錄到）。

4. QT 間距變化之分析。

5. 確認有無心房纖維性顫動 (Atrial Fibrillation)。

6. 鑑別和診斷及治療心律不整。

7. 決定藥物和／或電解質失調對心臟傳導系統的影響。

8. 能認識臨床上也常用其他系統之導程電極置放的位置及其臨床意義。

⊃ 學理背景

一、EKG是評估心臟方面最有價值和最常使用之工具之一

　　EKG 把心臟的電氣活動描繪成波形。經過心臟的傳導系統所產生之衝動電流可由身體表面監測出來。電極則貼在皮膚表面上將所偵測出之電流經傳導至儀

器而產生了心臟活動的記錄。臨床上常用來測量心臟電氣活動的四種系統為：十二導程心電圖 (12-lead EKG)、心臟監測器 (cardiac monitoring)、遠距測量法 (telemetry) 及霍爾特監測器 (Holter monitoring)。這四種電氣生理之特質都是相似的，每個都是把電極片貼在身體之表面，把改變之電位放大，繪成圖形以記錄之。心電圖的種類有：(1) 靜態心電圖：是最基本和簡單的方法，病人只要仰躺在床上，保持安靜，在手腳四肢以及胸部的 6 個地方接上電極，用心電圖儀器記錄電流變化；(2) 運動心電圖：有些人在休息時並不會發生心肌缺氧現象，因此醫生會根據病人需要做「運動心電圖」的檢查；(3) 持續性的心電圖。

常用心電圖導程（電極片）數目有：3 導程心電圖、5 導程心電圖與 12 導程心電圖，及其衍生之 15 導程和 18 導程等。12 導程心電圖是臨床最常見的一種，可以同時記錄體表 12 組導程的電位變化，並在心電圖紙上描繪出 12 組導程信號，常用於一次性的心電圖診斷。15 導程為加看心臟後壁，18 導程則加為看心臟右側。又 3 導程及 5 導程心電圖則多用於需通過監視器連續檢測心電活動的情況，如 24 小時監測、手術過程或救護車轉運病人時的監護。根據儀器的不同，連續監測結果有時可能不會被完整地記錄下來。

因本書初旨在作為護生內外科之技術課本，因此主在介紹一般例行心電圖檢查所使用十二導程心電圖操作方式。然為因應學生到醫院實習故本文還特別補充介紹當前醫學中心其他常用心電圖監測系統及其電極片應置之位置和臨床意義，以協助護生能快速地融入於現代的環境來因應大時代變遷之需求。

二、一個十二導程呈現心臟十二個電位平面的圖形

每個電極對的輸出信號稱為一組導程。導程簡單的說就是從不同的角度去看心臟電流的變化。藉著操作皮膚上之電極片，可以看到心臟十二個不同部位所產生電氣活動。在十二導程心電圖裡，包括三個標準雙極肢導程 (standard bipolar limb lead)、三個單極加強肢體導程 (unipolar augmented limb leads)，及六個單極胸部導程 (six unipolar chest leads)。

（一）標準雙極肢體導程

導程 I (Lead I) 導程 II (Lead II) 和導程 III (Lead III) 為肢體導程（圖 9-5）。因為它們包括兩個電極（一個正極和一個負極），心電圖記錄這兩個之電位差，導程 I、II 和 III 形成一個三角形，稱之為艾若芬三角形 (Einthoven triangle)（圖 9-6）。

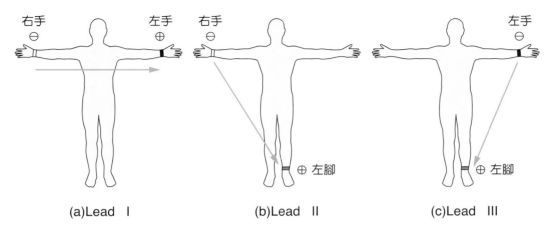

(a)Lead Ⅰ   (b)Lead Ⅱ   (c)Lead Ⅲ

> 圖 9-5　標準雙極肢體導程

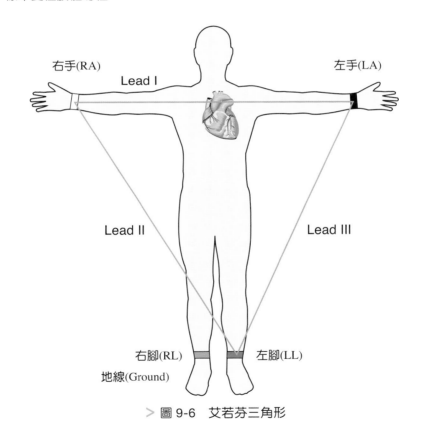

> 圖 9-6　艾若芬三角形

標準雙極肢體導程（圖 9-7）：

1. Lead Ⅰ：RA (-) to LA (+)。

　導程 Ⅰ：右手 (right arm, RA) 負極（－）至左手 (left arm, LA) 正極（＋）之電位差。

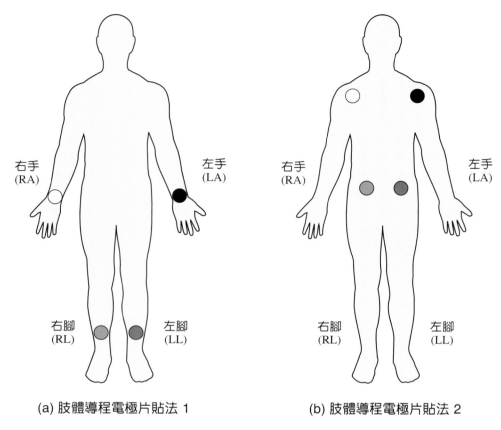

(a) 肢體導程電極片貼法 1　　　(b) 肢體導程電極片貼法 2

> 圖 9-7　標準肢體導程電極片貼放處

2. Lead II：RA (-) to LL (+)。

   導程 II：右手 (right arm, RA) 負極（－）至左腳 (left leg, LL) 正極（＋）之電位差。

3. Lead III：LA (-) to LL (+)。

   導程 III：左手 (left arm, LA) 負極（－）至左腳 (left leg, LL) 正極（＋）之電位差（圖 9-5）。

4. 右腳為地線 (ground, G)。

（二）加強肢體導程

加強肢體導程亦用標準之電極（左手、右手、左腳），只是利用不同之組合。三個導程 (aVR、aVL、aVF) 之 "a" 即 "augmented" 是表示「加強」的意思。

因一次只記錄一個由心臟為參考點所傳來一個方向之電流，故為單電極。由於在這些導程波形極小，故需加強壓力才能與其他導程相等。其加強壓力由心電圖儀器之電路設計達成。心電圖儀器將此波形放大為原來的 1.5 倍在這些導程裡，兩個肢體連接至負極而第三個肢體則連接至正極。

當正極連接至右手這導程稱之為 aVR（加強單極右手 augmented voltage right arm）。可以增強（即加壓）右臂正極的信號強度。

當正極連接至左手這導程稱之為 aVL（加強單極左手 augmented voltage left arm）。可以增強左臂正極的信號強度。

當正極連接至左腳這導程稱之為 aVF（加強單極左腳 augmented voltage left foot）（圖 9-8）。可以增強左腿正極的信號強度。

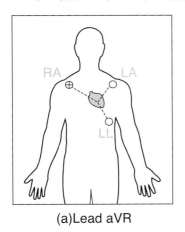 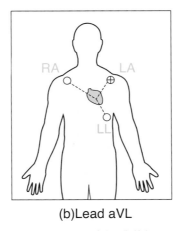 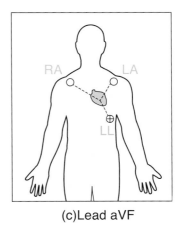

(a)Lead aVR　　　　　(b)Lead aVL　　　　　(c)Lead aVF

> 圖 9-8 加強肢體導程

三個標準雙極肢體導程及三個加強肢體導程能一起於額平面 (frontal plane) 來看整個心臟，它們被稱為額平面之六軸系統 (frontal plane hexaxial system) 導程間以間隔 30° 平均地分開（圖 9-9）。

（三）胸導程或稱胸前導程 (chest leads or precordial leads)

1. 六個標準胸導程均為單極，以 "V" 為標記，像弓形一樣地圍繞胸腔左側，因此可看左心之變化；有助於看心臟的電氣活動由右至左及由前至後之變化，用以觀察心臟水平面 (horizontal plane) 之電氣活動（圖 9-10）。

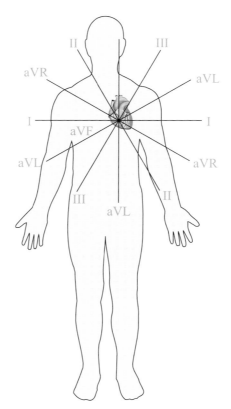

> 圖 9-9 額平面之六軸系統

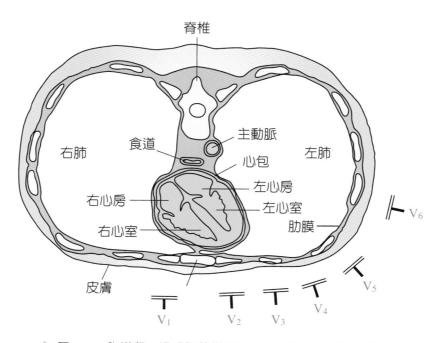

> 圖 9-10 胸導程：通過胸的橫切面，圖示每個導程觀測的視界

以下是一般放置胸導程之正確位置：圖 9-11。

V_1：位於第四肋間，胸骨右緣。

V_2：位於第四肋間，胸骨左緣。

V_3：位於 V_2 和 V_4 連線之中點。

V_4：位於第五肋間與左鎖骨中線之交叉點。

V_5：與 V_4 水平，位於左腋前線上（腋前線：由鎖骨中點與鎖骨外側緣連線
的中點豎直向下延伸所形成的一條想像中的線）。

V_6：與 V_4 和 V_5 水平，位於左腋中線上（腋中線：由患者腋窩中點向下延伸
形成的一條想像中的線）。

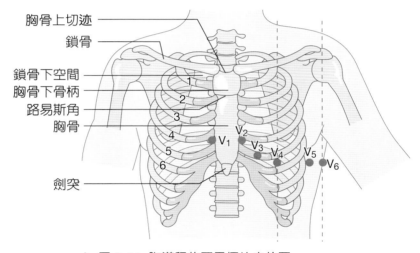

> 圖 9-11 胸導程放置電極片之位置

三、其他臨床導程組

(一) 附加電極

標準的十二導程 ECG 可以通過不同的方式擴展以提高在診斷心肌梗死時的敏感性。擴展的導程可以觀察到標準十二導程 ECG 不易觀察的到的心臟的部位。擴展的導程包括：

1. 要看右心的電氣變化則加上 V_{1R}、V_{2R}、V_{3R}、V_{4R}、V_{5R}、V_{6R} 導程，稱之為十八導程。V_{3R}~V_{6R} 導程（電極放置位置與標準十二導程中的 V_3~V_6 關於前正中線對稱，在右側胸壁上）加看右胸（圖 9-12）。

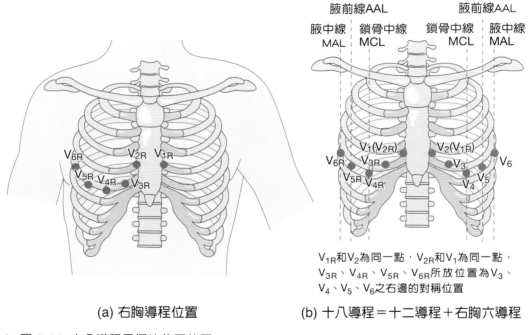

(a) 右胸導程位置　　　　(b) 十八導程＝十二導程＋右胸六導程

> 圖 9-12　十八導程電極片放置位置

2. 要看心肌後壁的電氣變化則加上 V_7~V_9 導程（V_7 位於左腋後線 V_4 水平處、V_8 位於左肩胛線 V_4 水平處、V_9 位於左脊柱旁線 V_4 水平處），臨床上診斷後壁心肌梗死常選用 V_7~V_9 導程（圖 9-13）。

十五導程＝標準十二導程＋後背三導程

V_7：位腋後線，與V_4~V_6水平
V_8：近肩胛中線，位V_7~V_9中間
V_9：位脊柱旁，與V_4~V_6水平

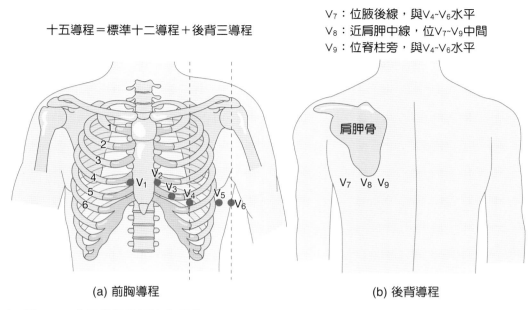

(a) 前胸導程　　　　　　　　　　　　(b) 後背導程

> 圖 9-13 十五導程電極片放置位置

（二）遙測監控導程系統 (Telemetry monitoring-Electrode placement)

包括三導程或五導程，其電極片的位置如下。

1. 三導程系統：三條電極線：(a) 右臂 (RA) →白色電極片－貼在右鎖骨下之中點；
   (b) 左臂 (LA) →黑色電極片－貼在左鎖骨下之中點；(c) 左腳 (LL) →紅色電極
   片－在第 6 和第 7 之胸骨尖之中心點，為心尖位置，**用來看 Lead II 的變化**（圖
   9-14）。

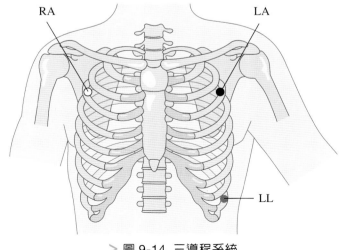

> 圖 9-14 三導程系統

2. 五導程系統：用來監測 V_1 或 V_5（圖 9-15）。

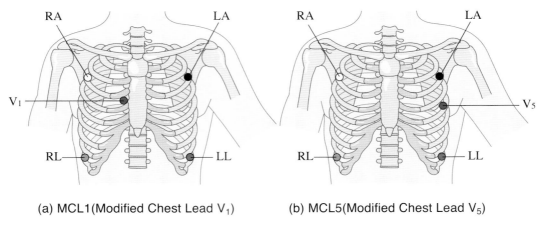

(a) MCL1(Modified Chest Lead V_1)   (b) MCL5(Modified Chest Lead V_5)

> 圖 9-15　五導程系統

（三）霍爾特心電圖監測器 (Holter Monitor)

是一種隨身可佩帶的心電圖記錄器，裝置於病患身上可連續 24 小時檢測並儲存病患心電圖數據，檢查結束後卸下記錄器，醫師可利用電腦存取資料並分析監測的結果以幫助診斷及追蹤治療的結果（圖 9-16）。

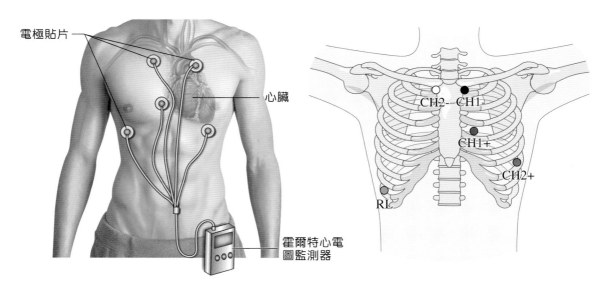

> 圖 9-16　霍爾特心電圖導程電極片貼法

四、記錄標準及加強導程

電極片或板夾一般置放在病人之手腕及腳踝關節上；臨床上要置放在相關肢體之任何部位甚至身軀之上下部位即可，並不影響心電圖之記錄。右腳之電極只為了穩定心電圖而已，與誘導無關。但是**置放胸導程之位置則務必要正確，否則會造成錯誤的心電圖之記錄**。

五、基本十二導程之分析

1. 特殊之記錄紙

(1) 電氣衝動的速率和振幅是藉由 1 小方格和 1 大方格所組成之 EKG 記錄紙來記錄（圖 9-17）。

    A. 心電圖紙之橫軸表示時間之長短；

        1 小格為 1 毫米 (mm)=0.04 秒 (sec)

        1 大格（含 5 小格）為 0.20 秒 (sec)

    B. 心電圖紙之縱軸表示振幅之大小；

        1 小格為 1mm=0.1 毫伏特 (mV)

        1 大格（含 5 小格）為 0.5 毫伏特 (mV)

    C. 標準的記錄紙之速率是 25 毫米／秒 (25mm/sec)。

    D. 標準的記錄紙之規格則是 10 毫米 =1 毫伏特 (Standard size 10mm = 1mV)。

    E. 為怕影響之判讀應標出記錄時之規格（圖 9-18）。

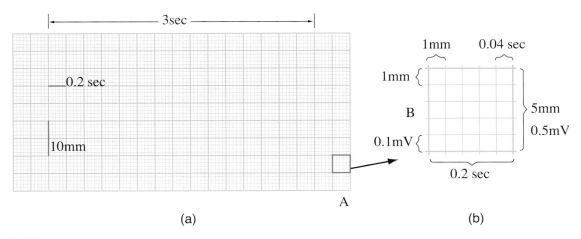

(a)   (b)

> 圖 9-17

a. 正常規格化之記錄機器的測定為 10mm 高度 1STD（全型）full size = 10mm tall。

b. 當 QRS 綜合波太高而無法合適地記錄在心電圖紙上時，則以半型來記錄 1/2STD(half size = 5mm)。

c. 當綜合波太小而無法做適當地分析時心電圖機器，則以標準規格之兩倍高度來記錄 2STD(twice size = 20mm)。

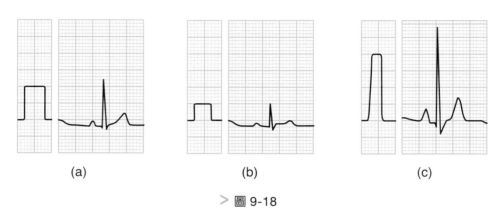

(a)　　　　　　　　(b)　　　　　　　　(c)

> 圖 9-18

2. 波形：波形和間距為提供判讀心電圖之基本（圖 9-19）。

A. P 波 (P wave)：代表心房之去極化，正常為 0.08 秒；通常長與高均不超過 3mm。

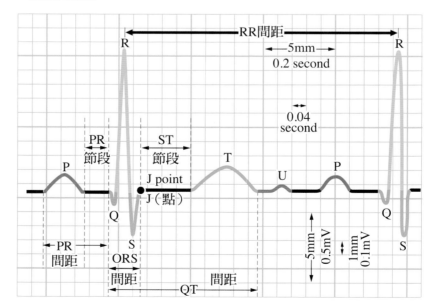

> 圖 9-19　一個具型心電圖顯示所有波形、綜合波及間距

  B. PR 間距 (PR interval)：為心房去極化之開始至心室之去極化之開始，為 P 波開始至 QRS 綜合波開始之基線，正常是 0.12~0.20 秒。

  C. PR 節段 (PR segment)：它屬 PR 間距的一部分，為心房去極化之結束至心室之去極化之開始；亦即 P 波終止至 QRS 綜合波開始之基線 (baseline)，正常情況下為等電位 (isoeletronic)。

  D. QRS 綜合波 (QRS wave)：代表心室之去極化，正常是 0.04~0.12 秒。

  E. T 波 (T wave)：代表心室之再極化，肢導程振幅不大於 5mm，胸導程振幅不大於 10mm。

  F. ST 節段 (ST segment)：代表心室之去極化之結束至心室再極化之開始，從 J 點至 T 波之開始；為等電線，正常時應不大於 1mm 以上之升高或壓低。

  G. J 點 (J Point)：為 ST 節段與 QRS 綜合波之交接點。

  H. QT 間距 (QT interval)：代表心室之去極化之開始至心室再極化之結束，通常女性 $QT_c < 0.45$ 秒；男性 $QT_c < 0.43$ 秒（$QT_c = QT / \sqrt{RR}$ （秒））。

  I. U 波 (U wave)：為 T 波後之低電壓之小波，不一定會有；通常在低血鉀時才呈現。

心率（每分鐘心跳數）計算方式：

1. 心跳規則時：每分鐘心跳速率即心室速率。

$$心室速率 = \frac{300 \text{ 大格數（或 } 1{,}500 \text{ 小格數）}}{QRS \text{ 波間或 R-R 間距之大格數（或 } 1{,}500 \text{ 小格數）}}。$$

2. 心跳不規則時：心室速率＝數 6 秒（30 大格之心跳數）×10

⤷ 適應症

1. 心肌梗塞及其他型式之冠狀動脈疾病如心絞痛。

2. 心律不整（心臟傳導系統之異常，如 QT 間距延長 (QT prolongation)）。

3. 心臟腔室肥大或擴大。

4. 電解質不平衡特別是血清鈣離子和鉀離子的濃度。

5. 發炎性心臟病，如：心包膜炎。

6. 系統疾病如腎臟疾病或肺臟疾病對心臟的影響。

7. 手術前之評估。

8. 評估藥物之效益（特別是心臟病的藥）。

9. 評估對節律器或去顫器（也稱為植入式心臟整流去顫器，簡稱 ICD）之類裝置的需求，及評估接受心臟節律器置放術患者的節律器功能。

⊃ 專業界定

1. 有無醫囑均可由護理人員獨立操作。

2. 不需檢查志願書。

3. 檢查前無需特殊準備與限制，但可註明病人是否服用影響心跳與節律之藥物等。

⊃ 護理關懷

　　心臟節律可反應病人之生理、心理及社會環境方面之反應 (Lo, 2003)，護理人員除藉監測心臟節律之變化可敏銳覺察到病人生理、心理、社會與環境相互影響關係外，並可藉由操作心電圖儀器之專業技能及判讀心電圖之專業觀點，站在病人的角度以同理和了解病人身心之不適，提供有系統科學性的護理措施，以有效的解決病人之不適，此即為護理人員運用堅忍觀察和智慧去提升病人之最佳狀態，給予病人以人為本完整性護理關懷行為之表現 (Lo, 2011)。

⊃ 設備及用物（圖9-20、圖9-21、圖9-22）

1. 十二導程心電圖儀器 ....1 台

2. 記錄紙 ....酌量

3. 丟棄式已上膠可黏貼之電極片 ....至少 10 片

4. 連接病人心電圖擷取模組（包括心電圖電導聯線）..........................1 組

5. 肢體板夾 ....依機器型號準備

6. 清水 ....適量

7. 衛生紙 ....數張

8. 剪刀、肥皂液及紗布 ....視需要而備

9. 視需要準備清潔手套

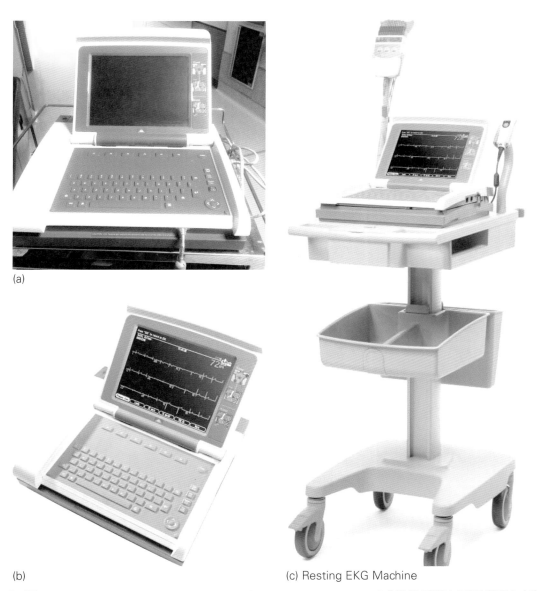

(a)

(b)　　　　　　　　　　　　　　　　　　　(c) Resting EKG Machine

> 圖 9-20　Resting EKG Machine-GE MAC 5500 HD Resting EKG（當前最新心電圖機器）（資料來源：(b)(c)GE Company 授權使用，浤鋌實業有限公司提供）

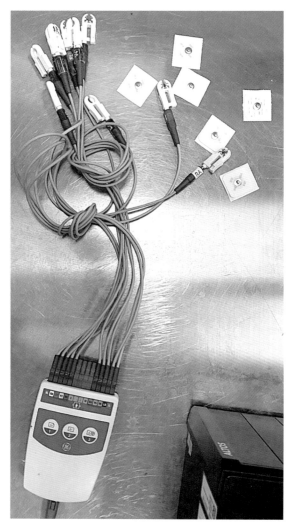

(a) 心電圖電導聯線和電極貼片

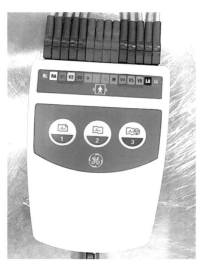

(b) 心電圖擷取模組

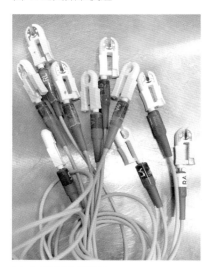

(c) 心電圖電導聯線

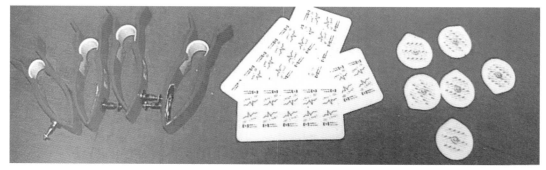

(d) 肢體板夾和電極片之種類

> 圖 9-21　連接病人心電圖擷取模組（包括心電圖電導聯線和電極貼片）

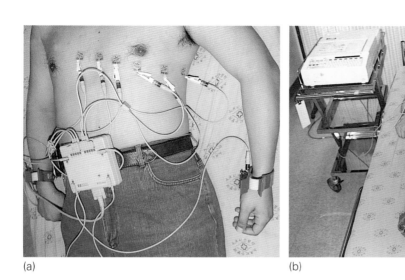

(a)   (b)

> 圖 9-22 連接病人胸導程和肢導程之電導聯線

⊃ 步驟及說明

步　驟	說　明
1. 核對醫囑。	
2. 準備用物：	
(1) 檢查心電圖儀器。	
(2) 檢查心電圖記錄紙是否裝好與足夠。	
(3) 準備丟棄式已上膠可黏貼之電極片、電極傳導凝膠，連接病人胸導程及肢導程之電線、剪刀、肥皂液、紗布。	(3)-1 可黏貼之電極片需選擇最大黏著力和對身體最小之不適。 (3)-2 電擊傳導凝膠不可用生理食鹽水、酒精、自來水取代，以避免增加接觸阻抗，導致基線漂移等問題。
3. 準備病人：	
(1) 洗手。	(1)-1 減少微生物之感染。
(2) 核對病人。	(1)-2 視需要戴清潔手套（依美國傳染性疾病控制中心指引）。
(3) 確認移除病人電器產品如手機。	(1)-3 電器產品會去讓產生人工干擾圖形而影響判讀的正確。
4. 由準備室推無線心電圖機器（若使用有線心電圖機器須確認插頭有插上電源）。	4-1 維持電器之喚起儀器之記憶體需一段時間充電。
5. 向病人解釋做心電圖之目的及過程。	5-1 向病人保證此為非侵犯性檢查，絕對安全，以減輕病人之害怕並增進其合作性。
6. 將隔簾圍起來。	6-1 注意病人隱私。
7. (1) 協助病人採平躺或半坐臥，勿觸及床欄杆或足板。	(1)-1 仰臥姿勢較利於十二導程之記錄。如果臨床上需要以不同姿勢記錄或病人無法仰臥，則要註明病人在何種姿勢下記錄心電圖，因身體改變會影響心電圖記錄之圖形。

步　驟	說　明
(2) 衛教病人在過程中放輕鬆心情並勿講話及轉動身體等。	(2)-1 因若肌肉移動會扭曲了心電圖描繪的波形。
8. (1) 請病人自行或協助病人解開其上衣並取下胸前飾物，露出可貼電極片部位：前胸及四肢遠端。	(1)-1 病人若有胸前飾物，協助取下後請病人或家屬保管。 (1)-2 成年女性 V_4 及 V_5 導程要放在胸壁左乳房下。
(2) 必要時先將過多之胸毛及四肢欲貼電極片部位之毛髮予修剪。	(2)-1 如有過多體毛需將其剃淨使皮膚和電極接觸良好。
(3) 必要時用肥皂水紗布擦拭，再用清水洗淨並以紗布擦乾放置電極片的位置。	(3)-1 將皮膚上之油脂擦淨以改善電極接觸情形。
(4) 天冷時可暫時先用被單覆蓋直至要貼胸導程電極片時。	(4)-1 溫度過低使肌肉顫抖會影響心電圖描繪的波形。
9. 正確放置位置： (1) 確認肢體導程位置 　　上肢前臂內側腕關節左手 (LA)；右手 (RA)。 　　下肢腳踝內側左腳 (LL)；右腳 (RL)，如圖 9-6，9-22(b)。	
(2) 前胸六導程位置 V_1、V_2、V_3、V_4、V_5、V_6，如圖 9-11(a)(b)、9-22(a)(b)。並把電極片與病人之電導聯線夾住或扣住。	
(3) 避開骨上皮膚或傷口，確認已上膠可黏貼之電極片、電極傳導凝膠是濕潤而新鮮的。	(3)-1 乾燥電極片及凝膠會減少傳到功能。
10. 選擇所要報告格式：（一般選擇十二導程加一個長的導程 II ）	
11. 輸入病人資料：姓名、年齡、性別、床號、病歷號碼等。	

步　驟	說　明
12. 按開始 "start" 開始記錄。	12-1 把電源打開開始記錄各個導程。
13. 評估波形。	13-1 檢查是否有干擾存在，干擾太大時，需找出原因排除之。
14. 關掉電源後移去電導聯線及所有電極片以衛生紙將病人身上之傳導凝膠擦拭乾淨。	
15. 洗手。	15-1 減少微生物之感染。
16. 記錄病人作心電圖時之情況、日期、時間及為何要求而作。	

➲ 注意事項

1. 肢體電極片之設計由統一之顏色來辨識，台灣進口儀器多使用美國心臟學會系統。

   (1) 右手 (right arm, RA)：白色。

   (2) 左手 (left arm, LA)：黑色。

   (3) 左腳 (left leg, LL)：紅色。

   (4) 右腳 (right leg, RL)：綠色。

   (5) $V_1 \sim V_5$ 可全用褐色或參考表 9-2 之顏色。

> 表 9-2　美國心臟學會心電圖儀器電導聯線顏色之制定

RA	LA	RL	LL	V₁	V₂	V₃	V₄	V₅	V₆
○	●	●	●	●●	●●	●●	●●	●●	●●
白色	黑色	綠色	紅色	棕／紅	棕／黃	棕／綠	棕／藍	棕／橘	棕／紫

2. **記錄格式有三種：**自動形式 (AUTO MODE)、操作形式 (MANUAL MODE)、節律形式 (RHYTHM MODE)。最常使用為 AUTO MODE（圖 9-23）。

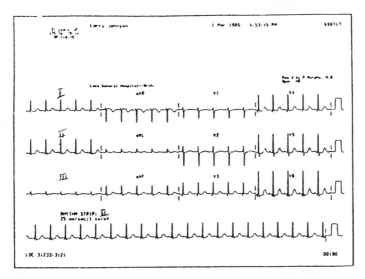

(a) 自動形式 AUTO MODE

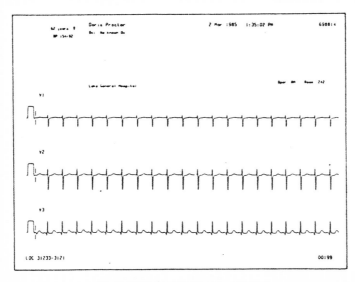

(b) 操作形式 (MANUAL MODE)

> 圖 9-23

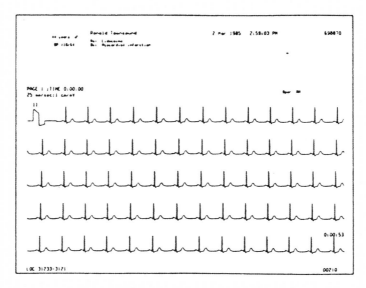

(c) 節律形式 (RHYTHM MODE)

> 圖 9-18（續）

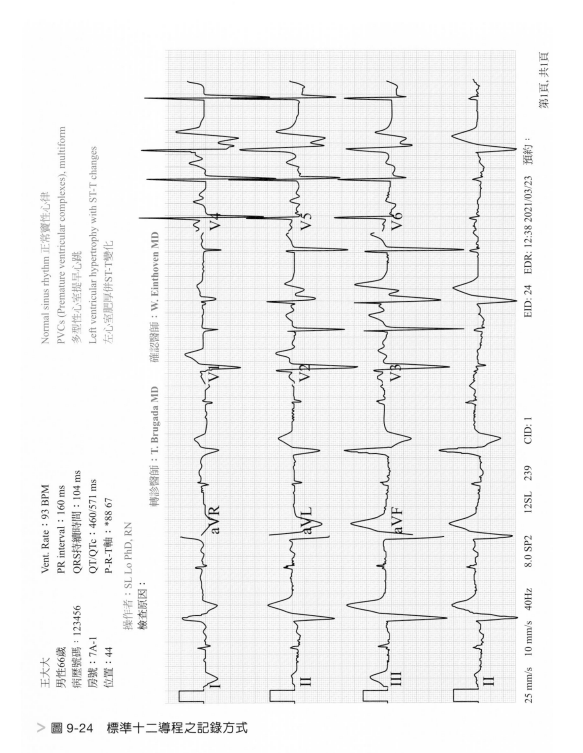

> 圖 9-24　標準十二導程之記錄方式

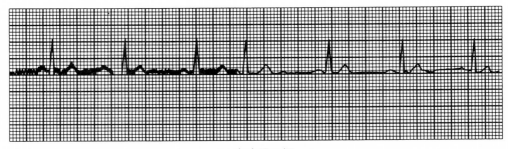

(a) 交流電干擾

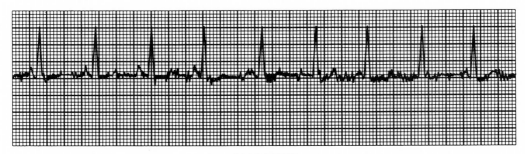

(b) 肌肉震顫

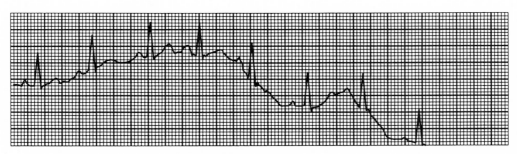

(c) 病人自己移動

> 圖 9-25　人工干擾圖形

參考資料 —

羅淑玲 (1993)・*五專內外護理技術講義*・長庚科技大學。

羅淑玲 (2001)・心臟血管系統疾病病人的護理・於廖張京隸總校閱，*最新內外護理學*・永大。

羅淑玲 (2016)・Acute Coronary Syndromes・*二技急性冠心症病人的護理講義*・長庚科技大學。

羅淑玲 (2016)・Basic ECG Interpretation・*重症護理講義*・長庚科技大學。

Drew, B. J. (2003). *Cardiac rhythm: Theory & analysis*. University of California, San Francisco, CA.

GE Healthcare Company (2014). *MAC 5500 brochure*. Author.

GE Healthcare Worldwide (2016). *MAC 5500 HD ECG System*. Retrieved from http://www3.gehealthcare.com

Lo, S. L., & Drew, B. J. (2002). Lead selection for QT interval measurement for bedside ECG monitoring. [Abstract]. *Circulation, 106*.(Suppl).

Lo, S. L. (2003). *QT Analysis*. Unpublished dissertation.

Lo, S. L., Lo, H. S., Lo, H. C., Lin, F. C., & Ye, S. J (2013). Best lead(s) for QT interval measurement for bedside ECG monitoring: A systemic review in Kimcha (Ed). *Heart disease: pathophysiology, evaluation and management* (pp. 223-227). Medimond.

Lo, S. L., Lo, H. S., Yeh, S. J., Cherng, W. J., Chen, S. H., & Lin, F. C. (2015). *Preliminary evaluation of an educational program for critical care nurses concerning QT interval to prevent Torsade de Pointes*. EHRA EUROPACE-CARDIOSTIM 2015, June 21 to June 24 2015. Milan, Italy.

Robinson, J. M., Hendler C. B., Tsescheschlog, B. N., Moreau, D. (2015). *Cardiac monitoring in Lippincott nursing procedures* (7th Ed., pp.117-121). Wolters Kluwer.

Schocken, D. D. (2020). *Marriott's practical electrocardiography* (13th Ed). Lippincott Williams & Wilkins.

Siegel, J. D., Rhinehart, E., Jackson, M. Chiarello, L., & the Healthcare Infection Control Practices Advisory Committee (2007). *2007 Guideline for isolation precautions: Preventing transmission of infectious agents in healthcare settings.* Retrieved from http://www.cdc.gov/hicppac/pdf/isolation/isolation2007.pdf (Level II)

Sole, M. L., Klein, D., & Moseley, M. (2005). *Dysarrhythmia: Introduction to critical care nursing.* Elsevier Saunders.

The Joint Commission. (2015). *Standard NPSG.07.01.01. Comprehensive accreditation manual for hospitals: The official handbook.* Oakbrook Terrace, The Joint Commission. (Level VII)

Wiegand, D. L (2017). *AACN procedure manual for high acuity, progressive, and critical care* (7th ed). Elsevier.

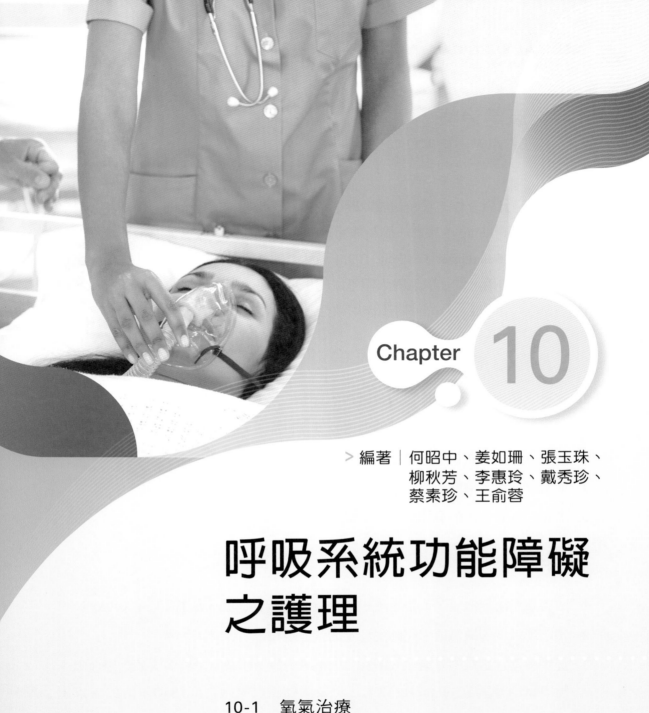

Chapter 10

> 編著｜何昭中、姜如珊、張玉珠、
柳秋芳、李惠玲、戴秀珍、
蔡素珍、王俞蓉

呼吸系統功能障礙之護理

10-1 氧氣治療

10-2 呼吸道清除技巧

10-3 氣管造口護理

10-4 抽痰術

10-5 密閉式胸腔引流系統

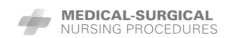

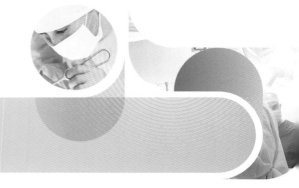

10-1 氧氣治療
(Oxygen Therapy)

　　不論是針對急性的呼吸功能障礙，或是為了長期維持病人的心肺功能，氧氣治療 (oxygen therapy) 都是一最為普遍的呼吸治療方式，但也是最常被濫用的一種醫療措施 (Scanlan & Thalken, 1995)，因此在臨床上會出現一些其實是應該可以避免的副作用，或是氧氣對人體不好的生理效應，所以醫護人員應了解氧氣治療正確的使用時機，及如何將副作用減至最低，才是好的氧氣治療。

⮕ 學習目標

1. 能確立使用氧氣治療的目的及原則。
2. 能了解使用氧氣治療對生理的效應及其合併症。
3. 能正確的使用各種氧氣裝置。
4. 能監測使用氧氣的效應。
5. 能預防或處理因氧氣造成的合併症。

⮕ 目　的

1. 改善或預防低血氧，或是治療組織缺氧的情形 (Scanlan & Thalken, 1995)。
2. 預防或降低因缺氧所引起的生理上的代償現象。
3. 提供各器官足夠的氧氣 (Youtsey, 1994)，一般是建議至少將病人的動脈血氧分壓 (PaO_2) 維持在 60mmHg 以上，以及讓動脈血氧飽和度 (SaO_2) 在 90% 以上 (Mengert, 1998)。

⮕ 學理背景

　　在使用氧氣治療時一般都將其分為低流速系統 (low-flow systems) 及高流速系統 (high-flow systems)，其主要的分別是：若使用低流速系統時，病人所吸入的氣體只有部分來自供氧系統，另一部分也會吸入大氣，因此病人所吸入的氧氣

分率 (fraction of inspired O_2, FiO_2) 事實上是不固定的；而高流速系統是指供氧系統提供的氣體流量等於或高於病人所吸入的氣體量 (Scanlan & Thalken, 1995)，病人可以吸入固定流速或是固定的氧氣分率，但相對的病人也會因使用不同的供氧設備而較為不舒適。

　　低流速系統是一較為方便且病人較易接受的供氧系統，但並非每一位病人都可以使用，若要使用**低流速系統時**，應符合以下四個條件：

1. 病人能**有持續、平穩且規律的自發性呼吸**。
2. 病人自發性呼吸的**潮氣容積**（tidal volume, TV 或 V_t）**需介於 300~700mL 之間**。
3. 病人的**呼吸速率要低於 25bpm**。
4. 病人所需使用的**氧氣分率應低於 45%**（何，1999）。

　　臨床上所使用的低流速系統有：

一、鼻套管（nasal cannula或nasal prongs）

　　鼻套管（圖 10-1）是臨床上最常使用的供氧設備，其材質通常使用可拋棄的塑膠管子，一端接在氧氣流量表上（圖 10-2），分叉開口的一端則放在病人鼻部的前庭部位。根據美國胸腔醫學會 (American College of Chest Physicians) 之建議，若使用低流量時可以不必使用潮濕瓶，但若**氣體流速高於 4L/min 時，就必須加上潮濕瓶濕化所吸入的氣體** (Mims et al, 2003；Scanlan & Thalken, 1995)，但若病人主訴鼻部乾燥時，不論真正使用的氧氣流速是多少，都應給病人使用潮濕瓶（圖 10-3）。

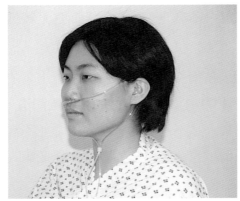

> 圖 10-1　鼻套管

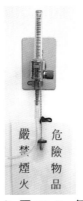

> 圖 10-2　氧氣流量表

鼻套管可以使用在成人或孩童身上，也有一些特殊的型號可以讓新生兒使用，鼻套管相較於其他的供氧設備而言較為舒適，所以病人對其忍受度較大，且也不會影響到病人說話或進食。在使用鼻套管時所提供的氧氣流速非常有限，若使用到 6~8L/min 時，不僅會使病人鼻道乾燥及出血外 (Scanlan & Thalken, 1995)，事實上也不會對病人的動脈血氧分壓更有幫助。

另外，當病人有嚴重的鼻中隔彎曲、鼻黏膜水腫、過多鼻部分泌物或是鼻息肉時都不適合使用鼻套管；若病人用口呼吸時，也應重新評估使用鼻套管的可行性。理論上**氧氣流速每多給 1L/min 時，會增加 4% 的氧氣分率**，不過在不同廠牌的鼻套管可能略有差異；除氧氣流速以外，病人的潮氣容積、呼吸速率、吸氣與呼氣時間比值 (I/E ratio) 或是分鐘換氣量 (minute volume) 等因素都會影響到病人真正吸入氧氣的濃度 (Mims et al., 2003)，例如當病人的潮氣容積越大時，在同樣氧氣流速下，所吸入的氧氣濃度就越低。

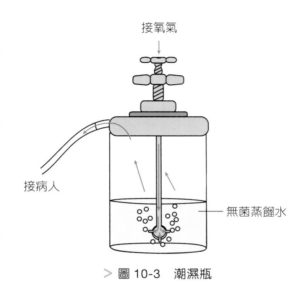

> 圖 10-3　潮濕瓶

二、鼻導管(nasal catheter)

因為鼻套管只能放在鼻子的前庭部位，但是鼻導管卻能順著鼻道直達口咽部，所以氧氣可以經由鼻導管將含有水氣的氧氣，不真正經過鼻道，而送至較低的呼吸道。

不過成功的使用鼻導管，需要有正確的插入技術及維持在適當的位置上，才會有好的功能，在插入之前需先將鼻導管的前端 1/3~1/2 用水溶性的潤滑劑潤滑，若在插入的過程中感到阻力，可以換對側鼻孔插入。不過鼻導管在臨床上並不常用，因為在插入的過程中可能會造成鼻黏膜創傷，也會在留置的過程中造成病人的不適。

三、簡易型面罩(simple mask)

簡易型面罩（圖 10-4）是一可
拋棄式塑膠材質的面罩，其構造中既
無瓣膜也無儲氣袋，當病人呼氣時，
所呼出的氣體直接由面罩上的孔或洞
溢出。簡易型面罩可以使用 5~12L/
min 的氧氣流速，**不可以比 5L/min
更低** (Marino, 2006)，因會使氧氣面
罩形成死腔，造成病人吸入自己呼出

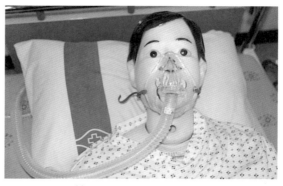

> 圖 10-4　簡易型面罩

的二氧化碳，且在使用時一定要加上潮濕瓶使用，以免病人所吸入的氣體過於乾
燥。此簡易型面罩也可使用在裝有氣切的病人。

因為氧氣面罩提供了 100~200mL 的儲氧體積，所以較鼻套管可以有更高濃
度的氧氣 (Marino, 2006)，若不考慮病人的呼吸型態時，在使用 6L/min 氧氣流速
時，約可提供氧氣分率在 38~46% 之間，若使用 15L/min 的氧氣流速，其氧氣分
率可高達 82~88%(Scanlan & Thalken, 1995)，不過如同鼻套管一樣，不同廠牌、
不同形狀的氧氣面罩也略會有所差異，並且也會因使用氧氣面罩而影響病人進食
或說話，因此最常使用氧氣面罩的時機是當病人需使用中度氧氣分率 (40~60%)，
且短時間使用氧氣時。

四、部分再吸入型面罩(partial rebreathing mask)

其裝置與簡易型面罩相似，但是在上面多了一個 600~1,000mL 大小的儲氣
袋（圖 10-5），病人呼出的氣體有部分會進入此袋中，因此在下一次的呼吸時會
吸入自己所呼出的氣體。一般使用 6~10L/min 的氧氣流速，約可提供 35~60% 的
氧氣分率。

若病人無法使用低流速系統時，就會改用高流速系統，因此病人在使用**高流
速系統**時，其特徵為：
1. 病人出現明顯的**換氣量不足**或是體內積聚**過多的二氧化碳**。
2. 病人自發性呼吸的**潮氣容積低於 300mL** 或是高於 15mL/kg。
3. 病人的呼吸速率高於 25bpm 或是低於 12bpm。
4. 病人所需的**氧氣分率高於 45%**（何，1999）。

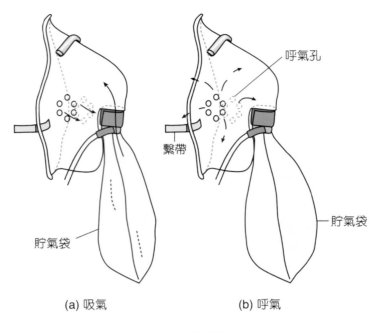

(a) 吸氣　　　　　　　　(b) 呼氣

> 圖 10-5　部分再吸入型面罩

　　臨床上所使用的高流速系統有：

一、氣體控制面罩(air entrainment mask; AEM)

　　也就是一般所用的凡德利面罩 (jet-mixing venturi mask) 或 Venturi-mask（圖 10-6）。它會有一定的開口直徑或氣體噴氣孔 (jet nozzle)，讓固定的氧氣與空氣混合，以確定可以提供固定的氧氣分率（表 10-1），此乃是較精確的給氧方式（何，1998）。一般說來，當供氧系統提供 4L/min 的氧氣流速時，約可產生 24~28% 的氧氣分率；當使用 6L/min 的氧氣流速時，約可產生 28~31% 的氧氣分率 (Mengert, 1998)，當然也可使用更高的氧氣流速，也會產生更高濃度的氧氣，不過就不那麼準確了。也就因為它可以準確的提供固定氧氣分率，所以可以使用在慢性阻塞性肺部疾病病人身上，而不致因給過多氧氣造成換氣過低。此種裝置不一定要接在氧氣面罩上，它也可接在 T 型管（T tube 或 T piece）上與氣管內管或氣切套管相接，是目前臨床上極常使用的一種供氧裝置，不過它一定要使用潮濕氣體的裝置，常用的是噴霧瓶（圖 10-7）。

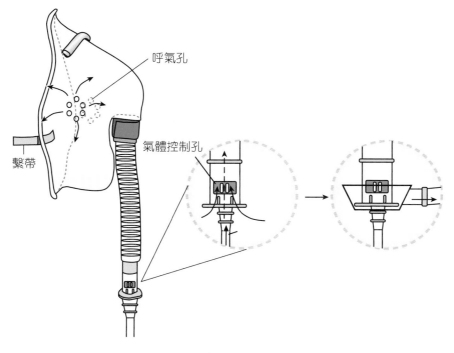

> 圖 10-6　凡德利面罩

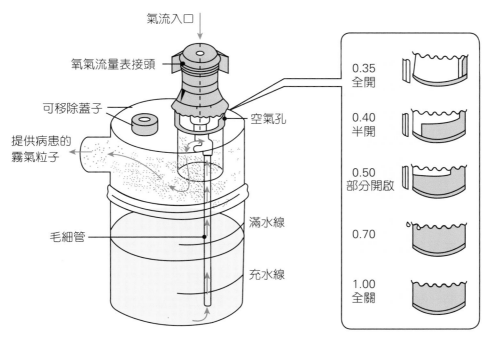

> 圖 10-7　噴霧瓶

> 表 10-1　氣體控制面罩之氧氣與空氣的比例與分鐘總氣流量

氧氣百分比 (%)	氧氣流速 (L/min)	空氣與氧氣流速比值 (Air/O$_2$ ratio)	供氧分鐘總流量 (L/min)
24	4	25.3：1	105
28	4	10.3：1	45
31	6	6.9：1	47
35	8	4.3：1	42
40	8	3：1	32
50	12	1.7：1	32
60	24	1：1	48
70	24	0.6：1	38

* 空氣中之氧氣分率 (FiO$_2$) 以 20.8% 計算。

二、非再吸入型面罩（nonrebreathing mask或nonrebreathing reservoir mask）

　　非再吸入型面罩（圖 10-8）與部分再吸入面罩的外觀非常相像，但有以下兩處不同，一是在面罩與儲氣袋之間有一單向瓣膜 (one-way valve)，可以阻止病人呼出的氣體流入儲氣袋內，因此病人在下一次吸氣時，不會將自己呼出的氣體又再被吸入，可以確保病人吸入氧氣的濃度；二為在面罩上的吐氣孔上有單向瓣膜或是一橡皮墊子，讓病人在吸氣時無法吸入大氣，而只吸入袋內的純氧，所以**在理論上可以提供幾乎是 90~100% 的氧氣** (Marino, 2006)。不過在真正使用時，可能會有些其他因素會影響到此結果，如面罩與臉部的密合度，或是供氧裝置本身的設計問題時，都會降低氧氣分率，據研究發現，其真正提供的氧氣分率在 57~70% 之間，平均約只有 63% 左右 (Scanlan & Thalken, 1995)。在使用此裝置時通常是**在緊急或暫時使用的情形下**，**不會長期使用**，且護理人員要**確保氧氣流速**在 10~15L/min 以上，並先將儲氣袋充滿氧氣後才給病人使用，也就是即使在病人吸氣時，儲氣袋都只略有凹陷，若讓儲氣袋完全塌陷會使病人無法有足夠的換氣量 (Mengert, 1998)。

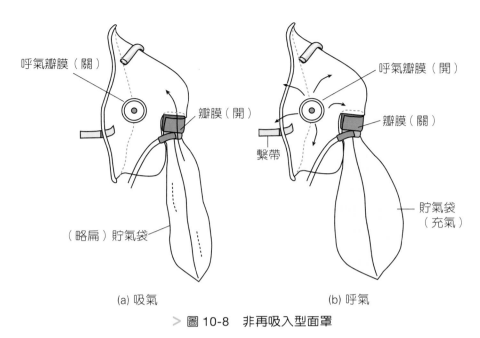

呼氣瓣膜（關）

瓣膜（開）

（略扁）貯氣袋

呼氣瓣膜（開）

瓣膜（關）

繫帶

貯氣袋（充氣）

(a) 吸氣　　　　　　　　　　(b) 呼氣

> 圖 10-8　非再吸入型面罩

適應症

當病人體內氧氣不足，或是為特殊治療目的時就會使用氧氣，但是對於急性期使用氧氣或是慢性長期使用氧氣的條件並不相同 (Youtsey, 1994)，急性氧氣治療的適應症為：

1. 當使用**氧氣分率為 21%(room air)** 時，病人的**動脈血氧分壓 (PaO₂) 低於 60mmHg**；或是動脈血氧飽和度 (SaO₂) 或脈搏血氧飽和度 (SpO₂) 低於 90% 時。

2. 當**臨床上出現輕度至中度缺氧病徵**：如心搏過速、呼吸過速或是呼吸困難、發紺、高血壓、不安、或是缺乏定向力等病徵時。

3. 當**臨床上出現中度至重度缺氧病徵**：如已出現心律不整、費力的呼吸、脈搏變慢或是昏迷時。

4. 使用在**可能缺氧的高危險群**：心肌梗塞、出血性或低血溶性休克、過敏性休克或是燒傷的病人。

臨床上許多病人會長期使用氧氣，如慢性阻塞性肺部疾病、睡眠呼吸中止症候群或是肺間質性疾病等，因長期給氧可以增加病人的存活日數、有較好的處理事情的能力、減低肺動脈高壓所帶來的不適、以及可以增加病人對運動的耐受力 (Mengert, 1998)，所以病人在使用氧氣後，可以不必承受過多臨床上的症狀，但又有較好的生活品質。**長期使用氧氣的適應症為：**

1. **當使用氧氣分率為 21% 時**，**病人的動脈血氧分壓仍低於 55mmHg**，或是動脈血氧飽和度低於 88% 時 (Mengert, 1998)。

2. 當病人體內**已出現代償或是已有續發性的紅血球增生**時，其動脈血氧分壓仍低於 60mmHg 時。

3. 出現**明顯的組織缺氧現象**：如肺動脈高壓、代償性紅血球增生或是已出現肺心症等。

4. 中樞性**發紺**。

5. 在運動時出現嚴重的動脈血氧分壓過低。

6. 當使用低流速氧氣（如使用氧氣流速 1~3L/min，或是氧氣分率 24~30%）時，病人的低血氧情況明顯的改善時。

● 專業界定

依醫囑使用。

● 護理關懷

臨床上有許多因素使得病人需要使用氧氣治療，而不論是使用何種方式給氧，護理人員都需要密切的觀察病人使用後的反應，並注意氧氣流量的變化，讓病人能夠得到最舒適與合適的氧氣供應。

● 設備及用物

1. 氧氣流量表 (oxygen flowmeter) 一只。

2. 給氧裝置：依所使用的供氧系統不同而有所不同，如聖誕樹接頭 (nipple adaptor) 一個、鼻導管一條、鼻套管一條、簡易氧氣面罩一個、凡德利面罩、T-piece、氧氣接管 (O_2 cannula) 或是蛇形管等。

3. 氣泡潮濕瓶 (bubble humidifier) 或是噴霧瓶 (nebulizer)（但若病人所使用的氧氣流速低於 4L/min 時，可以不必準備）。

4. 無菌蒸餾水。

5. 嚴禁煙火牌（依醫院政策）。

步驟及說明

步　　驟	說　　明
1. 核對醫囑。	1-1 依醫囑決定病人使用的流速或氧氣分率。
2. 洗手。	
3. 準備用物。	
4. 向病人解釋氧氣治療的目的和過程。	4-1 必須向病人強調**氧氣如同藥物，不可自行調整流速**。
	4-2 若為長期使用應向病人清楚說明每日應使用的時間及流量，及在使用時應注意的事項。
5. 攜帶準備用物至病人單位。	5-1 若仍使用桶裝的氧氣應先檢測氧氣桶中的氧氣量是否足夠。
	5-2 若使用的為氧氣濃縮機需先測試其功能。
6. 核對病人。	
7. 向病人之家屬解釋嚴禁煙火之原因。	
8. 連接氧氣設備（中央供氧或桶裝）與流表及其他的供氧設備，並依醫院的政策將「嚴禁煙火」標示掛於指定處。	8-1 將潮濕瓶中加入無菌蒸餾水至上下刻度標示之間。
	8-2 需確立在開啟氧氣流量時，潮濕瓶或噴霧器中應會出現小的氣泡，若無小氣泡應重新檢視裝置是否妥當。
9. 依醫囑調整流速或氧氣分率，在測試供氧設備通暢後，幫病人戴上。	9-1 在使用氧氣的過程中應隨時保持一定的水位。
	9-2 **潮濕瓶內的水至少應 24 小時更換一次**。
	9-3 若病人使用的是鼻套管應先確立病人的鼻孔是通暢。
	9-4 需注意在戴供氧設備時是否造成病人面部或耳部的壓迫，可在必要時用棉墊或紗布墊於其間。

步　驟	說　明
10. 觀察病人之反應，測定病人的呼吸速率、呼吸深度、呼吸節律、動脈血氧飽合度以及是否使用呼吸輔助肌等。	10-1 若病人使用氧氣 20 分鐘後，其呼吸窘迫現象仍未改善時，應通知醫師做其他的處理。 10-2 依醫囑在改變使用氧氣的流速或氧氣分率 20 分鐘後，監測病人的動脈血液氣體分析值。 10-3 若病人使用高流速或高濃度的氧氣時，應監測病人潮氣容積的變化，以預防氧中毒或吸收性肺擴張不全等合併症。
11. 在整個使用氧氣的過程中應保持病人面部的清潔，並注意勿讓管路扭曲或壓迫到儲氣袋。	11-1 若病人同時使用人工氣道則應適時為病人做口腔護理。
12. 洗手。	
13. 記錄（開始使用氧氣的時間、供氧設備、氧氣分率或氧氣流量、病人之反應或動脈血液氣體分析值）。	

➲　注意事項

氧氣治療的合併症：

一、氧氣濃度過高所引起的換氣過低(oxygen-induced hypoventilation)

其實在正常的情況下，即使是給 100% 的氧氣也不會影響到換氣的功能，因為即使是血中氧氣分壓上升，也不會影響到血紅素載運二氧化碳的功能，所以也不會造成換氣過低；但是在慢性阻塞性肺部疾病的病人就不同了，因為若給此類病人較高濃度的氧氣時，會抑制周邊的化學接受器，進而影響其呼吸的驅力，會造成更嚴重的呼吸性酸中毒，以及讓呼吸衰竭的現象

更加惡化 (Mengert, 1998)。一般的建議是讓**慢性阻塞性肺部疾病的病人使用 24~30% 的氧氣分率，讓動脈血氧分壓維持在 50~60mmHg 之間**，即可避免因氧氣濃度過高所引起的換氣過低 (Scanlan & Thalken, 1995)。

二、吸收性肺擴張不全(Absorption Atelectasis)

若是**氧氣分率高於 50% 以上時，就可能會發生吸收性肺擴張不全** (Scanlan & Thalken, 1995)，尤其當病人潮氣容積不足時更易發生。

三、晶狀體後纖維增生(Retrolental Fibroplasia)

有時也稱之為早產兒視網膜病變 (retinopathy of prematurity, ROP)，因大多發生在早產兒或體重過低的新生兒，早在 1950 年代即發現若給新生兒氧氣治療時會造成永久性的眼盲，因為過多的氧氣會使視網膜的血管收縮，因此會出現缺血性壞死，並形成疤痕組織，因此會使患孩眼盲。要減少此狀況發生，依美國小兒科學會 (American Academy of Pediatrics) 的建議是將嬰兒的動脈血氧分壓維持在 80mmHg 以下，以減少此情形。不過值得注意的是，晶狀體後纖維增生並不是只會出現在嬰兒身上，若是成人的動脈血氧分壓過高也會引起類似的反應。

四、氧中毒(Oxygen Toxicity)

早在 1897 年時 Lorrain Smith 就已提出，若使用過高濃度過長時間的氧氣會造成氧中毒，當時他明確的指出氧中毒在臨床上會出現肺鬱血及炎症反應 (Scanlan & Thalken, 1995)，不過即使有許多的研究指出氧氣對人體可能的傷害，但至目前臨床上仍無有效的策略去預防或對抗氧中毒（可以使用抗氧化劑，但效果尚待評估）。一般說來，在病人**使用超過 50% 的氧氣，並持續使用 6~48 小時以上時會出現氧中毒**，不過也會有許多因素會影響其氧中毒的出現時機及嚴重度（表 10-2）（何，1999；Marino, 2006；Scanlan & Thalken, 1995），所以在臨床上很難真正確立或確知病人是否已出現氧中毒了，但是可以確定的是使用越高濃度的氧氣，使用越長的時間，就會造成越嚴重的生理反應（表 10-3）(Marino, 2006)。

　　會造成氧中毒的機轉至今尚無定論，不過可以知道是它會破壞肺微血管內皮細胞，因此會使肺間質水腫，並使呼吸膜變厚，接下來會使第一型細胞受損而影響氣體交換，到最後時會使肺部纖維化並造成肺高壓。

　　當**氧中毒時所出現的病徵**也是因人而異的，不過**大致上會表現在呼吸系統及中樞神經系統**（表 10-4）(Youtsey, 1994)，不過中樞神經系統的臨床症狀很難分辨是因氧中毒造成的或是因動脈血氧分壓過低所造成的。

> **表 10-2　影響氧中毒的時機及嚴重度**

增加氧中毒感受性的因素 （或加速氧中毒的因素）	減少氧中毒感受性的因素 （或減緩氧中毒的因素）
1. 早產或老年人 2. 蛋白質缺乏或營養不良 3. 維生素C、A或E缺乏 4. 缺乏稀有金屬（如銅、硒） 5. 血清中鐵離子濃度過高 6. 長期使用類固醇藥物或是腎上腺皮質荷爾蒙 7. Bleomycin或Adriamycin 8. 巴拉刈(Paraquat) 9. 使用或是分泌過多的Catecholamines（如腎上腺素） 10.代謝率增加、體溫過高、甲狀腺功能亢進或是使用甲狀腺素	1. 年輕 2. 長期缺氧 3. 曾接受過低於致死量之高濃度氧氣治療者 4. 使用抗氧化劑，如維生素E 5. 使用交感神經阻斷劑 6. 代謝率減少、體溫過低或甲狀腺功能低下 7. 腎上腺切除(adrenalectomy)

> **表 10-3　使用 100% 的氧氣所造成的生理效應**

使用氧氣的時間	所造成的生理效應
0~12小時	・肺功能正常 ・氣管支氣管炎 ・胸骨下疼痛
12~24小時	・肺活量降低
24~30小時	・肺之可容度降低 ・增加肺泡與動脈的氧氣分壓差$(P(A-a)DO_2)$ ・運動時動脈血氧分壓降低
30~72小時	・肺內擴散容積(diffusing capacity)降低

> 表 10-4　氧中毒徵象及症狀

徵　　象	症　　狀
1. 胸部X光會顯示肺野浸潤	1. 胸骨下疼痛
2. 動脈血氧分壓下降	2. 咳嗽
3. 肺部的可容度減低	3. 呼吸困難
4. 肺水腫	4. 焦慮
5. 肺塌陷	5. 感覺異常
6. 右向左分流增加	6. 疲倦
7. 肺活量降低	

五、其他

　　除以上常見的氧氣的合併症以外，還有學者指出若使用過多的氧氣會抑制纖毛及白血球的功能，或是因使用過多的氧氣會讓肺部的表面張力素 (surfactant) 的產量減低以及其功能也較為衰退 (Scanlan & Thalken, 1995)。另外，因使用氧氣會有更高的醫療成本的支出，可能造成呼吸道的感染，以及可能讓病人在心理上依賴氧氣 (psychologic dependence on O_2) 等合併症 (Mengert, 1998)。

參考資料　　　　　　　　　　　　　　　　　　　　**References**

何昭中 (1999)・呼吸道的照顧・於廖張京棣總校閱，*重症護理概論*（二版，87-150 頁）・永大。

Marino, P. L. (2006). *The ICU book* (3rd ed.). W. B. Saunders Co.

Mengert, T. J. (1998). Pulmonary conditions. In E. B. Larson & P. G. Ramsey (Eds.). *Medical therapeutics* (3rd ed., pp. 268-327). W. B. Saunders Co.

Mims, B. C., Toto, K. H., Lueche, L. E., & Roberts, M. K. (2003). *Critical care skills: A clinical handbook.* W. B. Saunders Co.

Scanlan, C. L., & Thalken, R. (1995). Medical gas therapy. In C. L. Scanlan (Ed.). *Fundamentals of respiratory care* (6th ed., pp. 702-741). Mosby.

Smith-Temple, J., & Johnson, J. Y. (2009). *Nurses' guide to clinical procedures* (6th ed.). Lippincott.

Youtsey, J. W. (1994). Oxygen and mixed gas therapy. In T. A. Barnes (ed.). *Core textbook of respiratory care practice* (2nd ed., pp. 143-173). Mosby.

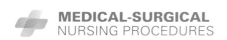

10-2 呼吸道清除技巧
(Airway Clearance Techiniques)

— 姿位引流 (postural drainage)、叩擊 (percussion)、
震顫 (vibration)

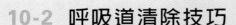

⊃ 學習目標

1. 了解病人肺部痰液堆積的部位，並協助病人採取合宜的臥位。
2. 教導病人採用有效的呼吸技巧以鬆動痰液。
3. 正確地執行姿位引流與叩擊和震顫。
4. 能觀察並滿足病人在行姿引流與叩擊和震顫時的需要。

⊃ 目 的

1. 行有效的呼吸技巧以助痰液的鬆動與排除。
2. 使肺部細小支氣管處分泌物能藉重力原理流到主支氣管，以便於咳出，如無法咳出時，則以叩擊和震顫技術來幫助病人咳出。
3. 減少痰量以增加氣體流通空間。
4. 降低呼吸道發炎機率。

⊃ 學理背景

　　有效的維持呼吸道的通暢是氧氣進入肺泡的必要條件，有許多內科外科的病情或處置都會影響呼吸道的通暢，使過多的痰液堆積在氣道中形成栓子，如此一來會干擾氧氣的輸送。可依病人的情況採用以下的各種排痰技巧，以助痰液鬆動，由細小支氣管排到主支氣管，再以有效的咳痰技巧或抽痰法將痰液排除。

一、呼吸技巧

　　控制空氣在呼吸道中流動可以幫助黏附在氣道壁上的痰液鬆動，以方便其排除，我們可依病人的情況，靈活的採用以下的各種呼吸技巧來鬆動痰液。

1. 橫膈呼吸 (diaphragmatic breathing)：在作橫膈呼吸之前協助病人採舒適、放鬆的姿勢，平躺、坐位、高側臥位、站姿均可（圖 10-9），告訴病人肩部、手臂、上胸部放鬆後平靜的呼吸，病人或治療者的一隻手放在病人的上腹部，隨著呼吸必須能看到手的起伏動作，吸氣是一種主動的動作，呼氣是一種被動且放鬆的動作，在旁的我們可以聽到輕輕的呼吸音。病人採**以鼻吸氣，以口吐氣**（圖 10-10），如此一來才能使吸入的空氣加溫、潮濕並過濾掉一些塵埃。

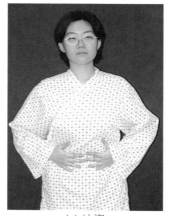

(a) 站姿

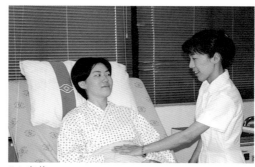

(b) 坐位

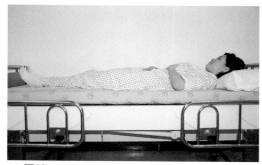

(c) 平躺

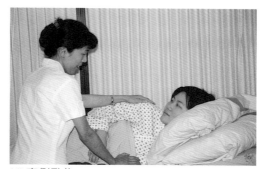

(d) 高側臥位

> 圖 10-9 橫膈呼吸時的姿勢

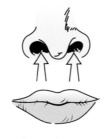

(a) 鼻子吸氣1、2

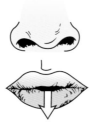

(b) 嘴吐氣1、2、3、4

> 圖 10-10 橫膈呼吸的方式

2. 胸部擴張運動 (thoracic expansion exercise)：強調吸氣動作，**在深吸氣後摒氣約 3 秒後再以被動放鬆的方式吐氣**。也可以配合手部運動，在伸展時吸氣，屈曲時吐氣（圖 10-11）。

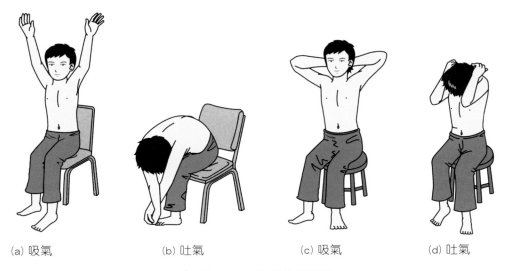

(a) 吸氣　　　　　(b) 吐氣　　　　　(c) 吸氣　　　　　(d) 吐氣

> 圖 10-11　胸部擴張運動

3. 用力吐氣技巧 (forced expiration technique)：在做**數次橫膈呼吸後做一到二次的哈氣 (huffs) 運動**，哈氣運動的做法為將口及聲門打開後，腹肌及胸部用力將氣體擠出，這是一種有效的鬆動痰液的方法，做得太長可能引起自發性的咳嗽，太短可能效果不佳。**做的週期中要有適度的休息（5~20 秒）以免引起氣道痙攣**。

4. 自我引流 (autogenic drainage or self-drainage)：在學習力強與合作性高的病人，可教其練習自我引流，這是一種呼吸運動方式，做時可將動作分解為三期，第一期將氣吸入肺深處，目的在使黏附在細支氣管管壁上的痰液鬆動，採慢慢的橫膈吸氣後停頓約 3 秒，將口及聲門打開如嘆氣般快速將氣吐出，但不要用力吐氣，需將呼氣儲備容積處的氣體吐出。當感覺到痰液移動後行第二期低到中呼吸量換氣（相當於潮氣量），仍行橫膈吸氣，但吐氣時不必深及呼氣儲備容積處，目的在使已鬆動的痰液流到中等大小的支氣管，第三期做中到高呼吸量換氣，吸氣至吸氣儲備容積量，目的在使痰液流到主支氣管，只有感覺到痰液流到主支氣管時才採咳嗽 (cough) 或哈氣 (huff) 的方法將痰吐出（圖 10-12）。採此種方式，病人不需採特殊姿位、坐姿即可實行，故可不受限於姿位時間；可依其方便實施，以助痰液之排除。

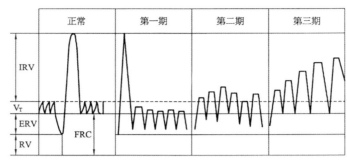

V_T：潮氣量
IRV：吸氣儲備容積
ERV：呼氣儲備容積
RV：肺餘容積
FRC：功能肺餘容積(ERV+RV)

> 圖 10-12　自我引流

二、姿位引流(postural drainage)

　　當病人肺部分泌物過多（一日大於 30c.c.）或無能力自行排除時，姿位引流、叩擊與震顫是很好的治療性與預防性的護理措施。在肺囊性纖維病變 (cystic fibrosis) 與支氣管擴張症 (bronchiectasis) 病人身上可看到很好的黏液清除效果，此外，對手術後的病人也常該給此措施以預防肺部合併症的發生。姿位引流共有 12 種姿位（圖 10-13），利用不同的姿位來引流不同的肺葉，將欲引流的肺葉放於在上的位置使其盡量與主支氣管支成垂直，利用重力原理來引流痰液，同時鼓勵病人做深呼吸與咳嗽動作，以助痰液之鬆動加速痰液的排除。若效果仍不佳可配合叩擊與震顫以增加痰液的排除。

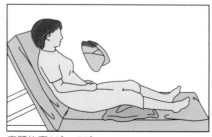

床頭抬高60°~75°
(a) 雙側肺上葉頂節段

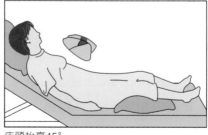

床頭抬高45°
(b) 左上葉前節段

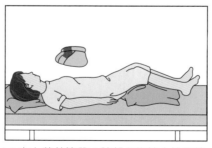

(c) 右上葉前節段：髖部外旋轉小枕置於
　　膝下給予支拖

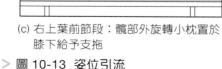

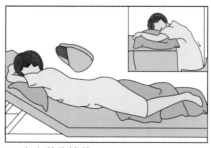

(d) 左上葉後節段

> 圖 10-13　姿位引流

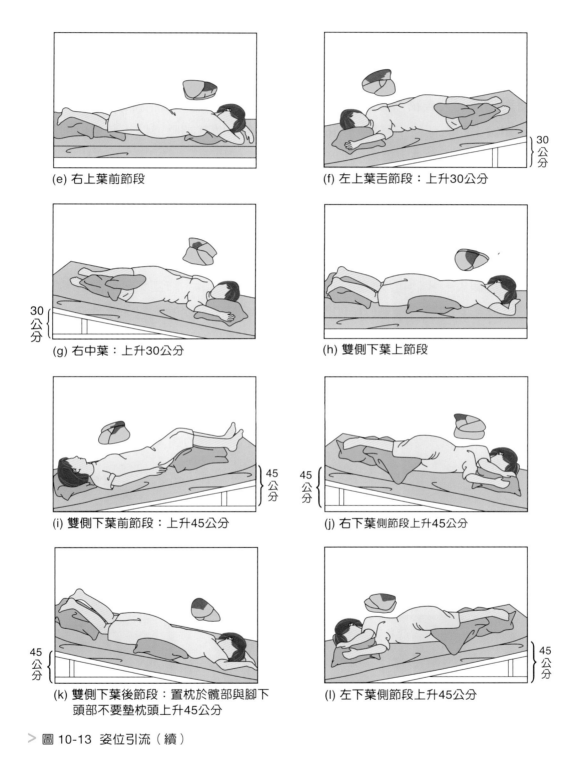

(e) 右上葉前節段

(f) 左上葉舌節段：上升30公分

(g) 右中葉：上升30公分

(h) 雙側下葉上節段

(i) **雙側下葉前節段**：上升45公分

(j) 右下葉側節段上升45公分

(k) **雙側下葉後節段**：置枕於髖部與腳下 頭部不要墊枕頭上升45公分

(l) 左下葉側節段上升45公分

> 圖 10-13 姿位引流（續）

以聽診及胸部 X-ray 來確立病人的痰液蓄積部位後，給予病人解釋姿位引流的步驟與方法，協助病人脫掉過緊的衣物後，依其需要翻身，採最有效的臥位，檢查身上所有的引流管（點滴、EKG、尿管、氣管內管）是否受壓，調整所有管子位置與整理病人衣物，使病人臥於一個最舒適的臥位，並維持此臥位 5~20 分鐘，告知病人如有任何不適要立刻提出，護士會協助其調整或停止此姿位引流。在重症病房的病人或身上引流管很多的病人常需兩位護士一起以協助其翻身。

三、叩擊(percussion)

手指合併手掌屈成杯狀（圖 10-14），兩手交替規律地叩擊引流部位（圖 10-15），每分鐘 120~180 次，有規律地移動叩擊部位，叩擊的聲音應呈空洞聲，對一個慢性病人，我們可以訓練病人自行叩擊其肺上葉、肺側葉，或訓練其家屬或照顧者協助其叩擊，採用以手叩擊常會引起手腕部不適的抱怨，慢性病人可建議其購買簡易杯狀形叩擊器（圖 10-16），或在病人經濟許可下，可考慮購買電動叩擊器，如此一來病人能增加可自行叩擊部位，增進自我照顧能力及獨立感。不要直接叩擊在病人的皮膚上，隔一層衣服或上墊一層治療巾，此外也要避免叩擊在腎臟、心臟、脊椎、胸骨及女性的乳房上。如有骨質疏鬆、皮下氣腫、未經引流之膿胸，行植皮手術的區域、咳血及凝血功能不良的病人不適合做叩擊。

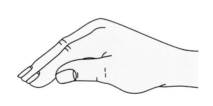

> 圖 10-14　手呈杯狀叩擊

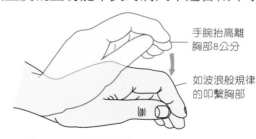

手腕抬高離
胸部8公分

如波浪般規律
的叩擊胸部

> 圖 10-15　叩擊方式

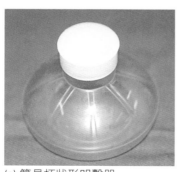

(a) 簡易杯狀形叩擊器

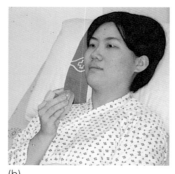

(b)

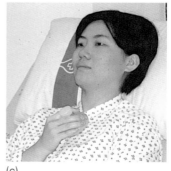

(c)

> 圖 10-16　利用叩擊器自我叩擊

四、震顫(vibration)

雙手手掌基部交疊（圖 10-17），放在預引流部位，肩與手臂需保持垂直，當病人吐氣時快速的收縮與放鬆，同一部位做 5~6 次，有時病人會使用簡易型的電動震顫器（圖 10-18），在胸壁上提供一種輕微的震顫力量，但無研究報告說明其在成人病人身上的效果，但如肋骨骨折這種胸部疼痛的病人，對於此種電動震顫器接受度高。

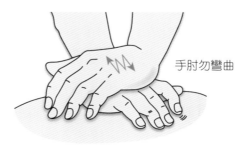

手肘勿彎曲

> 圖 10-17　震顫

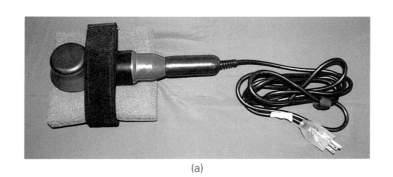

(a)

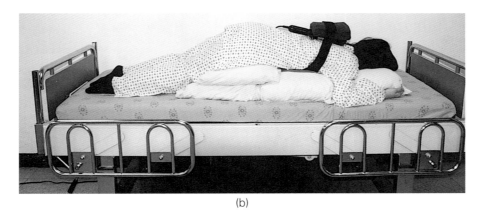

(b)

> 圖 10-18　電動震顫器

五、有效的咳嗽(cough)與哈氣(huff)

咳嗽是一種有效的呼吸道防衛機轉，其有效性決定在吸氣的量與氣道壓力的控制，當大的氣道中有分泌物堆積時就容易引起咳嗽反射動作，若病人能正確的控制咳嗽動作才能將痰有效的咳出。我們可將咳嗽動作分為三期，第一期深吸氣

期，慢慢的吸滿一口氣後摒住氣約三秒鐘，第二期壓縮期，會厭軟骨關閉，胸部、腹部肌肉用力收縮，以增加胸內壓，第三期為快速呼氣期，會厭軟骨突然打開，將胸內氣體擠出（圖 10-19），如此產生的氣流與震動力量可將痰液有效的咳出。劇烈或用力不當的咳嗽常無法將痰液有效的咳出，且可能產生以下的合併症如嘔吐、暈眩無力、胸部疼痛、肋骨骨折、皮下氣腫或氣胸等。所以護理人員應教導病人有效的咳嗽方法，協助其採易咳嗽的姿位，如最好能採坐姿，雙腿膝部微曲，若無法坐起的病人，讓病人側臥，雙腿膝部微曲，如此姿勢腹肌才易用力。再作數次緩慢的橫膈呼吸，氣體的流動有助於痰液的鬆動，在感覺氣道有痰後，再吸滿一口氣後摒住氣約三秒鐘，在胸內壓上升後立刻將氣流快速咳出，咳嗽後續做橫膈呼吸與噘嘴吐氣以助分泌物的排除。當病人無法自行咳嗽或腹部用力時，可由他人用雙手在呼氣時由腹部向橫膈由下向上及內方向推擠，以增加咳嗽力量，或以抽痰管刺激病人咳嗽或直接將痰液抽出。

咳嗽步驟：

1. 緩慢的深呼吸（橫膈呼吸）。
2. 深緩的吸氣摒氣三秒。
3. 聲門關閉。
4. 胸腹肌肉用力。
5. 聲門打開氣流快速噴出。

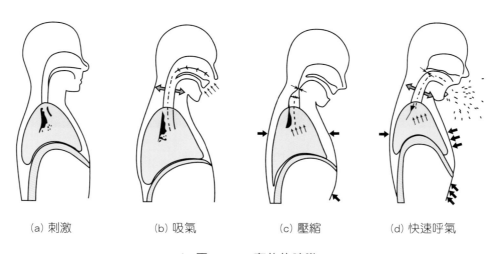

    (a) 刺激   (b) 吸氣   (c) 壓縮   (d) 快速呼氣

> 圖 10-19　有效的咳嗽

在慢性肺部疾病尤其是肺氣腫的病人，若胸內壓突然上升易引發如氣胸等合併症，我們可教導其在橫膈呼吸後，會厭軟骨打開下做連續數次哈氣 (huffs) 動作，快速的將氣體哈出有同樣的排痰效果。

六、輔助用物

1. 正壓吐氣訓練器 (positive expiratory pressure device)（圖 10-20(a)）：此為小小的、可握在手上幫助排痰的工具。病人採坐姿，身體稍向前傾，雙手肘部支托於桌面，將正壓吐氣訓練器口含部分穩定的含住後深呼吸，在吐氣時會產生 10~20 公分水柱的正壓阻力，並可依病人吐氣能力調整阻力。使用此工具，在吐氣時會於氣道中產生震盪效果以幫助痰液的鬆動。

2. Flutter：小小 L 形狀助排痰裝置，在此管狀物內有一不銹鋼製圓球，病人透過此裝置吐氣，於吐氣時會在氣道產生一正壓，如此一來可使氣道內氣體產生一振盪力量，因而有助於痰液的鬆動。

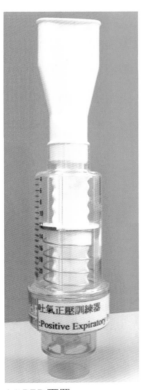

(a) PEP 面罩

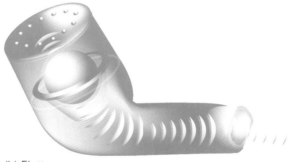

(b) Flutter

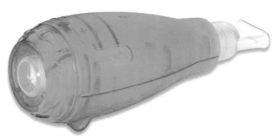

(c) The Acapella Device：是一種合併正壓吐氣訓練器與 flutter 功能的新訓練器，對著吐氣即可達到幫助排痰的效果 (OJ Commerce, 2011)

> 圖 10-20

➲ 適應症

1. 肺炎。
2. 慢性阻塞性肺部疾病。
3. 支氣管擴張症。
4. 慢性支氣管炎。
5. 引流肺膿瘍。
6. 肺擴張不全。
7. 每日痰量超過 25~30mL 患者。
8. 痰液濃稠或深部積痰者。

➲ 專業界定

由醫師、護理人員、呼吸治療人員執行，或經指導後由家屬、病人自己執行。

➲ 護理關懷

當病人因痰液量增多而需藉由姿位引流、叩擊、震顫等方式將痰液咳出時，執行姿位引流前可先讓病人做蒸氣吸入，讓痰液軟化，使叩擊或震顫時痰液更容易排出；而在叩擊和震顫時需留意病人的體脂肪厚度，已決定施力的大小，達到最佳效果。過程當中需注意病人是否有呼吸困難、臉色蒼白、缺氧、心跳加速等不適反應。

➲ 設備及用物

1. 聽診器 ....1 副
2. 枕頭 .... 依需要
3. 痰液收集盒 ....1 個
4. 塑膠袋 ....1 個
5. 衛生紙 ....1 疊
6. 治療盤 ....1 個
7. 治療巾 ....1 條

➔ 步驟及說明

步　驟	說　明
（一）準 備	
1. 核對病人。	
2. 向病人與家屬解釋治療的目的與過程。	
3. 洗手。	
（二）姿位引流	（二）姿位引流、叩擊及震顫此三部分先後次序可互換，通常行姿位引流時同時執行叩擊及震顫以增加排痰效果。
1. 以屏風遮蔽病人。	
2. 以聽診器及 chest X-Ray 確定積痰部位、並測量呼吸與脈搏、觀察膚色。	
3. 依醫囑給予支氣管擴張劑。	3-1 在行姿位引流前使用，可增加排痰效果。
4. 將塑膠袋、衛生紙或痰液收集盒放於病人伸手可及之處。	
5. 依積痰部位準備病人姿勢，注意姿位的舒適與支托。	
※ 以下為中下葉積痰時姿位引流姿勢（圖 10-21~10-23）。	※1 使病人臥於放鬆姿位。 ※2 給予足夠的支托並注意病人的舒適。 ※3 變換姿位間勿坐起休息。

步　驟	說　明
右側臥：臀下放兩個枕頭，胸前抱一枕，在上的腳彎曲（圖 10-21）。	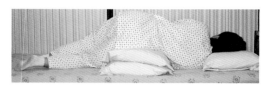 > 圖 10-21　右側臥
左側臥：臀下放兩個枕頭，胸前抱一枕，在上的腳彎曲（圖 10-22）。	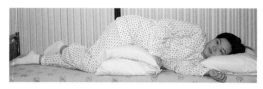 > 圖 10-22　左側臥
膝胸臥姿：膝下放一軟枕，胸下空間以軟枕支托以增進舒適（如時間、體力有限優先放此姿勢）（圖 10-23）。	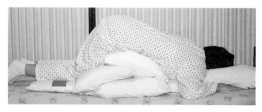 > 圖 10-23　膝胸臥姿
6. 每一姿勢維持 5~20 分鐘，並採緩慢之深呼吸。	6-1　如有任何不適可以立刻停止。
7. 更換姿勢之間給病人足夠的休息時間，休息時不可坐起。	

（三）叩擊

1. 手指合併彎成杯狀，兩手交替規律的叩擊，約 2~3 分鐘。

    1-1　有規律的移動叩擊部位，叩擊聲音應呈空洞聲。

2. 叩擊之速率約每分鐘 120~180 次。
3. 詢問病人是否太重或不舒適。

    3-1　可以使用叩擊器。

（四）震顫

1. 雙手互疊（或使用震顫器）置於欲震顫之部位。
2. 鼓勵病人做深呼吸以鼻吸氣以口吐氣。

步　驟	說　明
3. 於病人呼氣期給予作震顫。 4. 震顫 3~4 次後再重複叩擊。 5. 操作完叩擊及震顫後鼓勵病人深呼吸及咳嗽（勿坐起）。 6. 如無法有效咳痰，可以腹部推擠法，協助咳或給予抽痰。	

（五）用物整理及記錄

步　驟	說　明
1. 協助病人回復舒適臥位。 2. 聽診以評值排痰後之效果。 3. 協助口腔護理。 4. 量脈搏、呼吸、觀察膚色。 5. 整理用物後洗手。 6. 記錄引流姿位、時間、病人反應；痰量、性質、脈搏、呼吸、膚色變化。	3-1　促進病人舒適。

➔　注意事項

1. 在做姿位引流之前、中、後均應測量病人之生命徵象或注意其心電圖之變化。

2. 治療前教導病人放鬆，彎曲臀部及膝部，如此腹部肌肉才易放鬆或用力。

3. 一日痰量大於 25~30c.c. 的病人做姿位引流才有療效，姿位引流無預防功效。

4. 睡前、飯前一小時內不要進行胸部物理治療，以免太累或氣味不佳。

5. 飯後二小時內不做，以免引起胃液倒流或嘔吐。

6. 避免叩擊胸骨、脊椎及臟器部位。

7. 依醫囑治療前先給支氣管擴張劑、化痰劑或噴霧治療，以增加排痰效果。

8. 每一姿勢可維持 5~20 分鐘，整個治療過程不要超過 40~45 分鐘，一日依病人體力容忍情況可行 2~4 次。

9. 治療中注意維持病人舒適之臥位。

10. 治療中密切觀察病人是否有不適或疲倦之症狀，若病人覺得累或任何不適立刻停止。

11. 過程中鼓勵病人做深呼吸及咳嗽。

12. 禁忌與說明。

禁忌症	說　明
急性心肌梗塞	頭向下垂及叩擊震顫動作會加重心肌梗塞
呼吸道出血、急性肺梗塞、肺水腫	此情況並非痰液蓄積行姿位引流叩擊震顫無助益
顱內壓升高	頭向下垂或身體刺激會使顱內壓升高加速惡化
急性肺創傷合併肺實質受損或連枷胸	任何刺激都有可能加重出血情況，只要病人有連枷胸就禁做叩擊與震顫，以免使胸骨更不穩固
過度焦躁不安神經質病人	在做的過程中病人有可能發生呼吸困難或血氧過低
骨折、脊椎融合、骨質疏鬆處	骨之穩定度不夠，無法承受叩擊的力量
有出血傾向的病人	血小板在5萬以下不做叩擊以免出血

參考資料

Dean, E., & Forwnfelter, D. (1996). *Cardiopulmonary physical therapy.* Mosby.

Giles, D. R. et. al. (1995). Short-term effects of postural drainage with clapping vs autogenic drainage on oxygen saturation and sputum recovery in patients with cystic fibrosis. *Chest, 108*(4), 952-954.

Kersten, L. D. (1989). *Compresive respiratory nursing.* W. B. Sunder.

Kofke, W. A. (1992). Secretion and atelectasis management. *Curr Rev Nurs Anesth, 14*(19), 149-156.

Maggie, P. M. et. al. (1997). Long term comparative trial of conventional postural drainage and percussion versus positive expiratory pressure physiotherapy in the treatment of cystic fibrosis. *The Journal of Pediatrics, 111*(4), 570-574.

Miller, S., Hall, D. O., Clayton, C. B., & Nelson, R. (1995). Chest physiotherapy in cystic fibrosis. *Chest, 50*(2), 165-169.

OJ Commerce (2011). *Acapella® Flutter Valve.* From http://www.ojcommerce.com/smiths_medical/spx211530xz/acapella_flutter_valve

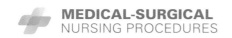
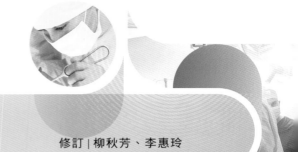

10-3 氣管造口護理
(Tracheostomy Care)

修訂│柳秋芳、李惠玲

學習目標

1. 能說出氣管造口的目的及其適應症。
2. 能了解氣管造口護理的目的及其護理要點。
3. 能確實執行氣管造口護理技術。

目　的

1. 藉更換氣管內管以減少氣道阻塞、保持呼吸道通暢。
2. 避免氣管造口部位的感染。
3. 增加病人舒適。

學理背景

　　當發生上呼吸道阻塞或呼吸窘迫，以放置氣管內插管 (endotracheal intubation) 為優先考量；若因病情須長期依賴人工氣道 (artificial airweys) 以維持呼吸道暢通，則以外科手術方式於環狀軟骨下方、第二至第四氣管環處做環甲狀切開術 (cricothyrotomy)，稱為氣管切開 (tracheotomy)（圖 10-24），於此切口置入一氣管套管 (tracheostomy tube) 形成造瘻口，稱為氣管造口 (tracheostomy)（圖 10-25），手術適用於以下狀況：

1. 需長時間插管或使用呼吸器輔助器時。
2. 內科療法及其他方法無法治療的上呼吸道阻塞（如腫瘤、異物、水腫）。
3. 無力清除下呼吸道分泌物、意識不清、呼吸肌麻痺或咳嗽反射受損者。
4. 個案無法使用氣管插管 (endotracheal tube, ET) 的情況（如口或臉部嚴重傷害）。
5. 已因氣管插管產生合併症，如鼻翼壞死、會厭發炎。

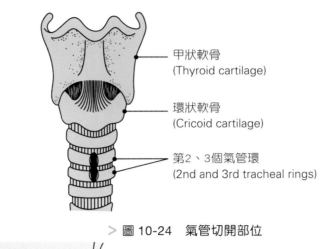

> 圖 10-24　氣管切開部位

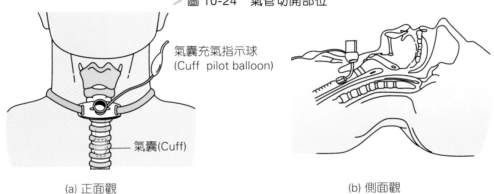

(a) 正面觀

(b) 側面觀

> 圖 10-25　氣管造口正面觀 (a) 及側面觀 (b)

一、 氣管套管的種類

　　氣管套管分為不鏽鋼製與塑膠類材質二種。

1. 不鏽鋼製：分內管 (inner cannular)、外管 (outer cannular)、導引管（又稱閉孔器，obturator）三個部分（圖 10-26），金屬套管可煮沸或高壓蒸氣消毒，常用於永久性氣管造口或全喉切除病人。

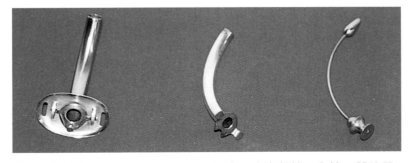

> 圖 10-26　不鏽鋼製氣管套管，由左至右為外管、內管、閉孔器

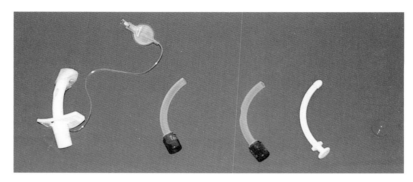

> 圖 10-27　塑膠製氣管套管

2. 塑膠製：此類有塑膠 (polyvinyl chlorid, PVC) 類或矽膠 (silicon) 類套管，優點為即棄式、材質輕、彈性較好較柔軟，不易刺激呼吸道產生黏性分泌物。塑膠與矽膠材質皆有單管套管與雙管套管二種，單管套管（無氣囊）供會厭功能正常，但需長期使用的病人，單管套管的袖帶壓力平均分布於氣管壁上，能降低氣管損傷的風險；雙管套管在管外有氣囊 (cuff) 以充氣固定用，內管分為有孔、無孔二種（圖 10-27），有孔內管 (fenestrated tube) 平時應每 8 小時更換清洗內管、以維持套管清潔通暢，當病人口鼻分泌物過多、上呼吸道出血或使用呼吸器時，則選用有氣囊的氣管套管以防漏氣，或降低吸入性肺炎等狀況發生；在病人情況穩定、可自口鼻自行換氣呼吸時，可將氣囊放氣以訓練病人說話。

二、氣管造口合併症

　　放置氣管套管病人因口或鼻子裡沒有管子，而且分泌物較容易清除，部分病人還可以嘗試由口進食說話，因此較放置氣管內管病人感覺來的舒服 (Santora, 2011)，但是氣管套管的合併症還是較氣管內管 (ET) 多且嚴重，且各時期會出現的問題又不相同，據統計，大約有 5% 的病人會出現合併症（表 10-5）。

> 表 10-5　氣管造口合併症

進行氣管切開術時	手術後早期	手術後晚期
・造成心肺窘迫	・出血	・氣管狹窄
・出血(5%)	・皮下氣腫	・食道氣管瘻管
・氣胸或縱隔氣腫(5%)	・傷口感染	・氣管表皮瘻管
・咽喉神經損傷	・氣切套管阻塞	・喉部水腫
	・意外脫落	・氣管肉芽組織增生

三、氣管造口護理

1. 剛執行氣管造口的最初 24 小時，分泌物較多且傷口較易出血，此時宜將氣囊充氣，依醫囑給予 1：1,000 Epinephrine 紗布加壓止血，並且嚴密監測病人生命徵象及觀察傷口出血情形，應避免不必要的抽吸，以防氣管黏膜受傷、發炎，反而刺激分泌物增加。手術後病人宜採半坐臥姿勢以利胸腔換氣、促進分泌物引流，更可減輕傷口部位水腫程度 (Credland, 2016)。

2. 氣切若用來維持密閉性的呼吸通道，則須採用有氣囊（cuff，可充氣與放氣）的氣切套管（圖 10-28）；用 10 mL 空針打入約 5~10 c.c. 空氣，使壓力維持在 20~25 cmH_2O (14~20 mmHg) 之間，壓力不足會使分泌物進入氣管，壓力過大又讓氣管壁受壓壞死或形成氣管食道瘻管 (Perry, Potter & Ostendorf, 2020; Perry & Potter, 2016)，當呼吸時呼吸器或 ambu bag 的漏氣聲音聽不見、或呼氣末期沒有聽見氣流聲，此時將氣囊內空氣慢慢抽回至吸氣末期可聽見氣流聲，此為最適宜的空氣量。目前臨床多採用高容量低壓力 (high volume, low pressure) 氣囊，此種材質的氣囊對氣管黏膜傷害極小，只有在有問題時才需放氣，或每 2~3 天以測壓器 (manometer) 監測氣囊壓力即可（圖 10-29）。

3. 剛做完氣管切開術病人，可能因手術過程影響到會厭功能，而降低吞嚥能力，故最好採鼻胃管灌食。若經氣管鏡檢、由氣管滴入甲基藍試驗劑評估、病人沒有食道瘻管問題，則可嘗試由口進食，此時氣囊須保持充氣狀態，且教導病人採坐姿、下巴靠近脖子，採少量進食，嚼碎食物後於兩次呼吸間吞嚥，半固體食物（如布丁、果凍等）會較流質食物來得更恰當。且床旁最好備妥抽吸設備，以備不時之需 (Perry, Potter & Ostendorf, 2020)。

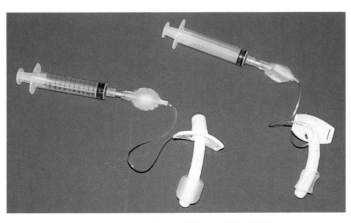

> 圖 10-28　氣囊充氣與放氣情形

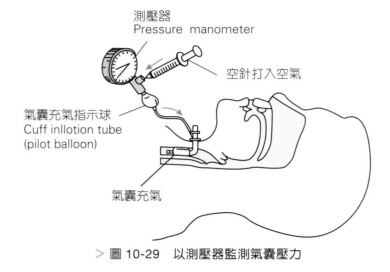

測壓器
Pressure manometer

空針打入空氣

氣囊充氣指示球
Cuff inllotion tube
(pilot balloon)

氣囊充氣

> 圖 10-29　以測壓器監測氣囊壓力

4. 新做的氣切造口必須 48~72 小時才能形成永久通道，萬一滑落很難再放入，故新做氣切通常 7 天內不更換外管，但至少每日換藥一次、並觀察套管是否在氣管的正確位置。換管時需多準備一個小 0.5~1 號的氣管套管，以預防傷口回縮，套管將無法再置入。若外管不慎滑脫，立即以止血鉗撐開氣管切口以利呼吸，過程中病人若出現呼吸窘迫情形，應緊急經口插管予以急救。

5. 氣管套管外管的更換由醫師每 7~10 天更換一次，臨床上不鏽鋼製套管每週更換，而塑膠製套管 (shiley) 則依醫院政策，原則上一個月更換一次。為保持內管清潔通暢，至少每 8 小時需取出內管清潔一次，若分泌物多且黏稠，則視情形增加次數。

6. 氣切管周圍傷口以生理食鹽水清潔、Aq-BI 消毒後等 2 分鐘，再以生理食鹽水擦拭，然後以 Y 型紗布覆蓋，管口上接呼吸器或依病人需要，選擇濕潤的紗布或氣切護罩杯覆蓋於造口器外，且應隨時保持紗布濕潤，以替代鼻咽濕潤空氣的功能，避免吸入過於乾燥的空氣及灰塵異物。若病人痰多黏稠則應再加上噴霧治療，使痰液稀釋較容易咳出。

7. 病人常因無法講話而感到挫折，醫護人員應以了解支持的態度協助病人尋求適當的溝通方式，如執行步驟前簡單說明、使用其慣用語言並避免醫學術語、視線接觸適時展現關懷，或準備紙筆、寫字板或圖片供病患表達等。試著了解病人的肢體語言，安撫個案焦慮與緊張的情緒。

8. 當病人可維持適當換氣，並且能自行咳嗽排出分泌物時，即應考慮拔管。氣囊充氣病人應先將氣囊放氣，使病人同時經由氣管造口與口鼻呼吸，假如病人可以耐受，便進一步漸進式的以較小管徑的無氣囊套管、替代原來的有氣囊套管，當使用到 4 號套管時，可用塞子或閉孔器堵住套管開口，所有的氣體都必須經由上呼吸道進出，此過程便稱為填塞 (corking)。填塞時一定要使用有孔內管 (fenestrated tube)，如此來自上呼吸道的氣體才可經由此孔往下呼吸道傳送（圖 10-30），而填塞的時間由 5~20 分鐘不等，隨病人信心、情況和呼吸狀態逐漸加長。填塞過程中應密切監測病人是否出現呼吸窘迫情況，若有任何呼吸困難跡象應立即除去阻塞物。若病人能舒服地呼吸、生命徵象正常，且能自行咳出分泌物，皮膚及黏膜顏色正常，動脈血液氣體分析正常，就可以將氣管套管拔除。訓練中應詳細解釋以減輕內心的焦慮與害怕，不斷地給予病人及家屬支持與鼓勵，使病人對於自行自口鼻呼吸具有信心。

9. 拔除氣管套管後，造瘻口以生理食鹽水棉枝清潔，再以棉枝擦乾，必要時依醫囑給予抗生素藥膏，蓋上紗布後以紙膠固定，造口可自然癒合，不需縫合。

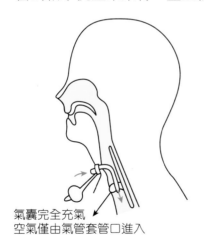

氣囊完全充氣
空氣僅由氣管套管口進入

(a) 氣囊完全充氣，又使用無孔內管，空氣僅由氣管套管口進入

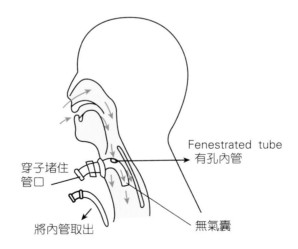

穿子堵住管口

Fenestrated tube
有孔內管

將內管取出

無氣囊

(b) corking 過程，要使用無氣囊及 fenestrated tube（有孔內管），並將內管取出，用塞子堵住管口，使空氣皆由鼻口進入

> 圖 10-30

⬭ 適應症

施行氣管造口術患者。

⬭ 專業界定

依醫囑及病況需要，由護理人員執行。

⬭ 護理關懷

氣切傷口可能讓病人產生身體心像改變的負面情緒，因此面對氣切造口病人，護理人員應具有關懷以及同理心。在更換內管時應注意動作輕柔並觀察病人在過程中是否有不舒服的情形。

⬭ 設備及用物

1. 帶至病人單位之用物：
   - (1) 無菌生理食鹽水 .... 1 瓶
   - (2) 10% 水溶性優碘溶液 .... 1 瓶
   - (3) 3%H_2O_2 .... 1 瓶
   - (4) 無菌普通棉枝 .... 1 包
   - (5) 4×4 無菌 Y 紗 .... 1 包
   - (6) 清潔手套 .... 數隻
   - (7) 剪刀 .... 1 把
   - (8) 彎盆 .... 1 個
   - (9) 聽診器 .... 1 副
   - (10) 頸部固定帶 .... 1 條

2. 準備室之用物：
   - (1) 無菌生理食鹽水或蒸餾水 .... 1 瓶
   - (2) 已消毒的氣切內管 .... 1 副
   - (3) 3% H_2O_2 .... 1 瓶

(4) 清潔容器（貼上病人姓名標籤）..1 瓶

(5) 無菌棉枝／內管刷子 ....1 支

(6) 無菌紗布..1 包

(7) 無菌單隻手套 ....1 隻

(8) 清潔手套 ....1 副

➲ 步驟及說明

步　驟	說　明
（一）用物準備	
1. 洗手。	1-1 減少交互感染的可能性。
2. 準備用物，帶至病人單位。	2-1 若為第一次更換內管應準備同號內管。
（二）更換內管	
3. 準備病人：	
(1) 核對病人及床號。	
(2) 向病人解釋目的及過程。	(2)-1 減輕病人焦慮並取得病人合作。
(3) 準備姿勢：平躺或半坐臥。	
4. 聽呼吸音，若有痰液先予以抽痰。	4-1 將痰液抽吸乾淨，以減少更換過程中引發病人咳嗽不適。
5. 戴上清潔手套，一手固定頸板，一手以逆時鐘方向旋轉開關後取出內管，將內管反包入手套置入彎盆內。	5-1 固定頸板可減少對氣管的刺激。 5-2 過程中動作要輕柔，以免刺激氣管，引發咳嗽反應。
6. 以無菌技術取出另一已清潔的內管。	
7. 一手固定頸板，另一手小心的放入內管，然後以順時鐘方向旋轉開關到內外管標點對齊位置，以確實固定內管。	7-1 放入內管時，注意不要碰到其他部位，避免汙染。
（三）氣切傷口護理	
8. 戴上清潔手套，一手固定頸板，取下造口周圍紗布，反脫手套、捲入手套後放入彎盆內。	
9. 輕掀頸板，觀察造口周圍皮膚有無出血、發炎、腫脹情形（若分泌多則先以 3% H_2O_2 清洗）。	9-1 H_2O_2 可分解痰液及結痂血漬。 9-2 清洗時需注意勿將溶液流入造口，導致吸入性問題。

步　驟	說　明
10. 打開生理食鹽水瓶蓋口朝上，取出適量棉枝，以無菌技術倒出生理食鹽水於棉枝上，將瓶蓋蓋好。以生理食鹽水棉枝清潔傷口及造口周圍皮膚（或戴上單隻無菌手套，用生理食鹽水紗布、以環形向外方式擦拭較大範圍）。	10-1 清潔傷口建議宜依循下列步驟： (1) 由內往外清潔造口下面（或上面）傷口。 (2) 再清潔造口上面（或下面）傷口。 (3) 後再清潔頸板部分。 (4) 最後清潔造口周圍皮膚 5~10 公分，勿來回擦拭。
11. 打開優碘溶液之瓶蓋，以棉枝沾優碘，將瓶蓋蓋好，以優碘棉枝消毒傷口，停留 30 秒至 2 分鐘後以生理食鹽水棉枝將優碘擦拭乾淨。	11-1 消毒傷口建議依循下列步驟： (1) 消毒氣切口下面（或上面）傷口。 (2) 再消毒氣切口上面（或下面）傷口。 11-2 注意頸板部分勿塗上優碘。 11-3 停留 30 秒至 2 分鐘碘離子才會釋放出來，產生殺菌效果。
12. 打開 4×4 無菌 Y 紗，取 Y 紗時避免碰及 Y 紗切口處，將切口朝下（或朝上）圍住氣切口。	12-1 不要用 4×4 紗布剪成 Y 紗，切口邊緣沒有經過處理易有棉絮、造成異物吸入刺激病人咳嗽反應，且易增加潛藏感染機會。如果沒有原裝 4×4 無菌 Y 紗，亦可將 4×4 紗布攤開成長條、由兩端向中央摺成倒 V 字形使用（圖 10-31）。

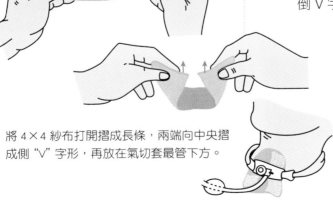

將 4×4 紗布打開摺成長條，兩端向中央摺成側 "V" 字形，再放在氣切套最管下方。

> 圖 10-31　氣切敷料摺疊與放置法

步　驟	說　明

（四）頸部繫帶護理

臨床上亦可以泡棉魔術粘作固定，只需維持適當鬆緊度後黏住魔術粘即可，此魔術粘清洗後可重複再使用。以下則介紹紗條固定法：

13. 先剪下兩條紗條（約 45 公分、30 公分），將紗條各別穿過 2 端的頸板洞口（留一點空間再打平結，以方便下次剪斷）。紗條繞過個案頸後於頸部側面打結，注意需留下 1 指寬的空隙，不可太鬆或太緊，之後才將舊的紗條剪掉（圖 10-32）。

13-1 當固定帶潮濕或弄髒時即需更換。

13-2 過程中動作宜輕柔，避免牽扯引起疼痛或咳嗽反應。

13-3 避免於頸動脈或脊椎打結、形成壓力點。

13-4 過鬆套管易移位滑脫，過緊則易壓迫頸部血液循環，若氣切管隨呼吸上下移動表示太鬆、須重綁。

13-5 先將新的固定帶（或紗條）固定好之後再移除舊的，可避免氣管套管意外滑脫。

13-6 使用剪刀時注意不可剪到氣囊線。

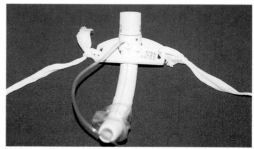

(b) 固定帶分別穿過口後，留一個洞再打死結

(a) 固定帶兩條，一長一短

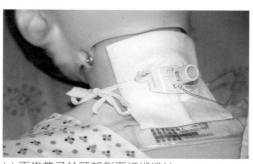

(c) 兩條帶子於頸部側面打蝴蝶結

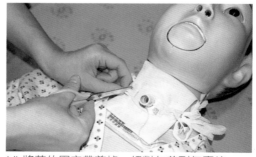

(d) 將舊的固定帶剪掉，絕對勿剪到氣囊線

> 圖 10-32　更換頸部繫帶

步　驟	說　明
14. 再次觀察病人之呼吸狀況，並用聽診器聽診病人雙側肺部。	14-1 必要時予以抽痰。
15. 協助病人回復舒適臥位，整理病人單位後回到準備室。	

(五) 內管清洗與消毒 (圖 10-33、10-34)

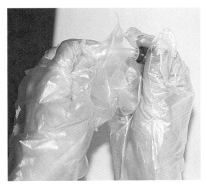

(a) 雙手戴上清潔手套取出包在手套內的內管

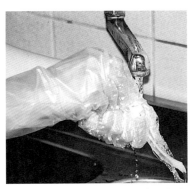

(b) 於水龍頭下以棉枝或刷子徹底刷洗內管裡外

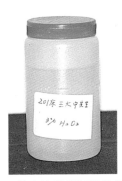

(c) 若痰液黏稠可將內管放入 3%H_2O_2 中浸泡

> 圖 10-33　內管的清潔過程

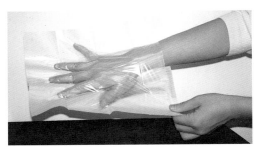

(a) 一手戴上無菌手套

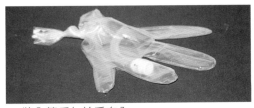

(c) 將內管反包於手套內

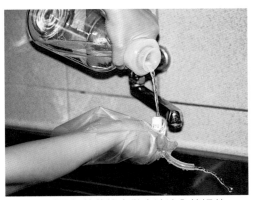

(b) 另一手持無菌蒸餾水徹底沖洗內管裡外

> 圖 10-34　內管的消毒過程

步　驟	說　明
16.戴清潔手套，取出包在手套內的內管，置於水龍頭下以棉枝或刷子刷洗內管裡外，以除去痰液等分泌物。	16-1 若痰液黏稠或乾燥，可以將內管放入標有病人姓名的 3%H_2O_2 溶液中稍作浸泡後再清洗。
17. 完全打開無菌紗布包、無菌蒸餾水備用。	17-1 內管取出時間勿太長，以免氣管內分泌物粘連在外管內壁，使更新的內管不易重新插入。
18.戴上單隻無菌手套，抓取內管頭以無菌蒸餾水徹底沖洗內管裡外，然後以無菌紗布將內管擦乾，反包在無菌手套內。	
19.將清潔後內管帶至病人單位，以備下次護理時使用。	

（六）用物整理及記錄

20.用物整理後分類丟棄。

21. 洗手。

22.記錄：包括更換時間、分泌物量、顏色、性狀、造口周圍皮膚情形及病人的呼吸音等等。

參考資料

References

吳孟凌 (2017)‧呼吸道處置與監測‧於唐景俠等著，*急重症護理學*‧華杏。

杜文蘭、王淑惠、黃少伯 (2017)‧呼吸系統－抽痰與氣切護理‧於王淑惠等編著，*內外科情境模擬與 OSCE 的綜合應用*‧新文京。

洪麗珍、陳夏蓮、葉明珍 (2018)‧於林貴滿等著，*內外科護理技術*（九版，253-271 頁）‧華杏。

陳夏蓮、葉明珍 (2021)‧呼吸系統疾病病人之護理‧於胡月娟總校閱，*內外科護理學*（上冊）（六版，1043-1047 頁）‧華杏。

黃嫦芳 (2019)‧急重症呼吸治療與照護‧於謝春蘭等著，*急重症護理學*（1217-1232 頁）‧永大。

楊文琪 (2021)‧呼吸系統功能障礙之護理‧於翁淑娟等著，*內外科護理技術*（九版，299-303 頁）‧新文京。

Perry, A. G., & Potter, P. A. (2016)‧*臨床護理技術*（蔡麗紅等譯）（七版，2507-2527 頁）‧台灣愛思唯爾。（原著出版於 2016）

American Thoracic Society (2016). Tracheostomy in adults. ATS patient education series. *American Journal of Respiratory and Critical Care Medicine, 194*, 3-4.

Chualy, M., & Burns, S. M.(2020). *AACN handbook of critical care nursing*. Appleton & Lange Stamford Connecticut.

Credland, N. (2016). How to suction via a tracheostomy. *Nursing Standard, 30*(28), 36-38. doi: 10.7748/ns.30.28.36.s46

Hoeman, S. P. (1996). *Rehabilitation nursing process and application* (2nd ed.). Mosby.

Lewis, S. M., Bucher, L., Heitkemper, M. M., Harding, M. M., Kwong, J., & Roberts, D. (2016). *Medical-surgical nursing: Assessment and management of clinical problems* (10th ed.). Mosby.

Perry, A. G., & Potter, P. A., & Ostendorf, W. R. (2020)‧*Nursing intervetions & clinical skill* (7th ed.). Elsevier.

Santora, A. H. (2011). *Principles of airway management* (4th ed). Mosby.

Wiegand, D. L. (2016). *AACN Procedure manual for high acuity, progressive, and critical care*. Elsevier.

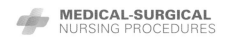
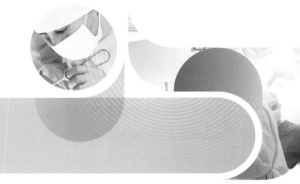
10-4 抽痰術
(Suction)

⊃ 學習目標

1. 能正確地說出抽痰術的相關學理背景。

2. 能敏銳觀察病人呼吸狀態、呼吸道分泌物清除功能與需要，以適時維持病人呼吸道的通暢。

3. 能運用舒適護理的概念與技能，透過尊重與增進安全感之護理關懷的方式，以協助病人清除呼吸道分泌物

4. 能正確地執行抽痰技術。

5. 能評值執行抽痰護理措施的成效並加以記錄。

⊃ 學理背景

1. 抽痰術的部位：

　　可由口、鼻、咽部等上呼吸道抽吸、或由氣管內插管 (endotracheal tube) 或氣切造瘻管 (tracheostomy tube) 等人工氣道，抽吸呼吸道的痰液。

(1) 口、鼻、咽部的抽吸。

(2) 人工氣道的抽吸：由人工氣道進行痰液或分泌物的抽吸，包括氣管內插管 (endotracheal tube) 或氣切造瘻管 (tracheostomy tube)，須以無菌技術執行，重複抽吸可能引發呼吸道感染。

2. 考量無菌原則，進行抽痰部位的順序：

(1) 先抽「人工氣道」（氣管內插管或氣切造瘻管）部位的痰液或分泌物，再抽吸「鼻腔」的部位，最後才是「口腔」內的抽吸。

(2) 一旦進行鼻腔或口腔等部位的抽吸後，最好不以同一條抽痰管再執行氣管內插管或氣切造瘻管的抽痰，以避免感染的發生。

3. 抽痰需選擇管徑大小適宜的抽痰管，以免引發合併症的產生：

(1) 抽痰管選擇的原則：選擇不同大小管徑的抽痰管，以不超過氣管內插管或氣切造瘻管內徑之 1/2 為原則。

(2) 抽痰管管徑大小的不同，以不同的號碼 (Fr.) 代表，1 Fr.=1/3mm。

(3) 抽痰管的選擇，依年齡層而有不同：

　　A. 成人：10~18 Fr.（常用為 12~16 Fr.）。

　　B. 兒童：8~10 Fr.。

　　C. 嬰兒：5~8 Fr.。

(4) 抽痰機或壁式抽痰裝置建議採用的抽吸壓力：

　　A. 壁式抽痰裝置：

　　　　a. 成人：120~150 mmHg。

　　　　b. 兒童（1~8 歲）：80~120 mmHg。

　　　　c. 嬰兒（1 歲以下）：60~80 mmHg。

　　B. 抽痰機：

　　　　a. 成人：20~30 cmHg。

　　　　b. 兒童（1~8 歲）：10~20 cmHg。

　　　　c. 嬰兒（1 歲以下）：5~10 cmHg。

4. 抽痰管插入抽吸的建議深度：

(1) 口或鼻：6~8 吋（約 15~20cm）。

(2) 氣切造瘻管：5 吋（約 12.5cm）。

(3) 氣管內插管：8~12 吋（約 20~30cm）。

⊃　適應症

1. 於病人之口、鼻、或人工氣道（氣管內插管或氣切造瘻管）的出口，有多量的痰液或分泌物時。

2. 病人因痰液的阻塞呼吸道，呈現不正常的呼吸音時。

3. 出現痰液阻塞的徵象：因痰液阻塞，可能呈現不安、躁動、表情痛苦、無效性咳嗽、痰液咳出、出現囉音 (rales or crackles)、喘鳴音、呼氣時出現濕囉音 (expiratory crackles)、聽診呼吸音減弱、呼吸窘迫、低血氧、發紺，或因而出現心跳過速或過慢、意識不清等情形。

4. 下列的對象需特別觀察其是否有協助抽痰的需要：

 (1) 意識障礙的病人：半昏迷或昏迷的病人，無法主動或清楚表達抽痰需要。

 (2) 呼吸道分泌物特別黏稠的病人。

 (3) 軟弱無力、體力虛弱的病人。

5. 病人主動表示需要協助抽痰。

⟳ 專業界定

1. 依病人的需要與護理專業判斷加以執行，亦可依醫囑執行。

2. 以無菌技術執行，過程中需依專業判斷病人的反應，故須由專業的護理人員操作之。

⟳ 護理關懷

　　對於一位需要以抽痰方式協助清除痰液的病人來說，抽痰是非常不舒服的一項措施，但是為了要維持呼吸道的通暢，必須承受抽痰所導致的痛苦不適。因此護理人員在操作此項技術時，除了必須具備正確與熟練的技巧外，更需有一顆體貼與感同身受的同理心，以期提供人性化的照護。

⟳ 設備及用物

1. 裝配好且連接電源，並確立功能測試正常的「壁式抽痰裝置」或是「可移動式抽痰裝置」、或「活動式抽痰機」一台。

 (1) 壁式抽痰裝置（圖 10-35）：

　　　　有一壓力控制器連接到牆壁上的出孔面板（圖 10-36），產生負壓抽吸力，壓力控制器上有一控制開關（圖 10-35），可設定為全開 (FULL)、關閉 (OFF)、微調 (REG, regulated)，選擇微調模式，於開啟微調開關下，由正中央圓盤調整壓力；壓力控制器之下，經由較短的橡皮管連接至一人專用拋棄式痰液收集瓶，收集瓶上有另一連接處連接長橡皮管，長橡皮管末端可連接抽痰用的抽痰管（圖 10-35）。

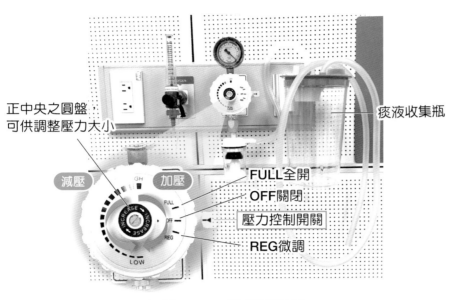

正中央之圓盤可供調整壓力大小

痰液收集瓶

減壓　加壓

FULL全開

OFF關閉

壓力控制開關

REG微調

> 圖 10-35　壁式抽痰裝置

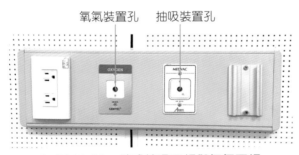

氧氣裝置孔　抽吸裝置孔

> 圖 10-36　壁式抽吸面板與氧氣面板

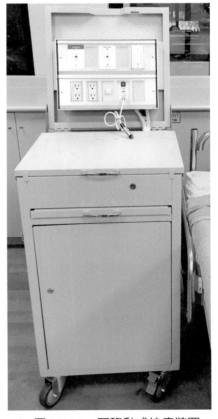

> 圖 10-37　可移動式抽痰裝置

(2) 可移動式抽痰裝置（圖 10-38）

　　抽吸裝置是可移動式，壓力控制器如同壁式抽痰裝置，壓力控制器的控制開關，分為可調節不同大小壓力之"微調"開關 (REG)，開啟後可由正中央圓盤調整壓力之大小、"關閉" (OFF)。壓力控制器下的短橡皮管、長橡皮管於收集瓶的連接方式，如同壁式抽痰裝置。

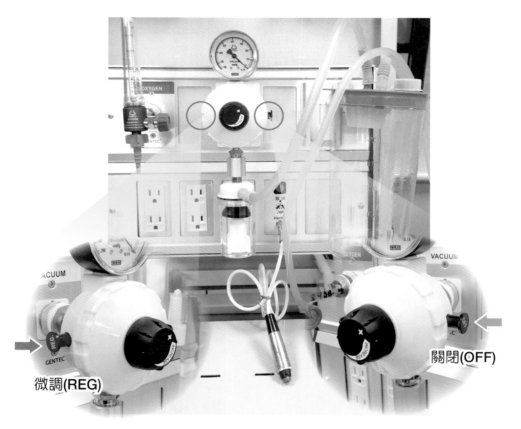

微調(REG)　　　關閉(OFF)

> 圖 10-38　可移動式抽痰器的調節開關

(3) 活動式抽痰機（圖 10-39）：

　　機器一台連接有電源線及插頭，使用時需將電源插頭連接到電源插座；機器上有一橡皮管可連接抽痰管執行抽痰技術，抽吸後的痰液匯集至抽痰機的收集瓶；此外面板（圖 10-40）上有一電源開關，且另有一壓力調節鈕，以調節抽吸壓力的大小，壓力的大小可由壓力表得知。

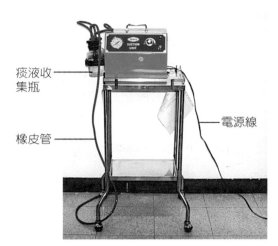

痰液收集瓶

橡皮管

電源線

> 圖 10-39　活動式抽痰機

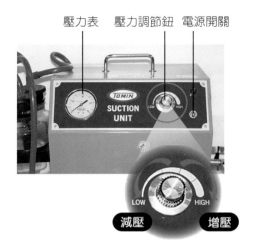

壓力表　壓力調節鈕　電源開關

減壓　　　　　增壓

> 圖 10-40　活動式抽痰機之面板

2. 管徑大小適宜的抽痰管（成人常用的號碼為：Fr.12~16） .... 二條以上

3. 單支無菌手套 .... 二支以上

4. Ambu bag（人工甦醒球）與氧氣接管 .... 一只

5. 氧氣流量表 .... 一只

6. 聽診器 .... 一副

7. 彎盆或紅色垃圾袋 .... 一只

8. 清水瓶（臨床上置於床旁） .... 一只

➲ 步驟及說明

步　驟	說　明
1. 洗手。	
2. 核對病人。	2-1 核對病人的目的，利於之後的記錄。
3. 向病人解釋抽痰的目的和過程，若意識清醒，可請病人於抽痰的過程中配合咳嗽動作，將可促進抽吸排痰的效果。	3-1 無論病人意識狀態清醒與否，皆應向其解釋與說明，以減輕其害怕與焦慮，並取得其合作。
4. 病人的準備：半坐臥或平躺。	4-1 如果沒有禁忌、情況許可，最好讓病人採取半坐臥的姿勢，利於抽吸，且有助於肺擴張與換氣及痰液的咳出。
	4-2 平躺容易導致吸入性的可能，故若採取平躺姿勢，最好能讓病人頭部側一邊。
5. 以聽診器進行左右兩側肺臟的聽診，以了解病人呼吸道痰液蓄積的情形。	5-1 評估病人胸部左右兩側的呼吸音。
6. 打開抽痰裝置或抽痰機的開關，測試功能是否正常得以抽吸，並調妥壓力。	6-1 壁式抽痰裝置：成年病患抽痰之建議使用壓力為 120~150 mmHg。
	6-2 活動式抽痰機：成年病患抽痰之建議使用壓力為 20~30 cmHg。
	6-3 抽吸的壓力若過大，可能導致缺氧與呼吸道黏膜的損傷。
7. 若抽吸後沖洗抽痰管的清水瓶有蓋，需事先打開瓶蓋。	7-1 瓶蓋應於戴上無菌單支手套前打開。
8. 選擇管徑大小適宜的抽痰管一條以上備於旁。	8-1 若選擇管徑過大之抽痰管進行抽吸，可能導致缺氧及呼吸道黏膜的損傷的情形；反之若選擇管徑過小之抽痰管進行抽吸，則抽吸效果可能過小。

步　驟	說　明
9.　裝配給氧裝置，將人工甦醒球 (Ambu bag) 延伸之氧氣接管的末端，以 "連接頭" 與氧氣流量表相連接。	9-1　氧氣流量表之連接頭，因外形呈圓椎狀，與聖誕樹外型輪廓相似，故又稱聖誕樹接頭。
10.　給氧：打開氧氣流量表上旋轉開關，利用 Ambu bag 或呼吸器裝置給予高濃度、高流速之氧氣（註 1）。	10-1　未裝置人工氣道之病人的給氧方式：以 Ambu bag 連接面罩 (mask)，罩於病人口鼻直接給氧。
	10-2　若病人裝置有人工氣道（如：氣管內插管或氣切造瘻管），可直接將 Ambu bag 接上給氧；若病人人工氣道連接有氣切 T 型接管 (O₂ T-piece) 裝置，抽痰前，則先將氣切 T 型接管拿開，再盡速將 Ambu bag 接上人工氣道給氧。
	10-3　經由 Ambu bag 給氧：以擠壓方式給予高濃度 (FiO_2：100%)、高流速（流速指標須調至大約 10~15L/min）氧氣 3~5 分鐘（至少 30 秒），擠壓速度約為 8~10 次 /min，擠壓人工甦醒球體積約 1/3~1/2（2 公升大小之 1/3，1 公升大小之 1/2），若病人可自行呼吸，擠壓時應配合病人的呼吸狀態（註 2）。
	10-4　若病人裝置有人工氣道連接呼吸器，可由呼吸器裝置直接給氧。
	10-5　須注意給氧與抽痰間隔的時間，最好在 30 秒以內。
11.　以無菌技術打開無菌抽痰管外包裝的前端並反摺，並打開一支無菌單支手套的外包裝（此無菌手套可直接以無菌技術穿戴上，如步驟 12，或先平放於桌面或工作車檯面上再以無菌技術穿上）。	

步　驟	說　明
12. 以無菌技術於「慣用手」（如右手）戴上無菌手套，並以無菌技術取出抽痰管，與抽痰裝置或抽痰機的長橡皮管末端相連接；再以清潔的非慣用手（左手），手持橡皮管與抽痰管控制孔旁的接頭處。	12-1 戴無菌單支手套，可以非慣用手（如左手）懸空手持手套或將手套放平，再戴手套。 12-2 戴無菌單支手套自包裝袋取出抽痰管時，為避免過長的抽痰管受到汙染，可將抽痰管於戴有無菌手套的慣用手上捲圈。
13. 清潔的非慣用手（左手）之大拇指放於抽痰管之控制孔旁，保持控制孔處呈開放的狀態，即保持抽痰管「不具抽吸力」的狀態下，小心將抽痰管由病人之人工氣道正中央之孔道放入（氣管內插管或氣切造瘻管內）。	13-1 若病人裝置有氣切 T 型接管 (T-piece) 或使用呼吸器，則以清潔的非慣用手，將氣切 T 型接管或呼吸器接頭取下（可置放於單支手套的無菌紙上）。 13-2 抽痰管放入時保持不具抽吸力的狀態，目的在於避免造成呼吸道黏膜的損傷及缺氧。 13-3 抽痰管放入時盡量勿觸及人工氣道入口周圍，應由中央放入。
14. 放入適宜的長度後，若遇到阻力無法放入，則回抽約 1 公分，再開始抽吸。	14-1 抽痰管放入的深度，可依照抽吸的部位而定。 (1) 口或鼻：6~8 吋（約 15~20 cm）。 (2) 氣切造瘻管：5 吋（約 12.5 cm）。 (3) 氣管內插管：8~12 吋（約 20~30cm）。 14-2 遇阻力時，先回抽 1 cm 再抽吸，以避免直接抽吸到呼吸道黏膜造成損傷。

步　驟	說　明
15. 抽吸時，非慣用手的大拇指按壓抽痰管之控制孔，採持續抽吸的方式抽吸；戴有無菌手套的慣用手則以食指及拇指輕輕旋轉旋轉抽痰管，並同時回抽。每次抽吸的時間最好不超過 15 秒。抽吸的過程中應密切觀察病人，若出現呼吸窘迫、心律不整或發紺之現象時，應立即停止抽吸，給予氧氣。抽出的痰液須加以觀察顏色、量、性質。	15-1 間歇式與持續式的抽吸方式（註3）：間歇式可避免呼吸道黏膜受到持續抽吸而縮入抽痰管造成損傷；持續性的抽吸方式有較好的抽吸效果。 15-2 採旋轉的方式進行抽吸，可避免呼吸道黏膜的損傷及增進抽吸的效果。 15-3 每次抽吸的時間不超過 15 秒，以避免抽出過多的氧氣或影響換氣造成缺氧，此外抽吸者可自行摒住氣，以約略測知病人對缺氧的承受時間。 15-4 觀察痰液的顏色，以判別是否有黏膜損傷，如血絲或出血等情形。
16. 將抽出之抽痰管放入清水瓶內，並抽吸清水以清洗管壁，維持橡皮管內的通暢。	
17. 抽痰結束後，以清潔的非慣用手關掉抽痰機或抽痰裝置的開關。	17-1 因戴有手套執行抽吸的慣用手可能碰觸到病人的痰液，故以清潔的非慣用手操作之。
18. 戴有手套的慣用手，將抽痰管環狀捲起，並與橡皮管末端分離，手套往外反包抽痰管，一起丟棄。	18-1 抽痰管與使用過的手套，因沾有痰液，故屬感染可燃性垃圾，應丟棄於紅色感染性垃圾袋內。
19. 抽痰後，再以利用 Ambu bag 或呼吸器裝置給予高濃度氧氣約 1 分鐘。	19-1 抽痰後給予高濃度氧氣，目的在於避免缺氧合併症的產生。
20. 聽診病人胸部左右兩側的肺部。	20-1 抽吸後的聽診之目的，在於了解痰液抽吸的效果。

步　驟	說　明
21. 收集瓶之處理：若收集瓶內的汙液量過多，則將瓶內之汙液倒入汙物室的馬桶內，以清水沖洗乾淨後重新裝入少許的清水以利下一次抽吸使用。	
22. 清水瓶：其內清水若已空，則隨時添加，以利下一次抽吸後的沖洗。	
23. 洗手。	
24. 記錄：	
(1) 病人痰液的顏色、量（多、中、少）、性質（黏稠度）。	
(2) 病人抽痰時的反應。	
(3) 抽痰前、後聽診呼吸音的情形。	
(4) 抽痰使用抽痰管徑的大小。	
(5) 抽吸的次數。	
(6) 抽吸的部位：口、鼻、人工氣道（氣管內插管或氣切造瘻管）。	

註1：抽痰前給氧：目的主要是在預防發生缺氧 (hypoxia)，但對於抽痰前給氧亦有學者建議不列為常規性措施，因恐提供高濃度氧氣之後導致吸收性肺擴張不全(absorptive atelectasis)(Reber, Engberg, Wegenius, Hedenstierna, 1996)，因而建議在低血氧病人抽痰前給予；至於人工給氧的頻率與時間，目前並無一致性的建議，因此本單元採用美國心臟協會的建議 (Field, Hazinski, Sayre, Chameides, Schexnayder, Hemphill, Samson, Kattwinkel, Berg, Bhanji, 2010)。

註2：出　自：Field, J. M., Hazinski, M. F., Sayre, M. R., Chameides, L., Schexnayder, S. M., Hemphill, R., ... Bhanji, F. (2010). Part 1: Executive summary: 2010 American Heart Association guidelines for cardi-opulmonary resuscitation and emergency cardiovascular care. Circulation, 122(18_suppl_3), S640-S656.

註3：有關間歇式的抽吸方法與持續性的抽吸方法的爭議：早期 Plum 與 Dunning 於 1956 研究指出，持續性抽吸較間歇式抽吸對於呼吸道黏膜組織的損傷較大，但較近期於 1991 年 Czarmik 的研究則指出，兩者並無明顯的差異，雖目前沒有足夠的研究結果支持，但臨床實作者依照經驗推論，認為持續性抽吸方式的效果較好，而間歇式抽抽吸可能造成痰液滑落，甚至掉至呼吸道的深處，因此目前臨床上大多採行持續性抽吸。

➲ 注意事項

1. 抽痰若由鼻咽抽吸時，病人的姿勢，最好能抬高床頭 45°~60°，或抬高床頭 10~12 吋的高度，以維持頸部成伸展 (extension) 的姿勢，以利抽痰管的放入。

2. 若由氣切造瘻管處進行抽痰，抽痰前需確立氣囊是呈充氣的狀態，切勿放氣以免因抽痰時刺激引發嘔吐反射導致吸入性肺炎的產生。

3. 抽痰前需先確立病人並無下列抽痰的禁忌：嚴重的缺氧、極不穩定的心肌梗塞、顱內壓過高，因抽痰可能使上述病況惡化。

4. 痰液過於黏稠時的處置：

   (1) 處置：當病人呼吸道內的痰液過於黏稠，而於人工氣道內抽痰時，抽痰管不易放入感受有明顯阻力時，可將生理食鹽水 (N/S, normal saline, 0.9% saline) 或 half saline (0.45% saline) 3~5mL，以無菌空針將之注入氣管內插管或氣切造瘻管內，再利用 Ambu bag 給予高濃度氧氣擠壓 4~5 次後，再進行抽吸痰液的動作。

   (2) 注入無菌液稀釋痰液的顧慮：注入無菌液稀釋痰液，可能在注入時刺激導致引發咳嗽或支氣管痙攣；再則，因無法完全抽吸注入量，而使得液體堆積於呼吸道內，增加阻塞及感染的可能，由於以上的顧慮，注入無菌液稀釋痰液的方式，通常用於病人痰液極為黏稠時的處置，而不作為常規性處置。

   （註：研究指出與指引建議，使用生理食鹽水稀釋痰液的做法，有增加感染的機會，且無法將打入的量全數抽出，可能沉積於肺臟的深部，可能導致肺擴張不全及心跳變慢、血壓下降、氧合狀態變差，故不建議此種做法列為常規，而是在病人痰液過於黏稠時的處置方法之一 (Blackwood, 1999; Care, 2010; Jablonski,1994; Kinloch, 1999; Pedersen, Rosendahl-Nielsen, Hjermind, & Egerod, 2009; Raymond, 1995)。

   (3) 抽痰術的合併症：

      A. 血氧過低 (hypoxemia)：可能因選擇的抽痰管之管徑過大，或抽吸的時間過長（超過 10~15 秒）所引發，此外兩次抽吸的間隔，最好間隔 3 分鐘以上，避免抽出過多的氧氣或影響換氣導致低血氧症。

B. 呼吸道黏膜的損傷 (airway trauma)：抽吸的壓力過大（通常是指大於 500mmHg）(Griggs, 1998) 或持續性的抽吸方式，皆可能損傷到呼吸道的黏膜，特別是血小板低下或凝血機能異常的病人，可能因抽吸導致呼吸道黏膜的受損而出現咳血的情形。

C. 迷走神經的刺激 (vagal stimulation)：插入的抽痰管若深度過深，可能觸及隆凸（即左、右主支氣管的分叉處），此處有迷走神經的分布，刺激的結果，可能導致心跳速率過慢 (bradycardia)，或導致低血壓 (hypotension) (Fiorentini, 1992; Griggs, 1998)，因此抽痰管放入若觸及隆凸，應回抽 1~2 公分。

D. 肺擴張不全 (atelectasis) 或肺塌陷 (lung collapse)：使用抽痰管的管徑過大，繼之使用抽吸的壓力過大，抽出過多的氣體，使得「功能性肺餘容量」(functional residual capacity, FRC) 的降低，或是痰液過於乾燥阻塞，造成肺擴張不全，嚴重可能導致肺塌陷。

E. 感染 (infection)：可能因未遵守無菌技術所致。

參考資料 References

王瑋等 (1998)·台北榮民總醫院護理技術標準：護理手冊（二版）·華杏。

台大醫院護理部 (1997)·台大護理技術－基護與專技標準（二版）·華杏。

洪麗珍等 (2004)·內外科護理技術（五版）·匯華。

陳冠如、羅彩鳳、陳慧容、王文玲 (2004)·抽痰技術現況之探討·長庚護理，15(1)，58-64。

蔡玲君、柯雅妍、游秀珍、林玫君、游金靖、李婉萍、施佳玟、鐘淑英、楊碧珠、陳煥華、白麗雯、曾佳珍、潘美蓉、林英姬、李純華、杜玲、何怡儒、陳姿妃、鄭慧菁…藍麗美 (2013)·新編內外科護理技術（二版）·華格那。

Barnes, T. A. (1994). *Core textbook of respiratory care practice* (2nd. ed., pp.215-217). St. Louis: Mosby.

Blackwood, B. (1999). Normal saline instillation with endotracheal suctioning: Primun non nocere (first do not harm). *Journal of Advanced Nursing, 29*(4), 928-934.

Branson, R. D., Campbell, R. S., Chatbum, R. S., & Covington, J. (1996) Endotracheal suctioning of mechanically ventilated adults and children with artificial airway. *In AARC Clinical Practice Guideline.*

Boggs, R. L., & Wooldridge-King, M. (1993). *AACN procedure manual for critical care* (3rd ed.). W. B. Saunders.

Care, A. A. f. R. (2010). AARC Clinical Practice Guidelines. Endotracheal suctioning of mechanically ventilated patients with artificial airways 2010. *Respiratory care, 55*(6), 758.

Chulay, M. (2005). Suctioning: Endotracheal or tracheostomy tube. In D. Wiegand, & K. K. Carlson (Eds.), *AACN procedure manual for critical care* (pp. 62-70). Elservier.

Cuthbertson, S., & Kelly, M. (2007). Support of respiratory function. In D. Elliott, L. M. Aitken, & W. Chaboyer (Eds.), *ACCCN's critical care nursing* (pp. 32-70). Elservier.

Czarnik, R. E., Stone, K. S., Everhart, C. C., & Preusser, B. A. (1991). Deferential effects of continuous intermittent suction on tracheal tissue. *Heart & Lung, 20*(2), 144-151.

Dailey, R. H., Young, G. P., Simon, B., & Steward, R. D. (1992). *The airway emergency management* (pp.51-53). Mosby.

DeWit, S. C. (1994). *Rambo's nursing skills for clinical practice* (4th. ed., pp.1049-1053). W. B. Saunders.

Field, J. M., Hazinski, M. F., Sayre, M. R., Chameides, L., Schexnayder, S. M., Hemphill, R., Samson, R. A., Kattwinkel, J., Berg, R. A., Bhanji, F., Cave, D. M., Jauch, E. C., Kudenchuk, P. J., Neumar, R. W., Peberdy, M, A, Perlman, J. M., Sinz, E., Travers, A. H., Berg, M. D., ... Vanden Hoek, T. L. (2010). Part 1: Executive summary: 2010 American Heart Association guidelines for cardiopulmonary resuscitation and emergency cardiovascular care. *Circulation, 122*(18_suppl_3), S640-S656.

Fiorentini, A. (1992). Potential hazards of tracheobronchial suctioning. *Intensive Critical Care Nursing, 8*(4), 217-226.

Griggs, G. (1998). Tracheostomy: Suctioning and humidification. *Nursing Standard, 13*(2), 49-53, 55-56.

Hagler, D., & Traver, G. (1994). Endotracheal saline and suction catheters: sources of lower airway contamination. *American journal of critical care, 3*(6), 444-447.

Hess, D. R., & Kacmarek, R. M. (2014). *Essential of mechanical ventilation* (3rd ed.). McGraw-Hill.

Jablonski, R. (1994). The experience of being mechanically ventilated. *Qualitative Health Research, 4*(2), 186-207.

Kinloch, D. (1999). Instillation of normal saline during endotracheal suctioning: Effects on mixed venous oxygen venous oxygen saturation. *American Journal of Critical Care, 8*(4), 231-240.

Mims, B. C., Toto, K. H., Luecke, L. E., & Roberts, M. K. (2003). *Critical care skills- a clinical handbook* (2nd ed.). W. B. Saunders.

Moore, T. (2003). Suctioning techniques for the removal of respiratory secretions. *Nursing Standard, 18*(9), 47-53.

Pedersen, C. M., Rosendahl-Nielsen, M., Hjermind, J., & Egerod, I. (2009). Endotracheal suctioning of the adult intubated patient-What is the evidence? *Intensive and Critical Care Nursing, 25*(1), 21-30.

Perry, A. G., & Potter, P. A. (2013). *Clinical nursing skills and techniques* (8th ed.). Mosby.

Proehl, J. A. (1993). *Adult emergency nursing procedure*. Boston: Jones & Barlett.

Raymond, S. J. (1995). Normal saline instillation before suctioning:Helpful or harmful? A review of the literature. *American Journal of Critical Care, 4*, 267.

Reber, A., Engberg, G., Wegenius, G., and Hedenstierna, G. (1996). Lung aeration: the effect of preoxygenation and hyperoxygenation during total intravenous anaesthesia. *Anaesthesia, 51*(8), 733-737.

Smith, S. F., & Duell, D. J. (2016). *Clinical nursing skills-basic to advanced skills*(9th ed.). Appleton & Lange.

Thelan, L. A., Urden, L. D., Lough, M. E., & Stacy, K. M. (1998). *Critical care nursing* (3rd. ed., pp.701-702). Mosby.

Urden, L. N., Lough, M. E., & Stacy, K. M. (2015). *Priorities in critical care nursing* (7th ed). Mosby.

Wood, C. J. (1998). Endotracheal suctioning: A literature review. *Intensive and Critical Care Nursing, 14*(3), 124-136.

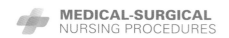
10-5 密閉式胸腔引流系統
(Closed Chest Drainage System)

修訂｜王俞蓉

⊃ 學習目標

1. 了解放置胸腔引流管的目的及原理。

2. 正確說出胸腔引流系統的連接方式。

3. 知道如何協助胸管插入及移除。

4. 了解胸管插入後的護理注意事項。

5. 正確的執行胸腔引流瓶更換技術。

⊃ 目 的

1. 移除肋膜腔或縱隔腔內的空氣、液體、和／或血液。

2. 恢復肋膜腔內的負壓，以助塌陷的肺再度擴張。

3. 減輕因肺部塌陷所引起的呼吸窘迫。

4. 改善肺部的換氣和灌流。

5. 了解肋膜腔或縱隔腔引流物的性質和量。

⊃ 適應症

氣胸 (pneumothorax)、血胸 (hemothorax)、氣血胸 (pneumohemothorax)、膿胸 (pyothorax or empyema)、肋膜積水 (pleural effusion)、胸腔手術後。

⊃ 學理背景

密閉式胸腔引流系統是藉由插入胸管及密閉式胸腔引流來讓肺部經由重力和抽吸的原理移除肋膜腔內的空氣、液體、血液，以恢復肋膜腔內的負壓，使肺再度擴張，也用於心臟手術後排除縱隔腔內的液體。當 (1) 引流量減少至每 24 小時 50~70c.c.；(2) 個案的呼吸情況已改善；(3) 引流瓶內液體有增加，但液面不隨呼

吸而上下移動，經醫師評估有重新置放胸管時；(4) 引流瓶內不再有氣泡；(5) 或胸部 X 光顯示肺部已完全擴張，醫師就會考慮將胸管移除。

　　胸腔引流系統有各種不同形式，目前臨床上多為單次使用拋棄式，包含單瓶、雙瓶、三瓶（圖 10-41）。

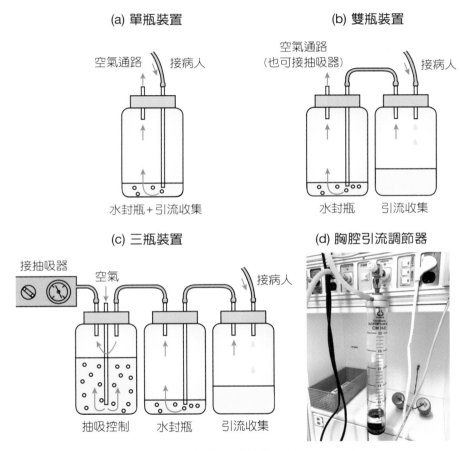

> 圖 10-41　各種不同形式的胸腔引流系統

　　胸腔引流管（或多瓶裝置的連接管）接到引流瓶的長透明塑膠管，引流瓶內倒入無菌蒸餾水至透明塑膠管埋於水下 2~3 公分（超過 2~3 公分會增加呼吸工）。空氣或液體可以藉重力引流出來，且不會再被吸回去，其水封原理為防止空氣跑回肋膜腔，維持密閉的胸腔引流。透明塑膠管液面在胸管剛插入、呼氣或咳嗽時會有小小的泡泡，透明塑膠管液面若有連續不斷的泡泡，可能表示引流系統有漏氣，要檢查管子、所有接頭及胸管插入口縫線等處，以確知是否有漏氣的情形。

正常狀況下玻璃管內的液面會隨呼吸上下起伏（自發性呼吸：吸氣時上升，呼氣時下降；使用正壓呼吸器時正好相反）。

單瓶系統：單瓶系統可用來引流肋膜內的空氣或少量液體（見圖 10-45(a)）。將胸腔引流管接到引流瓶的長塑膠管／病人端，另一短塑膠管／抽吸端 (vaccum) 用來通氣用，以免瓶內壓力累積影響引流。同一個瓶子當成水封瓶與引流瓶，水封瓶需倒入無菌蒸餾水 300 ml，水面需於長塑膠管下 2~3 公分，同時也用來收集引流物。單瓶系統有兩個缺點：(1) 當液面因引流液增加而升高時，會增加呼吸工；(2) 當空氣和血液一起引流出來時，形成泡沫，測量時會有困難。使用雙瓶系統可以解決以上兩個缺點。

雙瓶系統：雙瓶系統一個瓶子當引流瓶，引流瓶可以收集氣體和液體，另一個瓶子當水封瓶，水封瓶上的短塑膠管可以和大氣相通也可以接上胸腔引流調節器（見圖 10-45(b)(d)）。這種裝置的優點是可以保持水封瓶內的透明塑膠管埋在液面下的深度固定，也可以很正確的測量引流液的量。

三瓶系統：最安全的調節抽吸壓力的方法是三瓶裝置（見圖 10-45(c)），包括引流瓶、水封瓶和抽吸控制瓶。抽吸控制瓶內透明塑膠管在液面下的深度決定抽吸力量，依醫囑而定，通常是 20 公分。使用三瓶裝置的優點是當抽吸壓力增加時，並不會增加肋膜腔內負壓。

◌ 專業界定

1. 胸管的插入及移除由醫師執行，護理人員於插入及移除過程中協助醫師。

2. 胸腔引流瓶的更換則由護理人員獨立完成。

◌ 護理關懷

1. 插管前特別注意提供病人和／或家屬情緒上的支持，給予提問的機會，以減輕焦慮。

2. 依醫囑於胸管插入或移除胸管前 15~30 分鐘給予止痛劑。

3. 鼓勵病人若有任何不適，立刻告知護理人員。

⊃ **設備及用物** （下列技術以單瓶裝置為例）

1. 協助胸管插入用物：

   (1) 胸管插入包（NO.11 刀片及刀柄、持針器、1-0 或 2-0 黑絲線縫線 3 條、
   止血鉗、剪刀、拋棄式洞巾、治療巾、彎盆）................................1 包

   (2) 胸管（氣體：16~24Fr.，液體：28~36Fr.）................................1 條

   (3) 引流管約 6 呎（附橡皮筋 1 條，夾子 1 個）、接管 ....1 套

   (4) 胸腔引流瓶 ....1 個

   (5) 引流瓶架（或引流瓶座）..1 個

   (6) 無菌手套 ....1 副

   (7) 無菌蒸餾水 ....1 瓶

   (8) 酒精性優碘及 75% 酒精或克菌寧 ....1 瓶

   (9) 無菌棉棒 ....1 包

   (10) 10mL 空針（18~20G 針頭抽麻醉劑、25~27G 針頭注射麻醉劑）.......1 支

   (11) 2% xylocaine ....1 瓶

   (12) 4×4 Y 型紗布（或凡士林紗布）......................................1 包

   (13) 4×4 紗布 ....1 包

   (14) 無切膠布／紙膠／宜拉膠布／ OP site ....1 捲

   (15) 彎盆或塑膠袋 ....1 個

   (16) 止血鉗（附保護套）..2 支

   (17) 抽吸器或壁式胸腔引流調節器 ....1 台（或 1 支）

2. 更換胸腔引流瓶用物：

    (1) 胸腔引流瓶 ....1 個

    (2) 無菌蒸餾水 ....1 瓶

    (3) 止血鉗（附保護套） ....2 支

    (4) 無切膠布 ....1 捲

    (5) 滾子 (roller) ....1 把

3. 協助胸管移除用物：

    (1) 拆線包 ....1 包

    (2) 無菌手套 ....1 副

    (3) 酒精性優碘及 75% 酒精或克菌寧 ....1 瓶

    (4) 無菌棉棒 ....1 包

    (5) 拋棄式治療巾 ....1 條

    (6) 止血鉗 ....1 支

    (7) 凡士林紗布 ....1 包

    (8) 4×4 紗布 ....1 包

    (9) 無切膠布／宜拉膠布 ....1 捲

    (10) 彎盆或塑膠袋 ....1 個

    (11) 培養管（需要時） ....1 支

⊃ 步驟及說明

步　驟	說　明
（一）協助胸管插入 1. 由醫師向病人和／或家屬解釋插胸管的目的及過程（包括局部麻醉）。 2. 取得同意書。 3. 洗手。 4. 準備用物。 　(1) 打開無菌蒸餾水。 　(2) 打開無菌胸腔引流瓶蓋。 　(3) 將無菌蒸餾水倒入胸腔引流瓶內，使引流瓶的長透明塑膠管埋於液面下約 2~3 公分。	(3)-1 預防空氣進入肋膜腔。若長透明塑膠管埋於液面下太深（超過 2~3 公分），將會增加呼吸工（圖 10-42）。

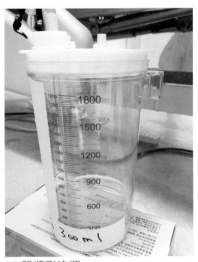

(a) 單瓶引流瓶

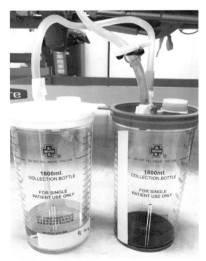

(b) 雙瓶引流瓶

> 圖 10-42　胸腔引流瓶

　(4) 蓋緊引流瓶蓋，並以無切膠布封緊瓶蓋（進水蓋）連接處。

步　驟	說　明
(5) 沿著引流瓶上的刻度旁於瓶外直貼膠布，需露出刻度與瓶身刻度呈垂直，並在水平面作記號，並於水平面記號的下方，寫上日期、時間、水量及簽名。	(5)-1 以利評估引流液量。
5. 攜用物至病人單位，核對病人。	
6. 拉上圍簾。	
7. 協助病人準備姿勢，露出穿刺部位，患側手臂上舉於頭上固定。	7-1 病人姿勢—協助病人採半坐臥，並暴露出穿刺部位。 7-2 穿刺部位為腋前線至腋中線第4~5或5~6肋間。
8. 打開胸管插入包，協助醫師消毒、局部麻醉、插胸管。插胸管前應先以包有橡皮護套之止血鉗 (Kelly) 夾住胸管，等放置位置正確，並和引流系統連接後才可放開。	
9. 先將雙錐形塑膠接管與外科接管／引流管連接，並將引流管的另一端接到胸腔引流瓶長透明塑膠管／病人端出口。打開短塑膠管端／抽吸端蓋子與大氣相通。將胸管與雙錐形塑膠接管連接，並將胸管、雙錐形塑膠接管與引流管以無切膠布用跨橋式的兩端固定法連接（圖10-43）。引流瓶要低於插入部位60~90公分（將引流瓶放在引流瓶架或引流瓶座）。	9-1 預防脫落導致氣體進入肋膜腔，且仍可從未被膠布蓋住之玻璃／塑膠接管處觀察引流液（目前有些引流管可以清楚看見引流液）。引流瓶低於病人胸部，以促進重力引流並避免回流。 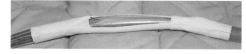 > 圖 10-43　跨橋式的兩端固定法
10. 以無切膠布封緊引流管與胸腔引流瓶長透明塑膠管端連接處。	10-1 短塑膠管的開口目的為與大氣相通，維持水下引流功能（圖10-44）。

步　驟	說　明

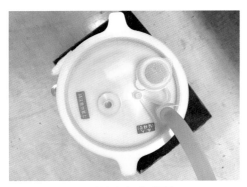

> 圖 10-44　引流瓶短塑膠管

11. 教導病人深吸一口氣然後用力呼出或咳嗽，測試胸管功能及觀察引流管是否通暢。

12. 觀察引流液量、速度、和病人生命徵象。

13. 協助醫師將胸管縫合於皮膚上。

14. 敷料覆蓋：先置放一塊凡士林紗布再放置 Y 紗在胸管下），再覆蓋 2~3 塊 4×4 紗布在胸管上。

15. 用紙膠密封固定敷料。

16. 用無切膠布或宜拉膠架橋固定胸管在貼有 OP site 的皮膚上（圖 10-45）。

11-1 長塑膠管液面在胸管剛插入、呼氣和咳嗽時會有小氣泡冒出，或液面隨呼吸上下伏動。

12-1 若引流液量很多，或不論吸氣與呼氣皆不斷有氣泡冒出，或液面不會隨呼吸上下伏動，需視情況通知醫師處置。

13-1 預防胸管脫出。

16-1 因無切膠布直接黏貼在病人皮膚上，容易造成皮膚傷害，可以先貼 OP site，再貼上無切膠布，以保護皮膚。

16-2 預防牽扯胸管及胸管脫出。

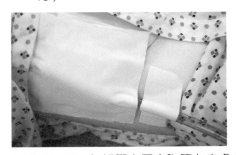

> 圖 10-45　無切膠布固定胸管在皮膚上

步　驟	說　明
17. 視引流瓶裝置功能，若有必要則依醫囑將引流瓶接到抽吸器或胸腔引流調節器，並依醫囑調節抽吸壓力。	17-1 抽吸控制瓶中的水要適時的添加，以維持預定的抽吸壓力。
18. 可用橡皮筋及夾子（或止血鉗）固定引流管在床單上，由床沿至引流瓶處之引流管不形成環狀下垂，以利引流。	18-1 引流管不可受壓或扭曲，長度要足夠讓病人在床上翻身或坐起。床旁應備有止血鉗，以便緊急狀況時使用。
19. 協助病人整理衣物，若無禁忌，可讓病人維持半坐臥式。	19-1 有助空氣、液體或血液排出，同時橫膈膜下降，呼吸較容易。
20. 移除用物。	
21. 依醫囑照胸部 X 光。	21-1 確定胸管的正確位置。
22. 洗手。	
23. 記錄：胸管插入日期、時間，插管醫師、部位、胸管號碼、固定公分數、何種引流裝置、抽吸力量大小、液面是否隨呼吸上下移動或氣泡冒出、引流物的性質、量和顏色、病人忍受程度、插胸管前後呼吸的改變、是否有照胸部 X 光或採檢體送檢。	

（二）胸腔引流瓶更換

1. 洗手。
2. 準備用物：
   (1) 打開無菌蒸餾水。
   (2) 打開胸腔引流瓶蓋。

步　驟	說　明
(3) 將無菌蒸餾水倒入胸腔引流瓶內，使引流瓶的長透明塑膠管埋於液面下約 2~3 公分（約 300 ml）。	(3)-1 預防空氣進入肋膜腔。若長透明塑膠管埋於液面下太深（超過 2~3 公分），將會增加呼吸工。
(4) 將引流瓶蓋好，並以無切膠布封緊瓶蓋連接處。	
(5) 延著引流瓶上的刻度旁於瓶外直貼膠布，需露出刻度與瓶身刻度呈垂直，並在水平面作記號，並於水平面記號的下方，寫上日期、時間、水量及簽名。	(5)-1 以利評估引流液量。
3. 將用物攜至病人單位。	
4. 向病人和／或家屬解釋更換胸腔引流瓶的目的及過程。	
5. 請病人深呼吸。	
6. 於吐氣末用止血鉗在近病人端的引流管上夾住（另一支和第一支左右交叉，夾在第一支下面約 2.5 公分處），時間勿超過 1 分鐘。	6-1 若空氣或液體無法排出，可能造成張力性氣胸。
7. 將引流管與舊的引流瓶分開。	
8. 將引流管接至新引流瓶長透明塑膠管上的接頭。	
9. 鬆開止血鉗，告訴病人可以正常呼吸，觀察引流管是否通暢。確認功能正常後，再以無切膠布封緊引流管與胸腔引流瓶長透明塑膠管端之連接處。擠壓法 (milking) 或擠通法 (stripping) 的使用依醫囑或單位規定施行。	9-1 觀察長玻璃管內的液面是否隨病人呼吸而上下起伏（自發性呼吸：吸氣時上升、呼氣時下降；使用正壓呼吸器時正好相反）。波動停止時，可能原因：引流管阻塞或受壓，或肺部已完全擴張。

步　驟	說　明
(1) 擠壓法：若有較稠的積液、血塊阻塞引流管時，必要時可使用雙手交替由引流管之上方向下方擠壓、放鬆管子，以利疏通管路（圖 10-46）。	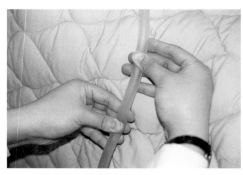 ＞ 圖 10-46　擠壓法
(2) 擠通法：一手固定靠胸部之引流管，另一手取 Roller 或用手向引流瓶方向擠壓（圖 10-47）（必要時可用 lotion、KY Jelly、凡士林潤滑）。	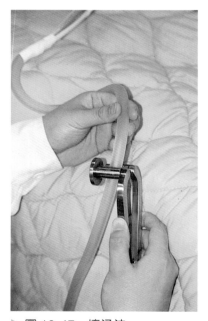 ＞ 圖 10-47　擠通法

10. 以止血鉗或夾子固定好引流管（保持引流管垂直），將引流瓶放在引流瓶架或引流瓶座或不易被踢到之處。

11. 整理用物（將舊引流瓶放到汙物室感染物品收集區）。

12. 洗手。

步　驟	說　明
13. 記錄：胸管號碼、固定公分數、引流物之性質、量、顏色、功能及病人反應。	
（三）協助胸管移除	依醫囑於移除胸管前 15~30 分鐘給予止痛劑。
1. 洗手。	
2. 準備用物攜至病人單位。	
3. 核對病人。	
4. 向病人和／或家屬解釋胸管移除的原因及過程。	
5. 拉上簾子。	
6. 協助病人準備姿勢（半坐臥式－躺向床緣或無胸管側）。	
7. 打開拆線包。	
8. 準備好凡士林紗布和 2~4 塊 4 X 4 紗布。	8-1　移去胸管時，需立刻蓋上敷料以預防空氣進入肋膜腔。
9. 協助醫師拔除胸管：	
(1) 鬆開敷料，協助醫師消毒皮膚。	
(2) 醫師拆除縫合線，教導病人深吸氣後摒住呼吸，醫師快速拔除胸管（另一方法為：醫師剪開縫合線，胸管拔除後，把傷口上舊有縫線用力拉上使傷口閉合）。	(2)-1 摒住呼吸增加胸腔內壓力，以預防空氣進入肋膜腔。
(3) 立刻蓋上凡士林紗布，覆蓋 2~4 塊 4×4 紗布在凡士林紗布上。	(3)-1 凡士林紗布可密蓋傷口，預防空氣進入肋膜腔。
10. 用無切膠布或宜拉膠布固定敷料。	
11. 協助病人整理衣物及舒適臥位。	
12. 移除用物。	

步　驟	說　明
13. 依醫囑照胸部 X 光。	13-1 通常於胸管拔除後 4 小時再照 X 光，以評估肺部擴張情形。
14. 洗手。	
15. 記錄：胸管拔除日期、時間、拔管醫師、引流物的性質和量、病人反應，拔胸管前後呼吸的改變、是否有照胸部 X 光或採檢體送檢。	

⊃　注意事項

1. 搬運病人過程，不需以止血鉗夾住引流管，只需自然水下引流低於傷口處，以免造成張力性氣胸。

2. 若引流管不小心和引流瓶鬆脫時，應立即用止血鉗夾住管子，以避免張力性氣胸的產生。

3. 病人單位需備有止血鉗，以備不時之需（例如：評估漏氣、更換胸瓶時、管路鬆脫或瓶子破裂）。在拔除胸管前，可能先夾住引流管 12~24 小時，評估病人生命徵象的改變。特別注意要夾住引流管最好的時間是呼氣後。

4. 保持管子通暢，避免壓到、折到、脫垂、扭結，或讓液體積存在管子。引流管內積存引流液會影響引流效果。

5. 如果胸管不小心脫出，立刻用乾的無菌敷料或凡士林紗布覆蓋傷口，然後通知醫師。

6. 鼓勵病人經常深呼吸、咳嗽、翻身，以利引流及肺葉擴張。

7. 不建議例行性使用擠壓法 (milking) 或擠通法 (stripping) 來保持胸腔引流管的通暢。擠通法可能產生很大的負壓，會損傷肺組織；擠壓法為較安全的方法。

8. 引流量每小時大於 100 c.c. 時通知醫師。引流量太多，可能導致休克，每

小時引流量大於 200 c.c. 持續 6 小時，或是一開始引流量大於 1,500 mL，為大量血胸，宜考慮進行開胸手術。

9. 引流瓶液體太多時（1/2~2/3 時）會妨礙引流，必須更換。

10. 鼓勵並協助患側肩部及手臂運動。

11. 評估插胸管部位有無皮下氣腫 (subcutaneous emphysema)。

12. 有時臨床上會使用豬尾巴引流 (pigtail catheter)、新型胸管（單向胸腔引流閥，如 Wayne (cook) pneumothorax set，可不接胸腔引流瓶），代替傳統胸管引流系統。

參考資料　　　　　　　　　　　　　　References

何昭中、莊苹 (2019)・胸腔水下引流・於蔡秀鸞、廖張京棣總校訂，*最新實用內外科護理學*（五版，10.69-10.73 頁）・永大。

楊文琪 (2021)・密閉式胸腔引流術・於李皎正總校閱，*內外科護理技術*（七版，307-314 頁）・新文京。

陳夏蓮 (2014)・密閉式胸腔引流術及護理・於林貴滿等編著，*內外科護理技術*（八版，256-262 頁）・華杏。

陳夏蓮、葉明珍 (2020)・密閉式胸腔引流系統・於胡月娟總校閱，*內外科護理學*（六版，977-1188 頁）・華杏。

Elkin, M. K., Perry, A. G., & Potter, P. A. (2015). *Nursing interventions & clinical skills* (6th ed.). Mosby Elsevier.

Hinkle, J. L., & Cheever, K. H. (2014). *Brunner & Suddarth's textbook of Medical-Surgical nursing* (13th ed., pp. 524-528). Wolters Kluwer; Lippincott Williams & Wilkins.

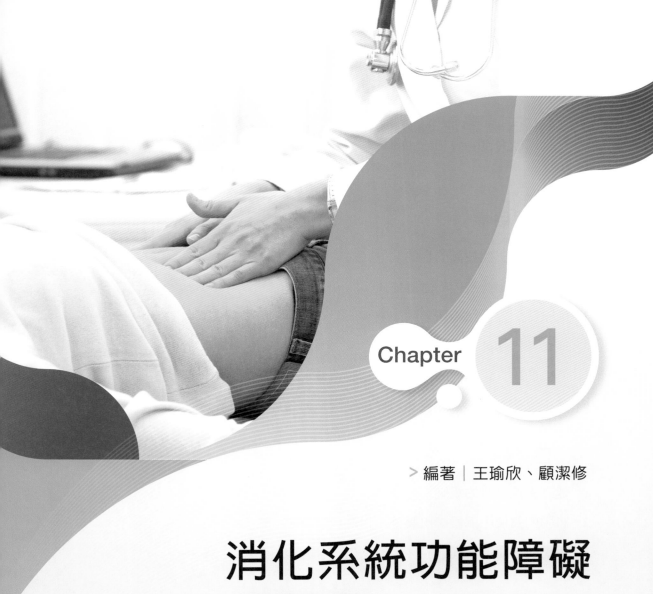

Chapter **11**

> 編著｜王瑜欣、顧潔修

消化系統功能障礙之護理

11-1　結腸造瘻灌洗

11-2　貼結腸造瘻袋

11-3　胃食道球護理

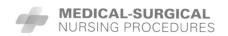

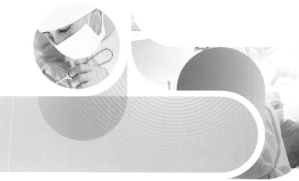

11-1 結腸造瘻灌洗
(Colostomy Irrigation)

⊃ 學習目標

1. 能正確說出此技術的目的。
2. 能正確說出此技術的適應症。
3. 能正確準備此技術所需的用物。
4. 能正確操作此技術。
5. 能協助病人以正向的態度面對結腸造瘻。
6. 能指導病人或其家屬純熟地操作結腸造瘻護理。

⊃ 目 的

1. 建立腸道排泄的規則性。
2. 將腸內糞便、氣體排出腸外，以避免阻塞。
3. 手術前之腸道準備。

⊃ 學理背景

　　某些特定的疾病或狀況需藉由外科手術將一段腸子拉出腹壁作一開口，以方便糞便的排除，結腸造瘻是為其中的一種。結腸造瘻的出口可位於整段結腸的任一部位，如升結腸、橫結腸、降結腸及乙狀結腸，有暫時性及永久性之區分，而造瘻口所在的腸段，即決定其糞便排出的堅實度。乙狀結腸或降結腸造瘻所排出的糞便為成形便，需每日灌洗來建立排便的規律性。

　　結腸因其肌肉層的特質，故可容許大量的清水或食鹽水灌洗，液體經由造瘻口灌入結腸內，如同灌腸的原理一般，可擴張腸道及刺激腸蠕動。結腸造瘻灌洗技術簡單易學，所需設備操作簡易，便於病人在家中自行灌洗，欲達規律性的排便習慣，病人需每天或每隔一天於固定時間灌洗，如控制得當，兩次灌洗間並不

會有分泌物自造瘻口中滲漏出來。成功的結腸造瘻自我灌洗，病人需符合下列五個條件：

1. 術前需有規則性的排便習慣（每天一次或少於一次）。
2. 無任何生理或先天上的限制干擾學習及操作此技術。
3. 有良好的預後（非疾病末期）。
4. 有意願執行結腸造瘻自我灌洗。
5. 浴廁有足夠的空間，可舒適地操作整個流程。

⊃ 適應症

乙狀結腸或降結腸造瘻。

⊃ 專業界定

1. 由醫師決定灌洗開始的時間及其頻率。
2. 護理人員應逐步教導病人及其家屬灌洗技術，直至其能正確執行為止。

⊃ 護理關懷

結腸造瘻影響病人身體心像甚鉅，藉由灌洗使其再獲得排便的控制感，將有助於病人心理的調適。所以護理人員在教導病人執行結腸造瘻灌洗時，態度需溫和且有耐心，並需充分的向病人解釋清楚，以減少病人的不安，並提升病人的自信。

⊃ 設備及用物

1. 結腸造瘻灌洗用具（圖 11-1、11-2）：
   (1) 盛水袋、導管、流量控制鈕、錐狀灌洗頭 ....1 組
   (2) 長型灌洗袋 ....1 個
   (3) 衣夾 ....2 個
   (4) 潤滑膏 (Jelly) ....1 條

2. 普通清水（溫度為 40.5~43℃）.. 1,000c.c.

3. 水溫計 .... 1 支

4. 拋棄式治療巾 .... 1 條

5. 沖洗棉枝 .... 1 包

6. 清潔手套 .... 2 副

7. 衛生紙 .... 數張

8. 汙物袋 .... 1 個

9. 點滴架 .... 1 架

10. 治療碗內置清水 .... 少許

11. 無菌生理食鹽水 .... 1 瓶

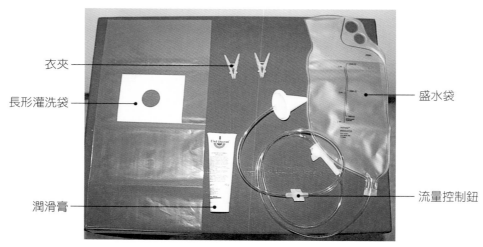

衣夾

長形灌洗袋

潤滑膏

盛水袋

流量控制鈕

> 圖 11-1

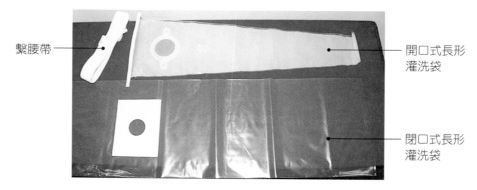

繫腰帶

開口式長形灌洗袋

閉口式長形灌洗袋

> 圖 11-2

⇒ 步驟及說明

步　驟	說　明
1. 核對醫囑。	1-1 確認病人灌洗的溶液及量。
2. 向病人解釋結腸造瘻灌洗的目的與過程。	2-1 減輕病人焦慮並取得合作。
3. 洗手。	3-1 降低感染的散布。
4. 備妥用物後帶至病人單位。	
5. 圍屏風或拉上布圍簾。	5-1 維護病人的隱私。
6. 將灌洗用物中的盛水袋、導管、流量控制鈕及錐狀灌洗頭連接妥當，盛水袋中加入 1,000c.c. 的普通清水，測溫為 40.5~43℃後，掛於點滴架上。	6-1 500~1,000c.c. 的清水即足以擴張腸道並排空內容物。 6-2 太冷的水會導致眩暈；太熱的水會使腸道或造瘻口受傷。
7. 協助病人採平躺、半坐臥或坐姿。	7-1 姿勢視病人體力與舒適度而定，以能看到護理人員操作為原則。
8. 治療巾墊於造瘻之下。	8-1 保護床單。
9. 衛生紙、汙物袋置於適當的位置。	
10. 適當暴露造瘻處。	10-1 注意病人保暖。
11. 戴手套。	
12. 動作輕柔地一手固定皮膚，一手由上往下撕除造瘻袋，棄置汙染袋中。	12-1 避免皮膚受刺激。 12-2 由上往下撕除可避免袋中汙物流出。
13. 脫手套。	
14. 以沖洗棉枝沾適量生理食鹽水擦拭造瘻袋黏貼痕跡。	
15. 再以沾有清水的沖洗棉枝清潔造瘻口及其周圍皮膚，範圍大於黏貼部位。	
16. 以衛生紙或乾棉枝拭乾。	16-1 觀察造瘻口有無紅腫、內縮、壞死及造瘻周圍皮膚情況。
17. 取長形灌洗袋撕除黏貼紙，袋尾朝向床側。	

步　驟	說　明
18. 教病人腹部用力脹起→由下往上黏貼→固定造瘻口周圍→其他部分貼平順。	18-1 腹部脹起可使腹壁更為平整以利黏貼。
19. 調整盛水袋高度，使液面至造瘻口為 45~60cm。	19-1 盛水袋距造瘻口的高度可造成一壓力差，使液體流入結腸內。
20. 戴上另一副手套。	
21. 擠出少許潤滑膏潤滑食指及整個錐狀頭。	21-1 預防造瘻口受到創傷。
22. 打開控制鈕，排除導管內的空氣。	22-1 空氣於導管中會形成氣栓。
23. 潤滑的食指伸入造瘻口 5cm，持續 3~5 分鐘後拿開。	23-1 擴張造瘻處並確認腸腔方向。
24. 將錐狀頭緩慢且穩定地插入造瘻口內，以手稍加壓力，使錐狀頭盡量與造瘻口密合。	24-1 使液體順向流入腸腔中，不會造成滲漏。
	24-2 如插入不易，先流入少量液體，再轉個方向慢慢插入。
25. 一手固定，一手打開流量控制鈕，以 5~10 分鐘的流速灌入 500~1,000c.c.。	25-1 灌入量依病人忍受度而定，一般需 500~1,000c.c. 才可擴張結腸並有效的排空。
	25-2 流速太快會導致腹部痙攣或無法在腸內充分保留足夠的液體。
	25-3 當發生腹部痙攣或噁心時，宜暫停灌液，可教導病人深呼吸，但勿移開錐狀頭，待症狀緩解後再開始灌液。
	25-4 注意勿使空氣流入造瘻內。
26. 灌完後，固定錐狀頭，加壓 3~5 分鐘。	26-1 預防液體回流。
27. 移去錐狀頭。	
28. 灌洗袋上方反摺，並以衣夾夾住。	28-1 以免回流物噴出汙染床單。
29. 脫手套。	

步　驟	說　明
30. 約需 40~60 分鐘，灌洗液可完全排出，指導病人做腹部順時鐘方向環狀按摩。	30-1 可促進灌洗液排出。
31. 完全排出後，由上往下移除長形灌洗袋，並棄置於汙物袋內。	31-1 避免袋中汙物滲漏。
32. 沖洗棉枝沾清水清潔造瘻口及其周圍皮膚，並以乾棉枝或衛生紙拭乾。	
33. 貼上造瘻袋。	33-1 避免意外滲漏、弄髒衣服及皮膚受刺激。
	33-2 若糞便已成形，且能定期排便，則僅於造瘻口上覆蓋紗布即可。
34. 整理病人衣服及病人單位，協助其採舒適臥位。	
35. 整理用物，盛水袋、導管、錐狀灌洗頭以清水洗淨、晾乾，灌洗引流出的汙物倒入馬桶中沖掉。	
36. 洗手。	
37. 記錄：灌洗時間、溶液量、回流液的性狀及量、造瘻口及周圍狀況，病人反應及接受指導情形。	37-1 記錄左列資料以作為爾後灌洗之參考。

⊃　注意事項

1. 飯後 1 小時配合十二指腸結腸反射，為較佳的灌洗時間，但仍需以病人合適的時間為優先考量。

2. 病人若有足夠的體力，可坐於馬桶上執行灌洗。此時需選擇尾端為開口的灌洗袋，並將尾端放入馬桶中，灌洗袋的高度則調整為其底部與肩同高。

3. 流速太快或水溫太高、太低，均會引起腹部不適。

4. 當洗灌時發現造瘻口狹窄或流入的水不易流出時，需通知醫師。

5. 灌洗後如於一天內仍陸續有排泄物排出，隔天灌洗時可增加灌洗液的量。

6. 施行結腸造瘻灌洗的禁忌：

   (1) 升結腸造瘻。

   (2) 近期內接受手術，而縫合處尚未癒合者。

   (3) 剩餘的結腸仍有病變，如憩室或發炎。

   (4) 嬰兒或兒童。

   (5) 衛生設備不足。

   (6) 造瘻口異常，如脫垂或疝氣。

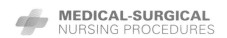
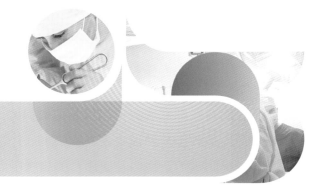

11-2　貼結腸造瘻袋

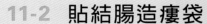

(Applying a Colostomy Appliance)

⊃　學習目標

1. 能正確說出此技術的目的。
2. 能正確準備此技術所需的用物。
3. 能剪裁一個適合病人的造瘻袋。
4. 能妥善更換病人的造瘻袋。
5. 能保持病人衣服的清潔。
6. 能指導病人或其家屬正確地貼妥造瘻袋。

⊃　目　的

1. 收集糞便，避免沾汙衣服及臭味溢出。
2. 保護造瘻口周圍皮膚，避免其受刺激，引起潰瘍。
3. 便於觀察糞便性質、顏色及量。

⊃　學理背景

　　一個完善的造瘻袋應能保護周圍皮膚、集妥排出物、無臭味散出、不顯眼及有舒適感，亦為當病人貼上造瘻袋參與任何活動時，能有一份安全感。造瘻袋種類繁多，護理人員應考量下列因素，以配合病人之所需，包括造瘻口的位置、造瘻口的形式與大小、排出物的性狀與量、腹部的輪廓與大小、造瘻口周圍皮膚狀況、用物所需的費用及病人的身體活動型態、個人喜好、年齡、靈巧度等。造瘻袋組含造瘻袋及皮膚保護膜，分為兩種型式，一種是功能合併的單一型，另一種則是特定的造瘻袋與特定的皮膚保護膜互相搭配的組合型；亦有無皮膚保護膜之造瘻袋，適用於排便時間已固定，但恐發生意外滲漏之造瘻（圖 11-3）。依使用時間分類，則有拋棄式及可再使用兩種造瘻袋；有些造瘻袋上的洞口已預先切割，

而有些則需病人自己依其造瘻口的大小再加以剪裁；值得一提的是，新造瘻口於術後的癒合過程中較為腫脹，加上鄰近腹部切口的縫線，貼造瘻袋時應小心謹慎，提防壓迫造瘻口及使癒合的組織受到損傷。

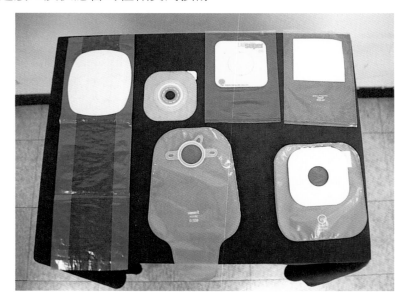

> 圖 11-3

⊃ 適應症

結腸造瘻術。

⊃ 專業界定

1. 不需醫囑。
2. 護理人員應逐步教導病人及其家屬使用造瘻袋，直至其能正確更換為止。

⊃ 護理關懷

當病人開始練習使用造瘻袋時，可能因為不熟練、焦慮、害怕看造瘻口等因素，而使得練習過程受阻，此時護理人員可循序漸進的教導病人，重複練習，以加強病人自我照顧的能力。

➔ 設備及用物

1. 造瘻袋 ....1 個

2. 造瘻尺寸表（圖 11-4） ....1 個

3. 剪刀 ....1 把

4. 筆 ....1 支

5. 拋棄式治療巾 ....1 條

6. 沖洗棉枝 ....1 包

7. 清潔手套 ....1 副

8. 汙物袋 ....1 個

9. 治療碗內置清水 ....少許

10. 無菌生理食鹽水 ....1 瓶

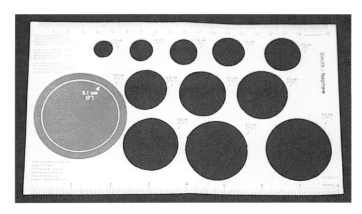

> 圖 11-4

⟲ 步驟及說明

步　驟	說　明
1. 向病人解釋貼造瘻袋的目的與過程。	1-1 鼓勵病人參與自我照顧。
2. 洗手。	2-1 降低感染的散布。
3. 備妥用物後帶至病人單位。	
4. 圍屏風或拉上布圍簾。	4-1 維護病人的隱私。
5. 協助病人採平躺、半坐臥或坐姿；如病人體力足夠，亦可採站姿。	5-1 採平躺或站立的姿勢，皮膚及造瘻袋較少有皺摺。
6. 治療巾墊於造瘻之下，汙物袋置於適當的位置。	6-1 保護床單。
7. 適當暴露造瘻處。	7-1 注意病人保暖。
8. 戴手套。	
9. 動作輕柔地一手固定皮膚，一手由上往下撕除舊的造瘻袋，棄至汙物袋中。	9-1 急速撕下易致皮膚受損。 9-2 由上往下撕除可避免袋中汙物流出。 9-3 造瘻袋內容物約 1/3~1/2 滿時即應更換，以免黏貼面鬆脫，造成滲漏。
10. 脫手套。	
11. 以沖洗棉枝沾適量生理食鹽水擦拭造瘻袋黏貼痕跡。	
12. 再以沾有清水的沖洗棉枝清潔造瘻口及其周圍皮膚，範圍大於黏貼部位。	
13. 造瘻口及周圍皮膚以乾棉枝擦拭乾淨。	13-1 觀察造瘻口有無紅腫、內縮、壞死及造瘻周圍皮膚情形。 13-2 潮濕的皮膚無法使造瘻袋貼緊。
14. 以造瘻尺寸表測量造瘻口之正確大小，以筆於造瘻袋背面黏貼紙處畫記號。	14-1 約大於造瘻口直徑 2mm，太小造瘻口易摩擦損傷，太大排出物易漏侵蝕皮膚。

步　驟	說　明
15. 持剪刀，正確剪出造瘻大小。 16. 撕去貼紙→洞口對準造瘻口→造瘻袋尾端朝下（床尾）→請病人腹部用力脹起→由下往上密合黏貼於皮膚上。	16-1 盡量排出造瘻袋內空氣，緊密黏貼可預防排出物滲漏。 16-2 如造瘻袋尾端為開口式，應將其反摺兩摺再扇形摺疊後以橡皮筋綁緊（圖 11-5）。 16-3 袋子與皮膚相接四周圍處可貼透氣膠帶，以加強固定。 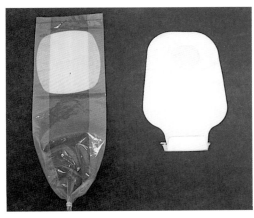 ＞ 圖 11-5
17. 整理病人衣服及病人單位，協助其採舒適臥位。 18. 整理用物。 19. 洗手。 20. 記錄：灌洗時間、溶液量、回流液的性狀及量、造瘻口及周圍皮膚狀況、病人反應及接受指導情形。	

➲ 注意事項

1. 選擇適合病人換袋子的時間，如兩餐中間，因造瘻的外觀及味道會降低病人的食慾。

2. 如造瘻處不平整，可以糊劑 (paste) 將其補平，使其有平整的表面，以利造瘻袋之黏貼。

📖 參考資料　　　　　　　　　　　　　　　　　　　　References

林美華總校閱 (2004)．*內外科護理技術*（五版）．匯華。

陳月枝總校閱 (1997)．*台大護理技術－基技與專技標準*（二版）．華杏。

陳秀勤、何雲仙、陳玉秀、楊勤熒、陳雪、郭淑芬、陳梅麗、張治瑤、葉麗娟、何雪珍、鄭秀月、江惠英、謝紅桂、張凱喬、楊星瑜、王宜華、曲天尚、陳玫君 (2019)．*新編內外科護理技術*（二版）．永大。

Harkness, G. A., & Dincher, J. R. (1996). *Medical-surgical nursing: Total patient care* (9th ed.). Mosby.

Kozier, B., Erb, G., Blais, K., & Wilkinson, J. M. (1995). *Fundamentals of nursing: Concepts, process and practice* (5th ed.). Addison-Wesley.

Perry, A. G., & Potter, P. A. (2013). *Clinical nursing skills & techniques* (8th ed.). Mosby.

Potter, P. A., & Perry, A. G. (1997). *Fundamentals of nursing: Concepts, process and practice* (4th ed.). Mosby.

Smith, S. F., & Duell, D. J. (1992). *Clincial nursing skills: Nursing process model basic to advanced skills*. Prentice Hall.

Hampton, S. (2007). Care of a colostomy. *Journal of Community Nursing, 21*(9), 20-24.

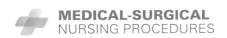
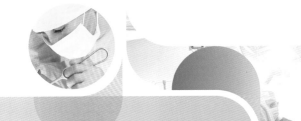

11-3 胃食道球護理
(Inserting a Gastro-Esophageal Tube; Caring of Balloon
  Tamponade Tube)

⟳ 學習目標

1. 知道如何維持食道球在消化道內的正確位置。

2. 知道食道球在消化道出血部位的功能及目的。

3. 能夠正確的準備用物。

4. 知道如何避免鼻部和食道組織的吸入和損傷。

5. 能夠評估出血的徵象。

6. 能夠提供舒適的方法。

⟳ 目 的

直接施加壓力於胃和食道靜脈曲張破裂的部位，以控制出血。

⟳ 學理背景

胃和食道靜脈曲張出血時會出現大量吐血的症狀，緊急的處理措施是使用胃食道球管施加壓力於出血的部位，所使用的胃食道球管具有三路和四路管腔的類別，其品各可以分為三種：Sengstaken-Blakemore tube、Minisota tube 和 Linton-Nachlas tube（圖 11-6、圖 11-7、圖 11-8）。

Sengstaken-Blakemore tube 為三路的管腔，三路管腔分為食道球和胃球部分，其功用是具有胃部內容物引流出的管腔（此管腔同時可以用來給予藥物）、對食道和胃部曲張的血管加壓，但是因為無食道部位內容物吸出的管腔，且病人無法吞嚥，故需要由另一鼻孔插入鼻胃管以引流唾液；Linton-Nachlas tube 亦是三路管腔，但是只具有胃球部分可以對曲張部位的血管加壓，此類管子的內部具有管腔提供予胃部和食道內容物吸出的功能，並且因為此類管子不具有食道球的

部分，故可以減少對食道部位造成壞死的情形；Minisota tube 為四路的管腔，這四路管腔除了有三路管腔之功能，則是具有食道部位內容物吸出的功能，因此不需要在另一個鼻孔插入鼻胃管，所以醫師在為病人插入 Minisota tube 時可以較容易進行。

胃食道球管的使用是為短期的治療，當出血停止後，並且經過醫師判定就可以拔除管子；有經驗的醫師若是正確的使用胃食道球管於急性的胃食道靜脈曲張出血時，可以有效的控制出血，但是病人最佳的預後結果則要視其肝功能不佳的嚴重性而定；若是反覆持續的出血則要考慮選擇其他的治療方法。近年來對於胃食道靜脈曲張出血的醫療處置，較多是以內視鏡食道硬化治療 (endosopic esophageal sclero-therapy)，因此對於使用胃食道球管加壓在出血部位的機會已經是愈來愈少。

⊃ 適應症

1. 胃部和食道部位發生靜脈曲張破裂、或是胃部和食道部接合處撕裂。導致上腸胃道出血。

2. Mallory Weiss 症候群（是一種胃食道接合處的黏膜破裂，併有嚴重的上腸胃道出血，此症狀發生在劇烈嘔吐的患者，如酗酒者）：撕裂時對內科治療沒有反應時－但非常少發生。

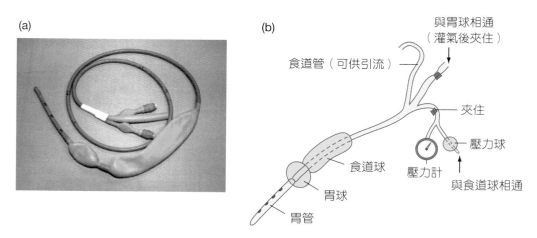

> 圖 11-6　Sengstaken-Blakemore Tube

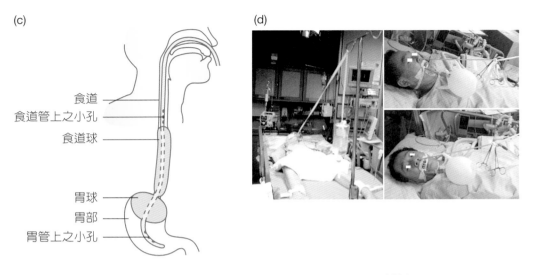

(c)

食道
食道管上之小孔
食道球

胃球
胃部
胃管上之小孔

(d)

> 圖 11-6　Sengstaken-Blakemore Tube（續）

資料來源：(a)The Singapore Medical Student Hunnypot（無日期）。(d) 新光吳火獅紀念醫院急診醫
　　　　學科 (2006)。

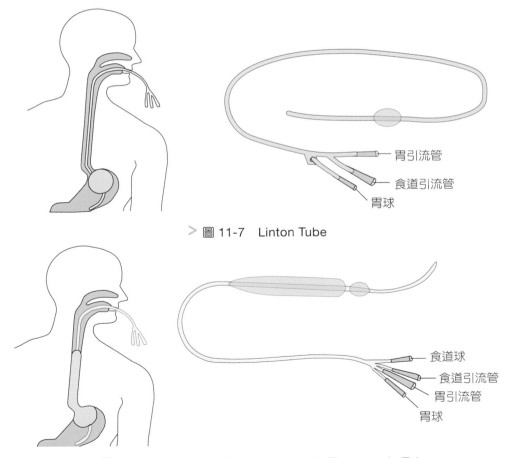

胃引流管
食道引流管
胃球

> 圖 11-7　Linton Tube

食道球
食道引流管
胃引流管
胃球

> 圖 11-8　Minnesota Esophago-gastric Tamponade Tube

⊃ 專業界定

　　當病人發生胃部和食道靜脈曲張破裂出血時應該先通知醫師，並且監測病人的生命徵象，等待醫囑開立後，護理人員準備好用物，在護理人員協助之下，由醫師將胃食道球管插入病人的胃和食道部位，之後，觀察病人有無出血的徵象及維持其舒適的需要。

⊃ 護理關懷

　　食道靜曲張出血常因食道下段及胃上部血管壓力增加所造成，病人經常會有大量吐血和解血便快速出血的情形，而導致出血性休克的急症；這是肝硬化病人主要的死亡原因之一，且第一次出血的死亡率約為 40%，之後死亡率會隨著每次出血而上升。

　　病人經由氣球填塞法控制出血時，需要絕對臥床休息，此時會以壓力器維持氣球的壓力在 25~40mmHg，並在床尾有一個 1~2 磅的牽引拉力，加強賁門處壓力；醫師持續的以生理食鹽水灌洗，可以觀察到病人流出的引流液是否已控制出血；甚至若出血沒有停止的跡象，則需考慮其他的醫療處置。

　　雖然氣球填塞術可以有效的為大多數的食道靜脈出血病人止血，但仍有一些繼發性的危險會發生，如鼻孔破皮、食道和胃黏膜潰瘍或至壞死。若氣球破裂滑脫，更可能造成呼吸道阻塞的危險性。因為鼻咽部有胃食道球，口鼻的分泌物會增加，需要經常的抽吸清除。病人因大出血處在焦慮和恐懼中，護理人員應提供支持與解釋醫療和護理的處置，為病人安排安靜的環境，經常探視，給予密切的照護，仔細評估病人是否再出血。

　　當病人可以出院時，(1) 應鼓勵病人戒酒；(2) 避免攝取粗糙、堅硬或過燙的食物，進食時需細嚼慢嚥；(3) 勿自行服用水楊酸或會造成出血傾向的藥物，以及勿使用有肝毒性的藥物；(4) 需提醒病人避免造成門脈壓力升高的情形，如：咳嗽、提重物及用力解便，並避免便祕；(5) 當出現咖啡樣殘渣嘔吐物或吐血，以及解黑便時應立即至急診求治。

➲ 設備及用物

1. 胃食道球管 .... 1 條
2. 50mL 塑膠灌食空針 .... 1 支
3. 2% Xylocaine Jelly .... 1 管
4. Y 型玻璃接管 .... 1 只
5. 橡皮引流管（長、短） .... 各 1 條
6. 塑膠袋 .... 1 個
7. 引流瓶 .... 1 個
8. 血壓計 .... 1 個
9. 止血鉗 .... 1 只
10. 剪刀 .... 1 只
11. 1~2 磅的砂袋（牽引物） .... 1 個
12. 點滴架 .... 1 只
13. 紗布繃帶 .... 1 卷
14. 膠布 .... 1 卷
15. 彎盆 .... 1 只
16. 無菌手套 .... 1 副

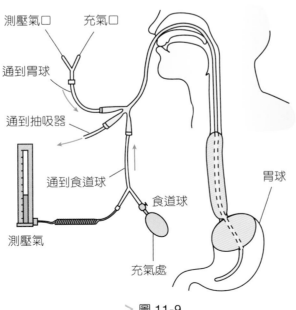

> 圖 11-9

➲ 步驟及說明

步　驟	說　明
1.　準備用物，並將其攜帶至病人單位。	1-1　以 50mL 之灌食空針注入氣體至胃球和食道球內使之鼓脹，以測試其有無漏氣的現象，若無漏氣則再將氣體完全抽空。
	1-2　將血壓計的壓脈帶移除，長的引流管分別接上血壓計和 Y 型玻璃接管，短的引流管則一端接 Y 型接管，另一端接打氣球。
2.　準備病人：	
（1）向病人及家屬解釋胃食道球管插入的目的及過程。	(1)-1　允許胃灌洗和控制出血。
（2）圍上屏風。	(2)-1　保護病人的隱私。
（3）安排病人平躺或是半坐臥，頭側向一邊。	
3.　協助醫師插入胃食道球管：	
（1）醫師洗手並穿戴手套。	
（2）以 Xylocaine Jelly 潤滑胃食道球管。	(2)-1　具麻醉性。
（3）鼓勵病人做吞嚥的動作。	(3)-1　若是病人突然主訴胸骨下部位疼痛，或是在胃部沒有聽到氣體注入聲，應該立即停止插入胃食道球管。
（4）以塑膠灌食空針由胃球管口注入空氣 50c.c.，以確定胃食道球管在胃內。	(4)-1　配合醫師聽診或是照射 X 光，以確定胃食道球管在正確的位置。
（5）以塑膠灌食空針由胃球管口注入空氣 250c.c. 後，以止血鉗夾住管口，拔出空針，並將胃食道球管稍向外牽拉至有阻力感。	(5)-1　若是出現阻力表示胃球已頂住胃的賁門部位。

步　驟	說　明
(6) 將胃食道球管的食道球管口與 Y 型玻璃接管相連接，以改裝血壓計的打氣球打入 25~40mmHg 壓力的空氣入食道球，再以止血鉗夾緊維持其壓力。	
(7) 牽引時以紗布繃帶一端綁在胃食道球管外端，另一端紗布繃帶繫緊約 1~2 磅的牽引用物後吊掛在點滴架上。	(7)-1 以膠布黏貼胃食道球管外端在鼻梁上，以固定管子（如鼻胃管固定的方法）；並於鼻孔外側以膠布標示食道球管插入的深度，以觀察和確定管子是否在正確的位置。

4. **胃食道球管留置期間的護理：**

步　驟	說　明
(1) 24~48 小時後依醫囑每 6~8 小時放鬆胃食道球 10~15 分。	(1)-1 預防食道水腫、潰瘍、壞死、呼吸窘迫的合併症；教導病人咳嗽和深呼吸運動，以擴張肺部；視需要抽吸病人口腔的分泌物，以防止造成呼吸道阻塞；隨時監測生命徵象；減壓時若有出血，應該立即加壓和恢復牽引。
(2) 依醫囑由胃抽吸管處執行冰生理食鹽水灌洗。	(2)-1 胃食道球管留置期間應該禁止由口進食必須 NPO。
(3) 隨時予以護唇膏和濕棉棒潤濕口腔和鼻腔，預防口唇乾燥和喉嚨疼痛。	(3)-1 觀察呼吸困難的現象，病人單位應該放置一只剪刀，若是胃球漏氣、破裂或充氣不足而造成食道球向上移位壓迫到咽部阻塞呼吸道時，應該立即將胃食道球管剪斷，將其抽出體外，必要時給予氧氣使用，監測生命徵象，並且通知醫師處理。

步　驟	說　明
5. **拔出胃食道球管的護理：** 　(1) 24~48 小時後若是出血已被控制，可依醫囑拔出胃食道球管，拔管前先予病人喝少許水溶性潤滑油，以免再次造成出血。 　(2) 拔出胃食道球管時，先放鬆打氣球以放鬆食道球的壓力，再以塑膠灌食空針自胃球管口抽出 250c.c. 的空氣，請醫師將胃食道球管拔出體外。 6. 整理病人單位，並將用物攜回護理站。 7. 洗手。 8. 記錄：記錄插入胃食道球管的時間、食道球的壓力、病人插入胃食道球管後的反應、生命徵象、出血情形等。	

➲ 注意事項

一、禁忌症

1. 心肺衰竭時。
2. 不明原因的上腸胃道出血。
3. 病人可以採用外科手術治療時。
4. 使用胃食道球管加壓力於出血部位失敗時。
5. 胃食道靜脈曲張出血已停止。
6. 胃部和食道部接合處近日曾接受手術治療。

二、合併症

1. 吸入性肺炎。
2. 胃球滑脫導致食道球破裂。
3. 過大的壓力和使用太久造成食道組織的水腫、潰瘍或是壞死。
4. 胃食道球管滑脫導致呼吸窘迫和呼吸道阻塞。

參考資料

References

林美華總校閱 (2004)‧*內外科護理技術*（五版）‧匯華。

候明志、林漢傑、李壽東 (1993)‧食道靜脈瘤出血治療概況與食道靜脈瘤結紮治療術‧*臨床醫學*，*31*(2)，108-112。

新光吳火獅紀念醫院急診醫學科 (2006)‧*Sengstaken-Blakemore tube*‧取自 http://www.er119.org/xoops_er119/modules/newbb/viewtopic.php?topic_id=365&forum=5

陳月枝總校閱 (1997)‧*台大護理技術－基技與專技標準*（二版）‧華杏。

Doughty, D. B., & Jackson, D. B. (1993). *Gastrointestinal disorders: Mosby's clinical nursing series*. Mosby.

Pierce, D., Wilkerson, E., & Griffiths, S. A. (1990). Acute esopheageal bleeding and endoscopic injection sclerotherapy. *Critical Care Nursing, 10*(9), 67-72.

The Singapore Medical Student Hunnypot (n.d.)‧*S-B tube*‧Retrieved from http://www.geraldtan.com/school/surginst/frameseq.html

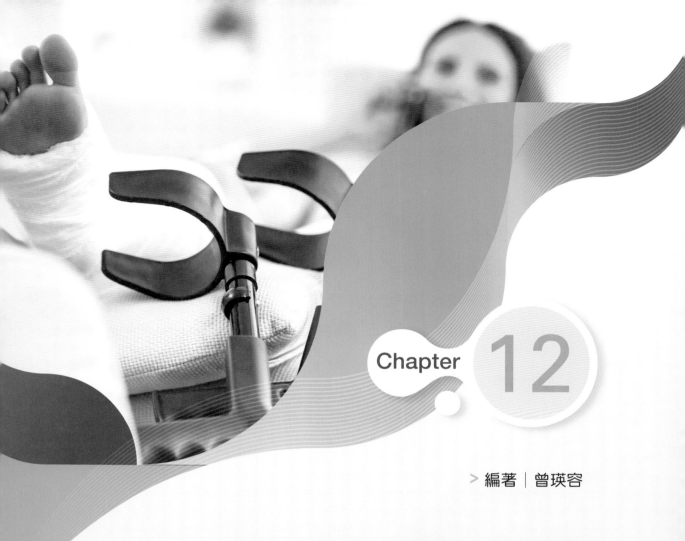

Chapter 12

> 編著｜曾瑛容

骨骼肌肉系統障礙之護理

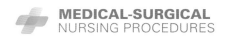
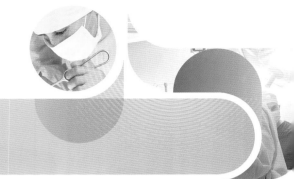
12-1 拐杖的使用
(Usage of Crutches)

⊃ 學習目標

1. 能教導病人選擇合適的拐杖。
2. 能依病人肢體障礙及身體狀況之不同正確地使用拐杖。
3. 能教導病人使用拐杖的方法及注意事項。

⊃ 目　的

1. 減輕或避免患肢負重,增加身體活動的範圍。
2. 增加病人自我照顧能力。

⊃ 學理背景

一、行走拐杖的準備動作

　　準備動作包括病人在行走拐杖前執行上肢及下肢的運動,以加強肢體肌肉的力量,及維持正確站立姿勢,是行走拐杖前的必要過程。

1. 上肢運動:

　　主要加強肩膀、肱二頭肌、肱三頭肌、背闊肌的力量,病人可執行如:舉重、俯地挺身、拉彈簧、握橡皮球、兩手撐起上身的運動(圖 12-1)等。

2. 下肢運動:

　　主要加強股四頭肌及臀肌力量,病人可執行如:股四頭肌緊縮運動、壓膝運動(圖 12-2)、直舉腿運動(圖 12-3)及抬臀運動(圖 12-4)等。

3. 站立姿勢:

　　行走拐杖前協助病人執行站立時抬頭、挺胸、縮腹、骨盆向內傾斜的動作以維持正確平衡的站立姿勢。

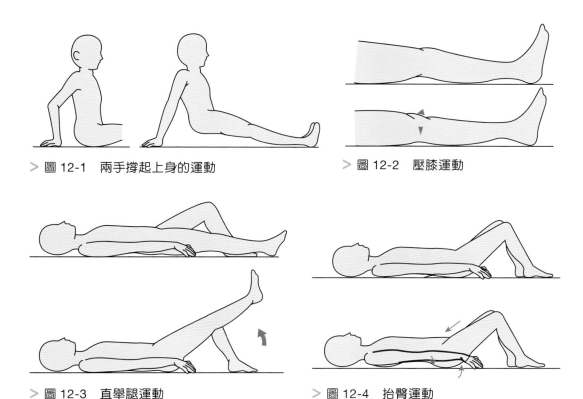

> 圖 12-1　兩手撐起上身的運動

> 圖 12-2　壓膝運動

> 圖 12-3　直舉腿運動

> 圖 12-4　抬臀運動

二、行走拐杖的安全考量

1. 標準型的拐杖具有頂端的腋橫把、中間的扶手把及可調整的底部（圖 12-5）；選擇拐杖需注意腋橫把可加裝軟質橡膠以保護腋下，扶手把可以棉捲包住，以保護手掌心，拐杖底部需加裝橡皮墊以免滑倒。

2. 拐杖的長度不宜過長或過短，過長容易造成腋窩臂神經叢受壓，而導致手臂麻木或麻痺，即拐杖麻痺（圖 12-6(a)(b)）；過短則容易造成步態不穩使病人跌倒（圖 12-6(c)(d)）。需調整扶手把的高度使手肘與手腕能夠完全伸展，以行走拐杖時肘關節能彎曲約 30° 為原則（圖 12-7）。

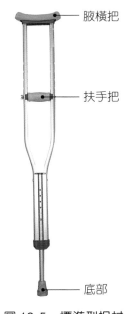

腋橫把

扶手把

底部

> 圖 12-5　標準型拐杖

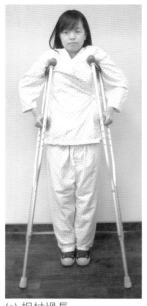 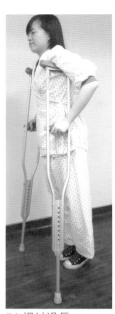 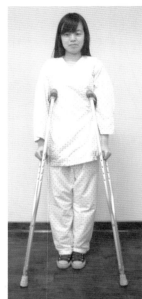 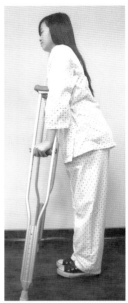

(a) 拐杖過長　　(b) 拐杖過長　　(c) 拐杖過短　　(d) 拐杖過短
　　（正面觀）　　　（側面觀）　　　（正面觀）　　　（側面觀）

> 圖 12-6　拐杖不正確長度

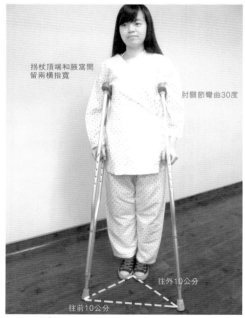 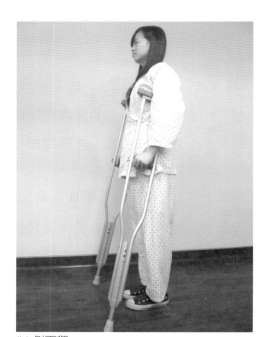

(a) 正面觀　　　　　　　　　　　　　(b) 側面觀

> 圖 12-7　拐杖正確持法：站立時拐杖底部和腳維持三角形架式

3. 病人站立時，拐杖底部和腳應維持三角形架式（圖 12-7），以保持最佳的穩定度。

4. 病人行走拐杖時應穿著適當長度的褲子及合腳防滑鞋子，不可只穿著絲襪、拖鞋及高跟鞋，以免滑倒。

5. 使用拐杖前，需注意環境的安全，應保持充足的光線、地面維持乾燥、勿打臘，不可有雜物或寵物奔走，以避免病人絆倒或滑倒。

三、拐杖長度的測量

1. 拐杖長度的測量，方法有三：

   (1) 身高減去 16 吋（約 40 公分）。

   (2) 病人平躺時，從腋下量至腳跟再加 2 吋（約 5 公分）。

   (3) 病人站立時，拐杖末端放置於雙腳大拇趾前 10 公分，再垂直向外 10 公分處，拐杖頂端與腋窩間留二橫指寬之距離（圖 12-7）。

四、行走拐杖的起始步態及操作方式

1. **行走拐杖的起始步態：**

   行走各種拐杖的步態前（除上、下階梯以外），病人站立時，應將拐杖末端放置於雙腳大拇趾前 10 公分再垂直向外 10 公分處，拐杖腋橫把與腋窩間留二橫指寬，此為起始步態。

2. **操作方式：**

   (1) 步行：行走拐杖時應以手掌的力量來支持身體的重量而非壓迫在腋下，將拐杖靠緊胸廓，肘關節彎曲約 30°（圖 12-7），病人身體微向前傾，重心放在拐杖而不是患肢，走路時抬頭向前看，而不是看自己的腳。

   (2) 坐下及站起：以患側的手握住兩支拐杖，身體往後碰觸到椅子（椅子需要是堅固的），由健側那邊的手去感受後面的椅子，慢慢降低身體而坐在椅子上，請病人將患肢伸向前方（圖 12-8）。

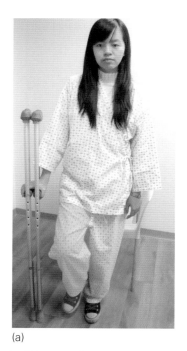 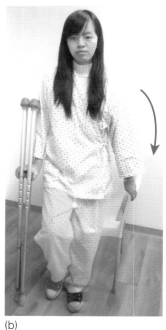 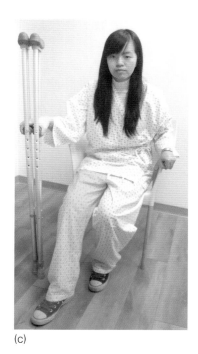

(a)　　　　　　　　　　(b)　　　　　　　　　　(c)

> 圖 12-8　坐下

　　當站起時，請病人身體往前，由患側手支撐兩支拐杖，健側手握著椅子扶手站起，重心放在健肢（圖 12-9）。

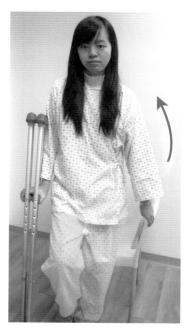

> 圖 12-9　站起

⊃ 適應症

1. 病人於下肢扭傷、上石膏、或手術治療後短暫使用。

2. 病人於先天或後天下肢骨骼肌肉異常、癱瘓、截肢後持續使用。

⊃ 專業界定

需有醫囑才可使用。

⊃ 護理關懷

護理人員需能向病人及其家人清楚解釋拐杖的功能、步驟及相關注意事項，評估病人之心理狀況，在拐杖使用過程中給予適切的心理支持。

⊃ 設備及用物

標準型拐杖 ....1 副

⊃ 步驟及說明

步　　驟	說　　明
1. 四點步態 (4-point gait)，其步驟（圖 12-10）：	1-1 是最慢且最安全的行走步態，適用於初次使用拐杖行走的病人。
	1-2 於用於病人雙腳皆可部分負重時。
	1-3 (1) 至 (4) 之步驟左右可相反，順序不可相反。
(1) 右拐杖向右腳外前方移動適當位置（步伐大小以病人舒適為原則）。	
(2) 左腳向前不超過右拐杖。	
(3) 左拐杖向左腳外前方移動適當位置（步伐大小以病人舒適為原則）。	
(4) 右腳向前不超過左拐杖。	

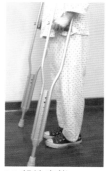 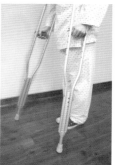 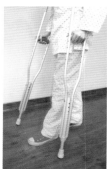 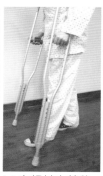 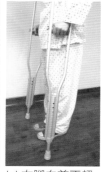

(a) 起始步態　(b) 右拐杖向前移動　(c) 左腳向前不超過右拐杖　(d) 左拐杖向前移動　(e) 右腳向前不超過左拐杖

> 圖 12-10 四點步態

步　　驟	說　　明
2. 二點步態 (2-point gait)，其步驟（圖 12-11）：	2-1 如同四點步態，速度較快，因此病人需肌肉協調較好，且臂力強。
(1) 右拐杖及左腳支持重量。	2-2 用於病人雙腳皆可部分負重時。
(2) 先移動左拐杖及右腿。	2-3 (1) 至 (3) 之步驟左右可相反，腳向前不超過拐杖。
(3) 再移動右拐杖及左腿向前。	

步　驟	說　明

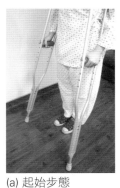 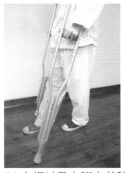 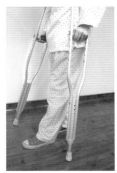

(a) 起始步態　　(b) 左拐杖及右腳向前移動　　(c) 右拐杖及左腳向前移動

> 圖 12-11　二點步態

3. 三點步態 (3-point gait)，其步驟（圖 12-12）：

　(1) 患肢微向前舉起，不往後勾。

　(2) 患肢與雙拐杖同時向前，且患肢不著地。

　(3) 健肢向前，落點不超過拐杖。

3-1　用於患肢不能負重或部分負重時。

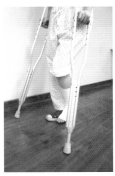 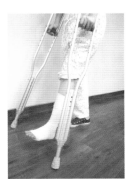 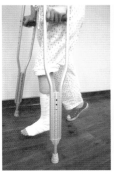

(a) 起始步態：病人微向前舉起不往後勾　　(b) 患肢不著地，與雙拐杖同時向前　　(c) (d) 健肢向前，落點不超過拐杖（患肢保持不著地，微向前舉起）

> 圖 12-12　三點步態

步　驟	說　明
4. 搖擺步態 (swing-to gait 或 Swing-through gait)，其步驟（圖 12-13）： (1) 病人利用兩拐杖支撐身體的重量。 (2) 兩拐杖向前。 (3) 兩腳滑向拐杖（swing-to gait 是指病人兩腳落點與拐杖齊平，swing-through gait 是病人兩腳落點超過拐杖）。	4-1 此種步態為快速步伐，使病人可迅速通過某處或橫越街道，因此病人需要雙手臂很有力量、平衡佳者，才可使用此種步態。 4-2 用於患肢不能負重或雙下肢無法負重時。 4-3 病人兩腳與拐杖齊平或超過拐杖，視其能力而定，一般而言 swing-through gait 是最快速亦最不穩定的步態。

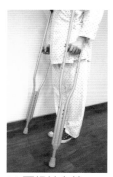 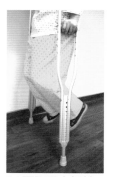 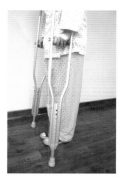 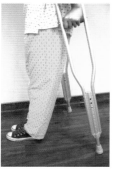

(a) 兩拐杖向前　　(b) 兩腳滑向拐杖　　(c) swing-to gait：兩腳落點與拐杖齊平不超過拐杖　　(d) swing-through gait：兩腳落點超過拐杖

> 圖 12-13　搖擺步態

5. 上階梯 (going up stairs) 其步驟（圖 12-14）： (1) 患肢微向前舉起，不往後勾。 (2) 以兩拐杖支撐體重，健肢向上。 (3) 患肢與兩拐杖齊上階梯。	5-1 上下階梯時可利用一口訣：「好人（健肢）上天堂，壞人（患肢）下地獄」來記憶病人出腿的順序，亦即上階梯時健肢先上，下階梯時患肢與拐杖先下。

步　驟	說　明

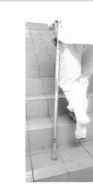 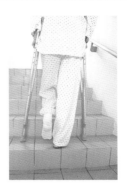

(a) 患肢微向前舉起，不往後勾　　(b) 患肢不著地，雙拐杖支撐體重，健肢向上（口訣：好人上天堂）　　(c) 患肢與兩拐杖齊上，患肢保持不著地

> 圖 12-14　上階梯

6. 下階梯 (going down stairs) 其步驟（圖 12-15）：

　(1) 患肢微向前舉起，不往後勾。

　(2) 以健肢支撐體重，患肢與兩隻拐杖齊下（患肢不著地）。

　(3) 健肢下階梯。

6-1　下階梯時，患肢往後勾易使病人重心不穩，而摔落階梯。

6-2　病人向前不宜舉得過高，如此下階梯時重心較穩。

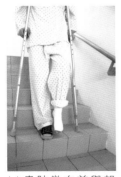 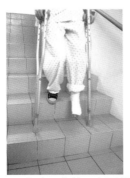 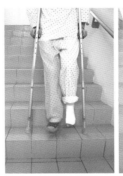

(a) 患肢微向前舉起，不往後勾　　(b) 患肢不著地，與兩拐杖齊下階梯（口訣：壞人下地獄）　　(c) (d) 健肢下階梯，患肢保持不著地

> 圖 12-15　下階梯

⊃ 注意事項

1. 第一次下床需在床沿坐一會兒，如無頭暈再下床。

2. 第一次學習行走拐杖時，護理人員可在病人腰際繫一腰帶，並站在其背後或患側，隨時協助病人維持平衡。

3. 行走拐杖不慎跌倒，可教導病人將拐杖向外側丟開，以手著地。

4. 需經常檢查拐杖底端的橡皮墊，以免因為磨損而造成跌到。

5. 物理治療師可能會依病人的狀況不同而設計不同的坐下及站立的方法，需以物理治療師教導的內容為主。

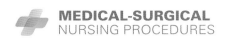
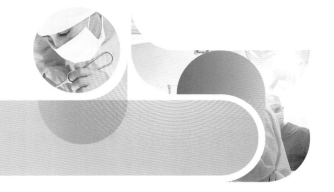

12-2 勃克氏牽引
(Buck's Traction)

⊃ 學習目標

1. 能說出勃克氏牽引之目的。

2. 能正確準備病人及所有用物。

3. 能正確操作勃克氏牽引技術。

4. 能說出勃克氏牽引之注意事項。

⊃ 目 的

1. 使患肢固定及維持制動。

2. 使下肢骨頭復位。

3. 減輕患肢肌肉痙攣造成的疼痛。

4. 減少患肢神經血管損傷。

5. 預防及矯正畸形。

⊃ 學理背景

一、牽引(traction)及皮膚牽引(skin traction)

　　牽引是指對身體某部位施加拉力，合適的拉力能克服創傷後肢體肌肉攣縮、變短、骨骼駕疊等問題，亦能維持身體於正確的對位 (alignment)（圖 12-16）。

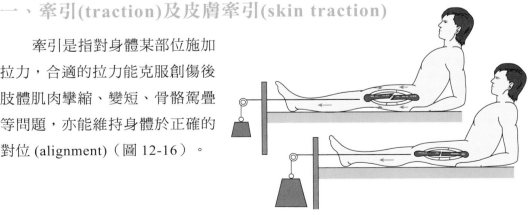

> 圖 12-16　合宜的牽引力量可將骨骼斷塊拉開，維持正確的對位

皮膚牽引 (skin traction) 是利用石膏棉捲、牽引海綿、彈性繃帶及黏性膠布等貼附於皮膚上，將牽引力量傳送至骨骼肌肉系統形成拉力，以達到牽引的效果。

皮膚牽引 (skin traction) 的種類繁多，包括：勃克氏牽引 (Buck's traction)、勒塞耳氏 (Russell's traction)、布萊安特氏牽引 (Bryant's traction)、骨盆牽引 (pelvic traction)、頸部牽引 (neck traction) 等，依不同的情況及不同的需要而有不同的選擇。

本單元所介紹之勃克氏牽引 (Buck's traction)，是將病人一腿或雙腿上施加一個直線拉力，常用於股骨頸 (femur neck) 骨折時，手術前暫時固定斷肢，並減輕肌肉痙攣及疼痛、促使肢體對位 (alignment)，是皮膚牽引中最簡單且是在臨床常使用的一種牽引方式。

二、皮膚牽引的合併症

皮膚牽引的合併症主要為腔隙症候群 (compartment syndrome) 及皮膚損傷二項。

造成腔隙症候群 (compartment syndrome) 的原因是牽引時包裹肢體過緊，使神經血管受壓迫，阻礙血循、引起腫脹，使肢端末梢發紺或發白，並有發麻、疼痛的感覺；倘若受壓迫的情況未加以處理，則缺血 4~6 小時可造成肌肉壞死；缺血 12~24 小時可造成神經不可逆的損傷。由於腔隙症候群所造成的傷害快速且嚴重，因此，給予病人皮膚牽引之後必須密切觀察其神經血管功能，一旦發現有腔隙症候群的現象，需在 6 小時內處理，以及早杜絕腔隙症候群帶來的傷害。

造成皮膚損傷的原因是由於牽引的重量是經軟組織間接地牽引骨骼，如果力量太大，就會使軟組織受到傷害。基於這些理由，通常皮膚牽引的重量為單側肢體以 6~8 磅（2~4 公斤），不超過 10 磅為原則，牽引時間維持 3~4 週為限。

➲ 適應症

病人於下背痛、股骨頸 (femur neck) 骨折、股骨粗隆 (femur trochanter) 骨折、人工關節置換術、關節炎等情形，暫時固定患肢或使患肢休息。

⊃ 專業界定

1. 需有醫囑才可使用。
2. 牽引之重量由醫師決定，不可任意增減。

⊃ 護理關懷

　　護理人員需能向病人及其家人清楚解釋皮膚牽引的功能、步驟及相關注意事項，評估病人心理狀況，在皮膚牽引使用過程中給予適切的心理支持。

⊃ 設備及用物

1. 牽引海綿 .... 1 組
2. 彈性繃帶 .... 1 捲
3. 牽引繩 .... 1 條
4. S 狀鉤 .... 1 個
5. 方型鉤 .... 1 個
6. 萬能牽引架 .... 1 台
7. 石膏棉捲 .... 1 個
8. 砂袋（視醫囑決定重量） .... 1 個
9. 小枕頭 .... 1 個

⊃ 步驟及說明

步　驟	說　明
1. 向病人解釋目的及過程。	
2. 攜用物至病人單位,將萬能牽引架架好於床尾處。	2-1 倘若病房無骨科床,可使用萬能牽引架來架設牽引裝置(以下以使用萬能牽引架的步驟為例)。
3. 兩位護理人員,其中一人以一手支托患肢踝部,另一手托住膝部,將患肢稍抬離床面並向床尾牽引(手牽引)。	3-1 護理人員採手牽引 (manual traction) 的理由是:斷肢在任何時候均需給予合適牽引,以免斷骨端傷及周圍軟組織。
4. 另一位護理人員以石膏棉捲由病人患肢足踝以上(避開足踝)先兩圈定帶,再由下往上環形包紮,包到膝蓋下緣處即停止,包紮時每層應重疊上一層的 2/3(圖 12-17)。	4-1 包裹石膏棉捲之目的在於預防下肢骨突處皮膚受摩擦,不宜過緊,以防影響血循。 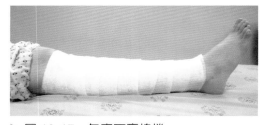 > 圖 12-17　包裹石膏棉捲
5. 將牽引海綿從患肢足底開始,呈 U 字型,足底後預留一吋(約二橫指),再沿患肢密貼,至膝蓋下緣處即停止(圖 12-18)。	5-1 預防之空間需足夠置入方型鉤或方型板,其目的在於預防下肢骨突處受摩擦。 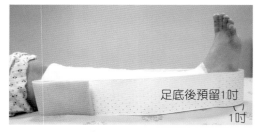 > 圖 12-18　密貼牽引海綿

步　驟	說　明
6. 以彈性繃帶由足踝以上（需完全覆蓋棉捲）先兩圈定帶，再由下往上包紮，包紮力量要均勻，彈性繃帶每層應重疊上一層的 2/3，包到膝蓋下緣處即停止，將多餘的牽引海綿反摺，以彈性繃帶包妥並固定之（圖12-19）。	6-1 包裹彈性繃帶時不宜過鬆或過緊，過鬆無固定效果；過緊則會影響血循。

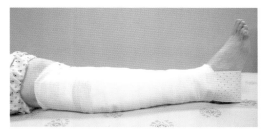

> 圖 12-19　包裹彈性繃帶

步驟	說明
7. 將牽引繩打一結（圖 12-20）固定在方形鉤上，並使方形鉤套進腳底板之牽引海棉內。	7-1 繩結打法係以一雙套結加一止結，固定效果好。

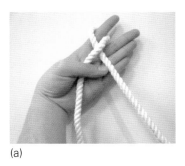

(a)

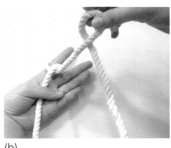

(b)

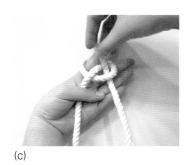

(c)

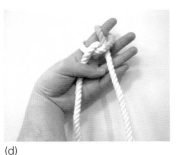

(d)

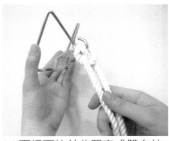

(e) 兩繩下拉並收緊完成雙套結

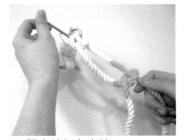

(f) 雙套結加上止結

> 圖 12-20　雙套結加止結之打法

步　驟	說　明
8. 將牽引繩置入萬能牽引架的滑輪溝中，使之下垂並打結（圖 12-21、12-22）掛上 S 狀鉤，再放上砂袋。	8-1 繩結打法係打一滑結或骨科結。 8-2 牽引繩經過處勿碰觸到任何物品。 8-3 牽引力量依醫囑而定，以皮膚能忍受的範圍：單側肢體以重量 6~8 磅（2~4 公斤）不超過 10 磅為原則，牽引時間 3~4 週。

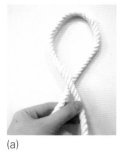 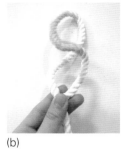 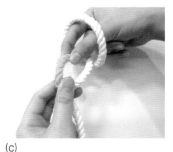 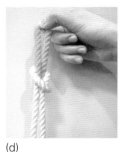

(a) (b) (c) (d)

> 圖 12-21　骨科結打法

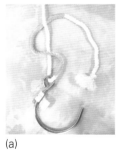 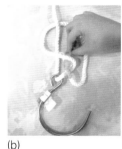 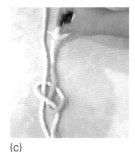 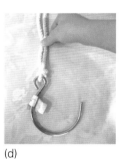

(a) (b) (c) (d)

> 圖 12-22　骨科結打法

步　驟	說　明
9. 視情況抬高床尾或放置一小枕頭於下肢（避免放置於膝膕部），並保持病人臥床於正中位置，使患肢髖關節、膝關節及踝關節與牽引線在同一直線上（圖 12-23）。	9-1 抬高床尾可增加反牽引的力量放置一小枕頭於患肢以下，可增加病人的舒適，需注意所使用之枕頭不宜過大、過厚或過硬以免壓迫膝膕部神經和血管。 9-2 患肢髖關節、膝關節及踝關節與牽引線需在同一直線上，以免影響牽引效果。

步　驟	說　明
	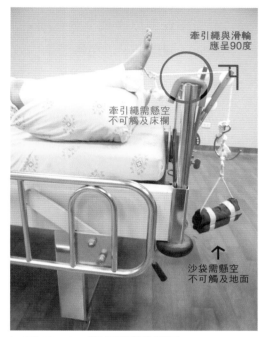 牽引繩與滑輪 應呈90度 牽引繩需懸空 不可觸及床欄 沙袋需懸空 不可觸及地面 ＞ 圖 12-23　勃克氏牽引裝置
10. 記錄牽引重量、時間、患肢末梢皮膚之顏色 (color)、溫度 (temperature)、活動情形 (motor) 及感覺 (sensory)。	10-1 為避免牽引造成的腔隙症候群 (compartment syndrome) 及皮膚損傷，定時評估牽引部位神經血管功能及皮膚狀況相當重要。

⊃ 注意事項

1. 牽引期間應加強皮膚護理、定時翻身及隨時保持床單清潔整齊，每日二次（早晚各一次）取下牽引裝置以清潔皮膚，並觀察皮膚是否有水泡、壓瘡或發白、發麻的情況，拆下牽引裝置的時間不宜過久（30分鐘內務必綁回），以免影響牽引的持續性。

2. 牽引中的肢體不可懸空於床褥外，以免造成腓腸肌過度的壓迫。

3. 倘若彈性繃帶鬆開，應將牽引裝置取下重新包紮再牽引。

4. 牽引繩應在滑輪軌道內，繩結應牢固，勿卡住滑輪。

5. 牽引繩長度以砂袋不垂在地上為原則，繩上不可加任何物品，也不可掛在床尾欄桿上，以免影響牽引效果。

6. 牽引必須維持持續性，除非有醫囑，否則不可任意間斷或鬆脫。

7. 勃克氏牽引 (Buck's traction) 不適用於病人有糖尿病足、皮膚炎、動脈硬化、嚴重的靜脈曲張或腿部潰瘍等情形，進行牽引前需事先評估。

8. 牽引期間病人需加強皮膚等長收縮及關節運動。

9. 牽引過程中需給予病人衛生之指導，如骨科便盆之使用技巧等。

10. 由於牽引造成制動，病人易心情沮喪、焦慮、睡眠形態紊亂，需多予支持，並協助其調適。

参考資料　　　　　　　　　　　　　　　　　　　　References

洪麗珍、李素貞、林貴滿等 (2004)・*內外科護理技術*（五版）・匯華。

李和惠、黃鈺雯、林麗秋、林貴滿、林素戎、方妙君、杜玲、林韋君、陳麗華、陳敏麗、蘇清菁、林笑、吳翠娥、邱飄逸、羅筱芬、蔡麗絲、黃士滋、陳學凌、陳雪…蘇淑芳 (2019)・*內外科護理學*（六版）・華杏。

胡順江 (2001)・*復健醫學與護理*・匯華。

蔡家梅 (2021)・骨骼肌肉系統功能障礙之護理・於李皎正總校閱，*內外科護理技術*（九版）・新文京。

陳月枝總校閱 (2011)・*台大護理技術*（二版）・華杏。

蔡秀鸞、陳敏麗、燕翔、陳麗華、陳亭儒、簡淑慧、簡芷茵、曾明月、黃人珍、何昭中、蔡麗紅、翁麗雀、蔡青青、張薰榕、王瑜欣、李玉秀、姜如珊、張玉珠、范君瑜…黃月芳 (2019)・*最新實用內外科護理學*（六版）・永大。

楊榮森 (2001)・*基本骨科學與創傷學*・合記。

Janzing, H., Broos, P., & Rommens, P. (1996). Compartment Syndrome as a Complication of Skin Traction in Children with Femoral Fractures. *The Journal of Trauma: Injury, Infections & Critial Care, 41*(1), 156-158.

Lane, P. L., & LeBlance R. (1990). Crutch Walking. *Orthopaedic Nursing, 9*(5), 31-38.

Mourad, L. A., & Droste, M. M. (1993). *The Nursing Process in the Care of Adults with Orthopaedic Conditions* (3rd ed.). Delmar.

Swearingen, P. L., & Howard, C. A. (1996). *Photo Atlas of Nursing Procedures*. Addison-Wesley.

The American Academy of Orthopaedic Surgeons (2015,July). *How to Use Crutches, Canes, and Walkers*. Retrieved from http://orthoinfo.aaos.org/topic.cfm?topic=A00181

University of Pittsburgh Medical Center (2016). *Using Crutches: Sitting and Standing*. Retrieved from http://www.upmc.com/HealthAtoZ/patienteducation/Documents/UsingCrutches.pdf

13

> 編著 | 陳海焦、林淑君

皮膚疾病病人之護理

13-1　傷口護理

13-2　換藥法

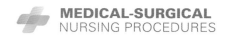
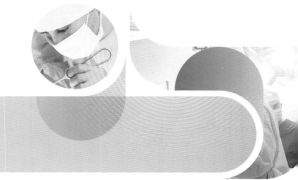

13-1 傷口護理
(Wound Care)

⊃ 學習目標

1. 能說出傷口癒合的過程。

2. 能說出影響傷口癒合的因素。

3. 能確實評估傷口的情形。

4. 能運用適當的傷口處理方法執行傷口護理。

5. 能說出引流管的種類、裝置、目的及原理。

6. 能說出引流管放置之相關護理。

⊃ 目 的

1. 評估傷口進展的情形。

2. 確認影響傷口癒合的因素。

3. 促進傷口癒合。

4. 預防傷口合併症的發生。

⊃ 學理背景

一、傷口的癒合過程（葉，2006）

1. **炎性期**：會有紅、腫、熱、痛的現象，可維持 3 天。

    (1) 血管收縮期：組織受傷後會有保護性的血管收縮，造成血小板栓子的形成及凝血，能有效的防止血液流失及細菌侵入。

    (2) 血管放鬆期：止血後傷口感覺神經末梢受刺激，使局部組織釋放出組織胺而使血管通透性增加，形成紅腫熱痛。

    (3) 白血球游移期：受傷後 20 分鐘內，白血球會藉阿米巴運動在組織細胞間隙移動，放出溶解酶將壞死物質溶解。

(4) 單核球轉為巨噬細胞期：轉變後的巨噬細胞會吞噬細菌、死亡的嗜中性球，分解過多的膠原蛋白或結痂，刺激新血管形成及刺激纖維母細胞產生膠原蛋白。

2. **增生期**：受傷後第 3 天開始，持續約數週。

(1) 血管新生及肉芽組織生成：指新血管及膠原蛋白的合成，產生新的結締組織填滿傷口。

(2) 傷口縮合：當肉芽增生及表皮增生時，肌纖維母細胞會產生收斂的拉緊閉合作用，促成肉芽組織收縮，使傷口閉合。

(3) 表皮增生：表皮細胞會快速的由傷口四周邊緣向傷口中心移進。

3. **成熟期**：可維持 3 星期至數年。

(1) 血管萎縮或重塑：因已有完全的血管網，不再有新血管的增生。

(2) 膠原蛋白的重組：膠原蛋白不斷地被分解及被合成，直到瘢痕組織變得柔軟、平滑。

二、影響傷口癒合的因素 （葉，2006；蔡、蔡，2017b；蔡、戴，2007）

1. **局部傷口因素**：

(1) 傷口的感染：會影響整個癒合過程，包括白血球趨化、吞噬、殺菌能力變弱、炎症反應期變長、延緩傷口的癒合。

(2) 傷口有異物存在：傷口有血腫塊、焦痂、壞死組織、異常或過量的分泌物，會引發黑色結痂、壞死組織或感染。

(3) 局部傷口太乾燥：潮濕環境有利傷口癒合，在潮濕環境下能加速血管新生，使壞死組織快速分解，有利生長因子的作用。

(4) 局部傷口組織缺氧：氧氣是否充足會影響傷口癒合，因為會影響白血球殺死細菌的能力，以及影響纖維母細胞的增生及膠原蛋白的合成。

(5) 消毒殺菌劑的使用：不當的使用消毒劑會傷害纖維細胞。

2. **系統性因素**：

(1) 年齡：老人傷口癒合較慢，可能與營養不良、免疫能力下降有關。

(2) 肥胖：脂肪細胞血管少，運到傷口之氧及營養素較不足。

(3) 慢性疾病：糖尿病、周邊血管疾病、慢性肝臟與腎臟疾病、癌症等均會影響傷口癒合。

(4) 免疫系統受損狀況：長期使用類固醇會影響白血球功能，增加傷口感染機會，造成傷口癒合不良。化學治療藥物具細胞毒性，會直接影響纖維母細胞的產生或膠原合成。放射線會引起組織改變影響傷口。

(5) 營養不足：影響細胞生長、降低免疫力、增加感染機率、延緩傷口癒合。

> 表 13-1　傷口癒合與營養的關係（黃，2017；Bryant & Nix, 2011/2016）

營養成份	在癒合中角色	缺乏結果
蛋白質	・血管生成 ・膠原蛋白合成／重塑 ・傷口縮合 ・免疫功能	・水腫 ・感染機率增加
醣類	・熱量來源 ・蛋白質後備 ・血管生成	・延遲傷口癒合 ・消耗蛋白質
維生素A	・上皮生成 ・血管生成 ・發炎反應	・降低上皮細胞與膠原之合成 ・使巨噬細胞減少，使抵抗感染的能力降低
維生素B群	・酵素的輔因子 ・免疫反應 ・營養素的合成	・降低蛋白質或膠原細胞的合成 ・延緩血紅素、抗體的生成
維生素C	・膠原蛋白合成 ・微血管壁的完整性 ・纖維母細胞的功能 ・免疫功能	・膠原蛋白合成受阻 ・巨噬細胞與中性白血球功能受損 ・影響膠原纖維之合成與成熟
銅	・聯合膠原蛋白	・疤痕組織變脆弱 ・傷口容易裂開
鋅	・膠原蛋白生成 ・蛋白質合成 ・細胞膜穩定 ・免疫功能	・影響傷口之上皮再生 ・減弱傷口新生上皮強度 ・延遲傷口癒合
鐵	・膠原蛋白生成 ・免疫功能 ・氧氣運輸	・膠原蛋白生成受阻 ・吞噬活動失效

三、傷口種類（蔡、蔡，2017b；譚，2018）

譚 (2014) 指出根據形成傷口的原因、皮膚黏膜完整性、傷口癒合時間、傷口是否受到微生物感染等可區分為不同傷口類型，詳細說明如下：

1. 以形成傷口的原因區分：可分為外科性切開傷口（手術傷口）、創傷性傷口（骨折、燙傷）、慢性傷口（壓瘡、糖尿病傷口）。

2. 以皮膚黏膜完整性區分：封閉性傷口（挫傷、拉傷）、開放性傷口（撕裂傷、刺傷、碾碎傷）。

3. 以傷口癒合時間區分：急性傷口（短期內可癒合）、慢性傷口（需長期治療才能癒合）。

4. 以傷口是否受到微生物感染區分：清潔傷口（傷口在無菌下形成）、清潔—汙染傷口（傷口在無菌下形成，且傷口位置位於人體內，例如腸胃道或呼吸道）、汙染傷口（因外傷造成的傷口，傷口形成可能已有微生物存在）、髒或已感染傷口（形成傷口前即有致病菌存在）。

四、傷口評估

傷口評估需注意測量者應使用一致的測量工具、方法、記錄方式，且病人需維持同一姿勢。蔡、蔡 (2017) 於傷口的護理一文中指出整體性評估傷口的方法，可由英文單字"MEASURE"所組成的每個英文字各代表一項評估項目，詳細說明如下：

1. M：Measure（測量）—測量傷口面積大小、長、寬、深淺程度。

2. E：Exudate（滲出液）—評估滲出液性質與顏色詳見表 13-2，滲出液量的評估可分為 0~3 分，0 分無滲出液，1 分為少量滲出液，2 分為中量滲出液，3 分為多量滲出液。

3. A：Appearance（外觀）—評估傷口組織外觀型態與顏色，譬如黑色為壞死硬的痂皮組織、黃色為壞死鬆軟的痂皮組織、紅色肉芽組織以及粉紅色上皮化組織。

4. S：Suffering（疼痛感）—評估病患傷口疼痛的加重減緩因素、性質、輻射部位、嚴重度、持續時間以及是否影響生活作息等，同時須評估病患傷口止痛劑使用之成效。

5. U：Undermining（潛行深洞）—評估潛行傷口的方向與深度。

6. R：Reevaluate（再評估）—定期再評估傷口癒合情況以及是否有合併症。

7. E：Edge（傷口邊緣）—評估傷口邊緣是否泛紅隆起或是呈泛白及臘狀。

　　此外，應注意評估傷口種類、病因、部位、特性、形狀、氣味以及傷口周圍皮膚狀況及感染徵兆等（羅、胡，2007；Bryant & Nix, 2011/2016）。

> **表 13-2　常見的傷口滲出液**

滲出液	傷口特徵	臨床意義
血性滲出液	傷口或血塊	突然大量可能有出血的現象
血色漿液	血水、黃色或粉色	出現於手術後48~72小時為正常，若突然大量出現，可能為傷口裂開
漿液滲出液	淡黃色	可能有血清腫
膿性滲出液	混濁、有惡臭、黏稠	感染的傷口、膿瘍處
黏膜性滲出液	清澈、淡的黏膜	上呼吸道感染較常出現
纖維性滲出液	淡黃或淡紅色混濁	常見於嚴重的發炎反應

五、傷口處置（葉，2006；蔡、蔡，2017a；蔡、戴，2007）

1. 止血：避免血液流失及血腫發生，避免感染、促進傷口癒合。其方法有直接加壓止血法、結紮血管、電刀止血、使用局部止血藥、輸血等。

2. 清潔傷口：可除去異物、細菌、壞死組織，避免細菌感染，促進新細胞的增生。其方法可分傷口的清洗法及環形清潔傷口法。傷口清潔法主要先清潔傷口部分，接著依序往外清潔傷口周圍的皮膚（圖 13-1）；環形清潔傷口法即以沾有無菌生理食鹽水或消毒液的棉枝，由傷口中心環形向外旋轉擦拭，逐漸擴大至直徑大於傷口 5 公分，勿來回擦拭（圖 13-2）。

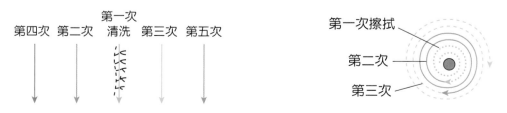

> 圖 13-1　傷口的清洗法（葉，2006）　　　> 圖 13-2　環形清潔傷口法（葉，2006）

3. 擴創與滲液移除：其目的為除去異物、結痂及壞組織。

4. 抗生素的局部使用：如傷口細菌培養數 ≧ 10^5，則使用口服或全身性點滴抗生素。如果細菌數 ≦ 10^5，則依醫囑使用抗生素油膏、粉劑或噴劑於清洗過的傷口。

5. 關閉傷口：直接用縫線、美容膠布、外科夾釘。

6. 傷口敷料的使用：可分為 (1) 半透性敷料 (semi-permeable film) 或透明敷料 (transparent film)，產品包括 Tegaderm、Opsite 等；(2) 親水性膠體敷料 (hydrocolloid)，產品包括 Duoderm、Exuderm、Hydrocol 等；(3) 聚氨酯泡棉敷料 (polyurethane foam)，產品包括 3M Foam、Allevyn、Polyderm 等；(4) 水乳膠敷料 (hydrogel)，產品包括 Tegagel、IntraSite gel 等；(5) 海藻膠敷料 (calcium alginate)，產品包括 Sorbsan、Tegagen、Kaltostat 等；(6) 親水性敷料 (hydrofiber)，產品如 Aquacel；(7) 紗布 (gauze)；(8) 抗生素油布，產品如 Iodoform、Sofra-tulle。

7. 保持傷口潮濕：潮濕環境有利於細胞生長及表皮移行的速度。

8. 維持傷口適當的組織灌注與氧合作用。

9. 提供營養：可特別補充蛋白質及維生素等，以促進傷口癒合（見表 13-1）。

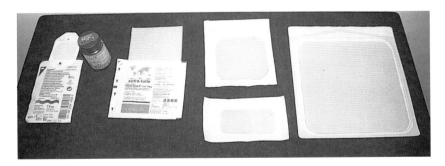

> 圖 13-3　Op-site; Iodoform; Sofra tulle; Duoderm

六、更換傷口敷料的注意事項

1. 換藥前應先向病人解釋換藥的目的、過程及注意事項。

2. 換藥前後應確實執行洗手技術，避免交互感染。

3. 換藥時動作輕柔，並注意病人的反應。

4. 換藥時應確實遵守無菌技術。

5. 換藥時應避免對著傷口說話。

6. 避免於病人進餐時換藥。

7. 換藥過程中應避免更換床單或打掃房間。

8. 有多個傷口時，應先換乾淨的傷口，再換汙染或感染的傷口。

9. 清洗或消毒的區域應大於傷口 5 公分。

10. 若需要包紮傷口，宜從身體遠端進行到近端，以促進靜脈回流。

11. 傷口若有出血、紅腫、化膿、異味等情況應告知醫師。

12. 倘若病人有疼痛問題時，應先依醫囑給止痛藥，注射劑應於換藥前 5~15 分鐘前給藥，口服藥應於換藥前 30~40 分鐘前給藥。

七、傷口引流（翁，1991）

1. **傷口放置引流管的目的：**

   (1) 引流：引流傷口周圍的滲液。

   (2) 促進傷口癒合：清除傷口滲液使組織緊閉結合，減少死腔以促進傷口癒合。

   (3) 觀察：利於觀察傷口分泌物、是否有滲漏、出血等情形。

   (4) 沖洗傷口用：當體腔有深部感染或膿瘍形成時，可外接沖洗液及有抽吸功能之引流管，以達治療效果。

2. **傷口引流放置的部位：**

   引流管放置部位常在體液積聚之處，可放置在手術吻合處下方。

3. **引流管的種類：**

   (1) Penrose Tube：為乳膠導管，又稱煙式引流管，一般直徑為 6mm~2.5cm，長度可由 15~30cm，可以縫線固定於皮膚或別上別針，以防止縮回傷口內，其利用的原理為靠重力及部分的毛細現象，為外科最常用的引流管（圖 13-4）。

   (2) Nelaton Tube：為橡皮製，材質較硬，感覺較不適，有不同管徑大小供選擇，插入傷口後需以安全別針固定以免滑入體腔，其利用原理為重力（圖 13-4）。

(3) Sump Tube：為塑膠或橡皮製的導管，有雙重或三重的管腔，外側管腔為沖洗用，內側管腔為抽吸用，可接持續性抽吸系統，大部分用於腹腔引流，其利用的原理為重力（圖 13-5）。

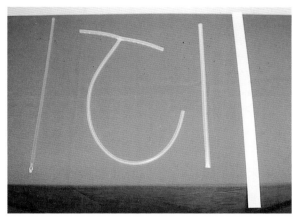

> 圖 13-4　Nelaton Tube; T Tube; Penrose Tube

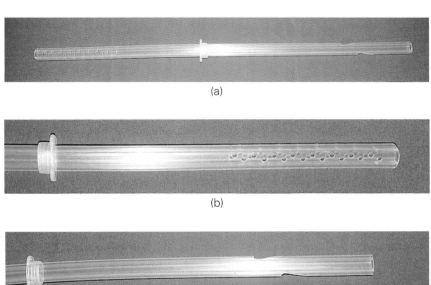

(a)

(b)

(c)

> 圖 13-5　Sump Tube

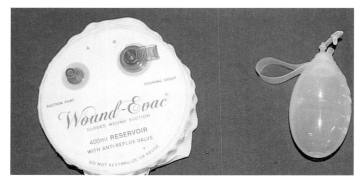

> 圖 13-6　Hemovac; Vacuum Ball

(4) Vacuum Ball：由一多孔的引流管、連接管、收集球所組成，收集球必須壓扁以產生負壓來達抽吸功能，引流液超過 1/2 時需倒除，常用於乳房或甲狀腺術後（圖 13-6）。

(5) Hemovac：由引流管及引流器組成，引流器需壓扁以保持負壓來達抽吸功能，引流液超過 1/2 需倒除（圖 13-6）。

(6) T Tube：外接引流袋引流膽汁用（圖 13-4）。

4. **引流管放置之護理：**

(1) 術前應向病人解釋術後可能放置的引流管種類、目的、可能期間、換藥情形及注意事項以減輕病人之焦慮與不安。

(2) 護理人員應正確評估傷口引流管出口的位置、引流管的種類、評估引流液之顏色、性質、量、氣味，以區辨其異常情形。

(3) 護理人員應維持引流管功能通暢，避免引流管被扭曲、壓迫、折疊而造成阻塞，檢查引流管連接處有無脫落、有無漏氣，鼓勵病人翻身或下床活動以促進引流，活動時應支托引流管避免脫落，隨時保持引流袋低於傷口以利引流，若有抽吸器主動抽吸時應監測壓力。

(4) 定期排空引流液，記錄引流量之顏色、量、氣味，若有異常應通知醫師處理。

(5) 引流器的引流液已充滿 1/2 時應排空，以免逆流造成感染，或因壓力不足而阻礙引流通暢，倒掉溶液時必須將管子以 Kelly 夾緊，以免引流液逆流。

(6) 排空引流液時應以無菌技術操作，若為真空引流時，在重新連接引流管之前應先排除空氣。

(7) 維持放置引流管病人之舒適，有任何疼痛不適應詳加評估。

(8) 若是放置 Penrose drain、Nelaton tube 者應鼓勵下床活動以利引流。

(9) 置放 Vacuum ball、Hemovac 者應隨時注意收集球是否壓扁。

(10)當引流管脫出時應以無菌方式立即重新插入，以免管道組織閉合，若是 Sump tube 因放置較深且放置時間較長，需置放其他引流管代替。

(11)若引流管有膿液或血塊阻塞時，醫師會執行生理食鹽水沖洗，仍無法暢通時則需重新放管。

(12)注意觀察病人是否有身體心像改變之問題。

5. 引流管的拔除：

(1) 若是 Vacuum ball 可在引流量少於 10~15mL ／天時拔除，Penrose drain 通常在手術後第 5~7 天，先抽出剪短（稱 advance），觀察 1~2 天再拔除。若是置放 Sump tube 在引流液呈清澈時先停止沖洗（稱為乾抽），之後在引流液減少時拔除更換成 Nelaton tube，最後再將 Nelaton tube 拔除。

(2) 引流管拔除前，應向病人說明步驟及注意事項。

⊃ 適應症

有傷口或傷口放置引流管之病人。

⊃ 專業界定

需有醫師的醫囑，由醫師執行，護理人員協助。

⊃ 護理關懷

護理人員在照顧一位身上有引流管的病人時，除了需留意引流管是否有通暢之外，對於引流液的量與顏色也需觀察，同時也需告知病人引流管的照顧要點，並關心病人是否會因引流管的留置而影響身體心像的看法。

參考資料　　　　　　　　　　　　　　　　　　　　　　References

翁麗雀 (1991)・一般外科病人置放傷口引流管的護理・*長庚護理*，*5*(1)，57-60。

黃靜君 (2014)・營養評估與支持・*最新傷口護理學*（三版）・華杏。

葉碧芳 (2006)・*實用傷口護理*・華杏。

蔡新中、蔡新民 (2017a)・傷口的處理・*最新傷口護理學*（三版）・華杏。

蔡新中、蔡新民 (2017b)・傷口的癒合・*最新傷口護理學*（三版）・華杏。

蔡婷芳、戴玉慈 (2007)・傷口照護與敷料運用・*榮總護理*，*24*(1)，69-75。

譚蓉瑩 (2018)・皮膚系統病人之護理・*內外科護理技術*（九版）・華杏。

羅淑芬、胡文郁 (2007)・慢性傷口之評估與測量原則・*護理雜誌*，*54*(2)，62-
　　67。

Bryant, R., & Nix, D. (2016)・*急性與慢性傷口照護：最新處置概念*（于博芮等
　　譯）・台灣愛思唯爾。（原著出版於 2011）

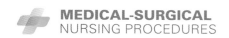
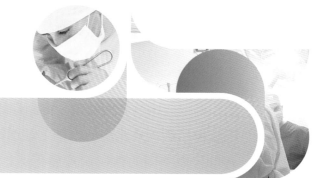

13-2 換藥法
(Change Dressing)

學習目標

1. 能夠說出傷口換藥法的目的。
2. 能夠說出傷口換藥法的重要性。
3. 能夠說出傷口換藥法所需準備的用物。
4. 能夠正確操作傷口換藥法的步驟。
5. 能夠說出傷口換藥法的注意事項。

目　的

1. 評估傷口癒合的程度。
2. 了解傷口出血、滲液或分泌物的性狀。
3. 確認是否有傷口感染的現象。
4. 清除傷口與周邊皮膚的汙物或壞死組織，以避免阻礙傷口癒合。
5. 評估傷口換藥之病人的身心反應。

學理背景

　　常見的傷口形式有許多，如壓瘡、燒傷、撕裂傷、擦傷、剝離傷、刺傷、咬傷、挫傷、槍傷、凍傷、組織截斷等。

　　假如未能及時或正確護理傷口，不但容易危及生命，也需要花費更多的時間、精力、金錢才能治癒傷口。傷口護理的目標在於避免進一步傷害、預防感染、協助病人處理身體心像改變等。

　　Tarnuzzer 及 Schultz 等人於 1996 年建議在慢性傷口的處理必須注意到生長因子、細胞激素、蛋白質分解酵素等細胞成分的均衡，Sibbald 與 Falanga 也於 2000 年不約而同的提出預備傷口床 (wound bed preparation, WBP)，意指對於慢性傷口的處理，除了敷料的選擇外，必須思考在細胞生化層次的變化，並進而提

出預備傷口床的介入對策，得到好的臨床效果。Schultz 等人於 2002 年首先提出臨床傷口病理變化評估準則，該準則是由英文字母 "TIME" 來代表，四個字母各自代表不同的傷口病理變化：T：代表 Tissue（組織）；I：代表 Infection or Inflammation（感染或發炎）；M：代表 Moisture Imbalance（傷口溼潤環境不平衡）；E：代表 Edge of wound（傷口邊緣）。Schultz 於 2003 年提出預備傷口床的系統性處理方式，也就是針對慢性不容易癒合的傷口採取全面傷口評估，找出影響傷口停滯不癒合的原因，並且經由控制適當的溼潤環境、溫度控制、酸鹼值的調整、控制減少傷口上的生物性負擔等，創造合適的生理性傷口環境，以利增進傷口癒合。

傷口護理的原則有滲液的清除與行擴創術，以移除感染源或壞死組織；消毒藥水如碘製劑的適當使用，避免因其細胞毒性而阻礙傷口癒合；提供足夠的營養，以促進傷口癒合；保持傷口適當的組織灌注與氧合作用；維持傷口的濕潤，以製造潮濕的環境而有利於細胞生長與表皮移行的速度。

傷口護理對於傷口癒合有很大的影響，每一項換藥技術的細節，皆有其重要的意義，本節主要說明傷口換藥法的技術，分為一般換藥與濕敷兩種方式。

適應症

1. 有傷口之病人。
2. 傷口滲液或分泌物過多之病人。
3. 傷口感染之病人。
4. 傷口敷料汙染之病人。
5. 傷口壞死組織未移除之病人。

專業界定

必須有醫囑，由醫師執行，護理人員協助之。

⇒ 護理關懷

　　當護理一位身上有傷口的病人時，護理人員除了定時為病人換藥、觀察傷口癒合情形之外，需注意病人對此傷口的疼痛耐受性如何，並需注意到此傷口是否會因留下疤痕或其他後遺症而對病人造成心理的壓力。

⇒ 一般換藥的設備及用物

1. 無菌紗布包 ....1 包
2. 無菌棉枝包 ....1 包
3. 無菌生理食鹽水 (0.9% Normal Saline) ....1 罐
4. 10% 水溶性優碘 (10% Povidone Iodine Aqueous Solution)..........1 罐
5. 清潔手套 ....1 副
6. 彎盆或塑膠袋 ....1 個
7. 3M 紙膠 ....1 卷
8. 剪刀 ....1 把
9. 拋棄式治療巾 ....1 條
10. 屏風或床簾 ....1 個
11. 換藥車或工作車 ....1 台

➲ 一般換藥的步驟及說明

【情況】陳先生於右腹部有一直徑2.5公分的圓形傷口,有少量分泌物,請依醫囑,協助執行一般換藥。

步　　驟	說　　明
1. 核對醫囑。	1-1 確認換藥方法與時間。
2. 核對床頭卡,向病人解釋換藥的目的及過程。	2-1 取得病人的信任與合作。
3. 視情況戴口罩。	3-1 避免病人受到感染,或保護醫護人員。
4. 洗手。	4-1 避免院內感染。
5. 備妥用物於換藥車或工作車上並推至病人單位,調整換藥車或工作車於方便換藥的位置。	
6. 適當地稱呼病人,及核對病人。	
7. 準備病人及環境:	7-1 重視病人的隱私、舒適與保暖。
(1) 圍上屏風或床簾,視需要而關門。	
(2) 協助病人採取舒適的換藥姿勢。	
(3) 適當暴露換藥部位,並且注意病人之保暖。	
8. 以拋棄式治療巾墊於傷口部位之下。	8-1 預防汙染衣服或床單。
9. 移除膠布與敷料:	
(1) 置彎盆或塑膠袋於傷口附近,以利丟棄敷料。	(1)-1 預防汙染衣服或床單。
(2) 一手固定皮膚,另一手由膠布兩側向敷料中心輕輕撕下膠布(圖13-7)。	(2)-1 將膠布推離皮膚,防止牽扯傷口、避免撕裂皮膚與預防疼痛。
(3) 取下敷料置於彎盆或塑膠袋內,評估敷料與傷口的情形。	(3)-1 評估傷口癒合的程度。

步　驟	說　明

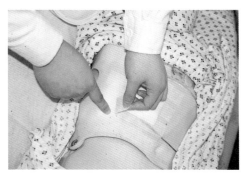

> 圖 13-7　移除膠布

10. 清潔傷口：

(1) 打開無菌生理食鹽水蓋子，瓶蓋朝上放於桌上，取出適量棉枝，先倒掉一些無菌生理食鹽水於彎盆或塑膠袋內，再倒無菌生理食鹽水於棉枝上，使棉枝濕度呈飽和並以不滴水為原則，蓋上無菌生理食鹽水瓶蓋。勿將棉枝的濕端朝上。

(1)-1 瓶蓋朝上，可以保持瓶蓋內側的無菌。先倒掉一些無菌生理食鹽水，能夠清潔瓶口緣。

(2) 以無菌生理食鹽水棉枝，由傷口中心環形向外旋轉擦拭，逐漸擴大至直徑大於傷口 5 公分，勿來回擦拭（圖 13-8）。

(2)-1 棉枝本身向外旋轉擦拭一圈即丟棄，接著再使用下一根棉枝。由於皮膚上仍存有微生物，因此必須維持傷口周圍的清潔與消毒，以預防汙染傷口。

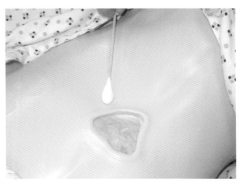

> 圖 13-8　清潔傷口

步　驟	說　明
11. 消毒傷口：	
(1) 打開 Aq.B-I 瓶蓋，瓶蓋朝上放於桌上，取出適量棉枝，以棉枝沾 Aq.B-I，使棉枝濕度呈飽和以不滴水為原則，蓋上 Aq.B-I 瓶蓋。勿將棉枝的濕端朝上。	(1)-1 由於消毒藥物會破壞傷口的新生細胞，若必須使用消毒藥物，需經醫師同意後使用。應嚴格遵守無菌原則。
(2) Aq.B-I 棉枝由傷口中心環形向外旋轉擦拭，消毒範圍逐漸擴大至直徑大於傷口 5 公分，勿來回擦拭。	(2)-1 棉枝本身向外旋轉擦拭一圈即丟棄，接著再使用下一根棉枝。由於皮膚上仍存有微生物，因此必須維持傷口周圍的清潔與消毒，以預防汙染傷口。
(3) 等待 30 秒至 2 分鐘，等消毒溶液揮發產生作用之後，再以無菌生理食鹽水棉枝，由傷口中心環形向外旋轉擦拭，逐漸擴大至直徑大於傷口 5 公分，以清除優碘。	(3)-1 避免優碘殘留於皮膚，造成色素沈著或因對細胞產生毒性而延遲傷口癒合。
12. 固定敷料：	
(1) 選擇適量直徑大於傷口 5 公分的紗布，由紗布的一角拿起，對準傷口的中心，覆蓋於傷口之上。覆蓋傷口後，勿再次移動紗布（圖 13-9）。	(1)-1 再次移動紗布，容易將皮膚上的汙染物帶入傷口。 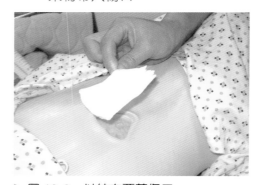 > 圖 13-9　以紗布覆蓋傷口

步　驟	說　明
(2) 剪三條長度比紗布寬度長一倍的紙膠，由敷料中心向兩側方向固定之，膠布貼的方向與肌肉走向呈垂直，紙膠寬度的 1/2 在紗布上，另 1/2 分配在皮膚上（圖13-10）。	(2)-1 膠布貼的方向與肌肉走向呈垂直較能妥當固定敷料。 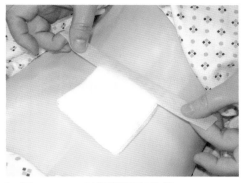 > 圖 13-10　以紙膠固定敷料
13. 協助病人穿好衣褲，並整理好被蓋，採取舒適的臥姿。	13-1 重視病人的隱私、舒適與保暖。
14. 移除屏風或床簾，並整理環境。	
15. 用物處理：感染性物品如髒敷料或棉枝，丟入紅色感染性垃圾桶內，非感染性物品則丟入一般性垃圾桶內。	15-1 依感染管制垃圾分類來處理換藥後的汙物。
16. 洗手。	
17. 記錄：傷口大小、深度、出血、分泌物（量、顏色、性質、味道）、癒合情形、發炎現象（紅、腫、熱、痛）、特殊處理、病人的反應等。	17-1 完整的記錄，可以呈現傷口癒合程度。

⊃ 濕敷的設備及用物

1. 無菌紗布包 ....2 包

2. 無菌棉枝包 ....1 包

3. 無菌生理食鹽水 (0.9% Saline) ....1 罐

4. 無菌手套 ....1 副

5. 清潔手套 ....1 副

6. 彎盆或塑膠袋 ....1 個

7. 3M 紙膠 ....1 卷

8. 剪刀 ....1 把

9. 拋棄式治療巾 ....1 條

10.屏風或床簾 ....1 個

11.換藥車或工作車 ....1 台

⊃ 濕敷的步驟及說明

【情況】賴小姐於右腹有一直徑 2.5 公分的圓形傷口，有多量分泌物，請依醫囑，協助執行傷口之濕敷換藥。

步　驟	說　明
1. 核對醫囑。	1-1 確認換藥方法與時間。
2. 核對床頭卡，向病人解釋換藥的目的及過程。	2-1 取得病人的信任與合作。
3. 視情況戴口罩。	3-1 避免病人受到感染，或保護醫護人員。
4. 洗手。	4-1 避免院內感染。
5. 備妥用物於換藥車或工作車上並推至病人單位，調整換車或工作車於方便換藥的位置。	
6. 適當地稱呼病人，及核對病人。	
7. 準備病人及環境： (1) 圍上屏風或床簾，視需要而關門。 (2) 協助病人採取舒適的換藥姿勢。 (3) 適當暴露換藥部位，並且注意病人之保暖。	7-1 重視病人隱私、舒適與保暖。
8. 以拋棄式治療巾墊於傷口部位之下。	8-1 預防汙染衣服或床單。
9. 移除膠布與敷料： (1) 置彎盆或塑膠袋於傷口附近，以利丟棄敷料。 (2) 一手固定皮膚，另一手由膠布兩側向敷料中心輕輕撕下膠布。 (3) 取下敷料置於彎盆或塑膠袋內，評估敷料與傷口的情形。	(1)-1 預防汙染衣服或床單。 (2)-1 將膠布推離皮膚，防止牽扯傷口、避免撕裂皮膚與預防疼痛。 (3)-1 評估傷口癒合的程度。

步　驟	說　明
10. 清潔傷口： (1) 打開無菌生理食鹽水蓋子，瓶蓋朝上放於桌上，取出適量棉枝，先倒掉一些無菌生理食鹽水於彎盆或塑膠袋內，再倒無菌生理食鹽水於棉枝上，使棉枝濕度呈飽和並以不滴水為原則，蓋上無菌生理食鹽水瓶蓋。勿將棉枝的濕端朝上。 (2) 以無菌生理食鹽水棉枝，由傷口中心環形向外旋轉擦拭，逐漸擴大至直徑大於傷口 5 公分，勿來回擦拭。	(1)-1 瓶蓋朝上，可以保持瓶蓋內側的無菌。先倒掉一些無菌生理食鹽水，能夠清潔瓶口緣。 (2)-1 棉枝本身向外旋轉擦拭一圈即丟棄，接著再使用下一根棉枝。由於皮膚上仍存有微生物，因此必須維持傷口周圍的清潔與消毒，以預防汙染傷口。
11. 傷口濕敷： (1) 展開包裝完整無菌的紗布包，使塑膠面朝下，置於工作檯面上，倒掉一些無菌生理食鹽水，再倒入適量的無菌生理食鹽水於紗布包內的紗布中，蓋上無菌生理食鹽水瓶蓋（圖 13-11）。 (2) 雙手戴上無菌手套（圖 13-12），取出沾濕的紗布，擰去過多的水分，紗布以不滴水為原則。	(1)-1 紗布太濕時，容易使得無菌生理食鹽水流至工作檯面，而汙染紗布。 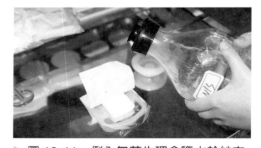 > 圖 13-11　倒入無菌生理食鹽水於紗布 (2)-1 戴無菌手套，必須嚴格遵守無菌原則。 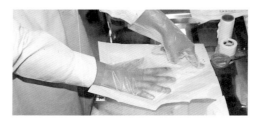 > 圖 13-12　無菌手套之戴法

步　驟	說　明
(3) 以戴無菌手套的雙手，將濕的無菌紗布弄鬆散後（圖 13-13），輕輕覆蓋於病人傷口上（圖 13-14）。	(3)-1 濕敷的目的為提供傷口之分泌物及殘屑所流出的通道。弄鬆之紗布不可緊壓於傷口上，以免造成血循不良而影響傷口癒合。

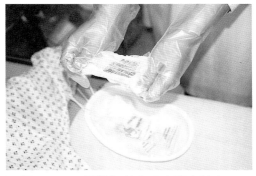

> 圖 13-13　鬆散無菌生理食鹽水紗布

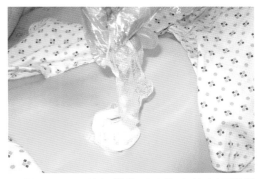

> 圖 13-14　將無菌生理食鹽水紗布覆蓋於傷口

12. 固定敷料：

 (1) 選擇適量直徑大於傷口 5 公分的紗布，由紗布的一角拿起，對準傷口的中心，覆蓋於傷口之上。覆蓋傷口後，勿再次移動紗布。

  (1)-1 再次移動紗布，容易將皮膚上的汙染物入傷口。

 (2) 剪三條長度比紗布寬度長一倍的紙膠，由敷料中心向兩側方向固定之，膠布貼的方向與肌肉走向成垂直，紙膠寬度的 1/2 在紗布上，另 1/2 分配在皮膚上。

  (2)-1 膠布貼的方向與肌肉走向成垂直較能妥當固定敷料。

13. 協助病人穿好衣褲，並整理好被蓋，採取舒適的臥姿。

 13-1 重視病人的隱私、舒適與保暖。

14. 移除屏風或床簾，並整理環境。

15. 用物處理：感染性物品如髒敷料或棉枝，丟入紅色感染性垃圾桶內，非感染性物品則丟入一般性垃圾桶內。

 15-1 依感染管制垃圾分類來處理換藥後的汙物。

16. 洗手。

 16-1 避免院內感染。

步　驟	說　明
17. 記錄：傷口大小、深度、出血、分泌物（量、顏色、性質、味道）、癒合情形、發炎現象（紅、腫、熱、痛）、特殊處理、病人的反應等。	17-1 完整的記錄，可以呈現傷口癒合程度。

⊃ 注意事項

1. 注意紗布包與棉枝包的有效期限日期、是否密封包裝、包裝材質是否完整無破損或是否乾燥。

2. 注意無菌生理食鹽水的有效期限日期。

3. 酒精性優碘具有刺激性，因此只有水溶性優碘才能用於消毒傷口。

4. 敷料與傷口沾黏過緊的處理：先以無菌生理食鹽水濕潤棉枝，將其沾濕傷口上紗布，之後緩慢移除紗布，防止傷及肉芽組織，而阻礙傷口癒合（圖 13-15）。

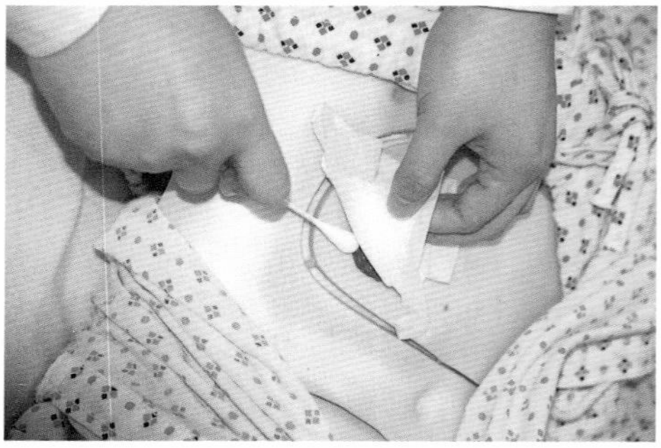

5. 移除沾滿滲液敷料：需戴上清潔手套，取下敷料反包於手套內後，棄置於彎盆或塑膠袋內。如為汙染性傷口，則一定要戴上手套移除敷料。

> 圖 13-15　敷料與傷口沾黏過緊處理

6. 移除膠布：視膠布與皮膚沾黏的程度，使用生理食鹽水沾濕膠布，再由膠布兩側向敷料中心輕輕撕下膠布。

7. 傷口周圍膠布痕跡的去除：以無菌生理食鹽水棉枝清除殘留於皮膚上的膠布痕跡。因為皮膚上的膠布痕跡容易沾黏灰塵、髒物等，而汙染傷口，所以必須去除膠布痕跡。

8. 放置膠布必須注意：傷口周圍皮膚的乾燥；選用透氣膠布；維持皮膚適當的緊張度；膠布貼置的方向與肌肉走向呈垂直，或者與身體動作的方向相反；如果傷口位於骨突處或不易固定的部位，可以使用固定網。

9. 更換敷料時，應盡量減少傷口暴露的時間。

10.濕敷之時，如果傷口較深或較大，要將鬆的紗布，以戴無菌手套的手指或者消毒的棉枝尾端，填塞凹窩或不平的傷口部分。

參考資料　　　　　　　　　　　　　　　　　　References

于博芮、蔡新中、蔡新民、張美娟、黃靜君、林秋玉、蕭晴文、吳蕙菱、許美玉、戴浩志、鄭乃禎、方素瓔、陳興漢、徐新政、胡名霞、楊柏毅 (2017)・*最新傷口護理學*（三版）・華杏。

吳肖琪 (2008)・急性醫療與慢性照護的橋樑－亞急性與急性後期照護・*護理雜誌，55*(4)，5-10。

譚蓉瑩、沈燕芬、廖怡珍 (2018)・皮膚系統病人之護理・*內外科護理技術*（九版）・華杏。

許世祥、楊榮森 (2010)・*臨床傷口醫學*・力大。

蔡婷芳、戴玉慈 (2007)・*傷口照護與敷料運用*・榮總護理，*24*(1)，69-75。

葉碧芳 (2005)・*實用傷口護理*・華杏。

羅淑芬、胡文郁 (2007)・慢性傷口之評估與測量原則・*護理雜誌，54*(2)，62-67。

Bryant, R. A., & Nix, D. P. (2016)・*急性與慢性傷口照護：最新處置概念*（于博芮等譯）・台灣愛思唯爾。（原著出版於 2011）

Armstrong, S., Duncan, V., & Gibson, B. (1998). Venous leg ulcers. Part 4: Wound care. *Professional Nurse, 13*(11), 798-802.

Bryant , R. A., & Nix, D. P. (2012). *Acute & chronic wounds : current management concepts*. Elsevier/Mosby.

Flanagan, M. (2003). Wound measurement: can it help us to monitor progression to healing?. *Journal of wound care, 12*(5), 189-194.

Hess, C. T.(2013). *Clinical guide to skin & wound care.* Wolters Kluwer Health/ Lippincott Williams & Wilkins

Pancorbo Hidalgo, P. L., Garcia Fernandez, F. P., Lopez Medina, I. M., & Alvarez Nieto, C. (2006). Risk assessment scales for pressure ulcer prevention: A systematic review. *Journal of advanced nursing, 54*(1), 94-110.

Salgado, C. J., Moran, S. L., & Mardini, S. (2009). Flap monitoring and patient management. *Plastic and reconstructive surgery, 124*(6S), e295-e302.

Scemons, D., & Elston, D. (2008). *Nurse to Nurse Wound Care: Wound Care. McGraw* Hill Professional.

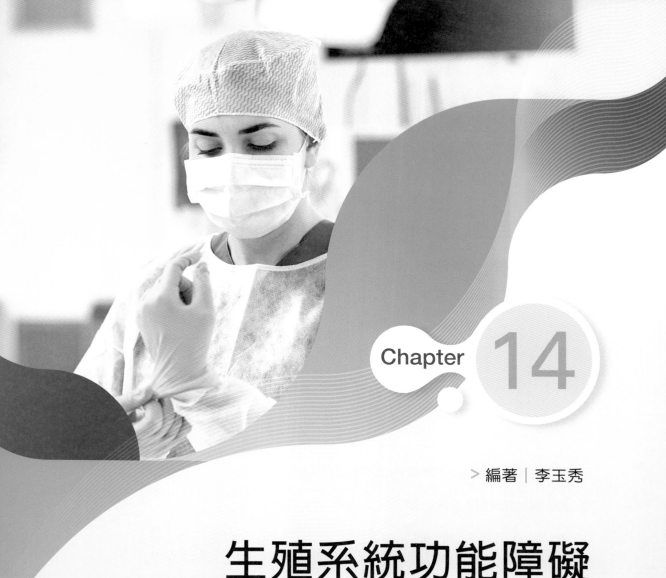

Chapter 14

> 編著｜李玉秀

生殖系統功能障礙
之護理

14-1　連續性膀胱沖洗法

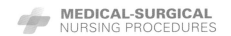
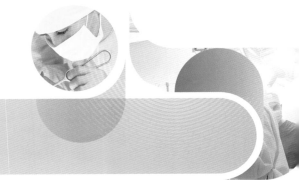
14-1 連續性膀胱沖洗法
(Continuous Bladder Irrigation)

⊃ 學習目標

1. 能說出連續性膀胱沖洗法執行之目的。
2. 能說出此項技術的適應症。
3. 能正確準備此項技術的所需用物。
4. 能正確循序步驟執行此項技術。
5. 能正確評估接受此項技術的病人反應,並做正確的記錄。

⊃ 目 的

1. 預防泌尿系統手術後膀胱內血凝塊的形成。
2. 預防或治療泌尿系統的感染。
3. 維持尿液引流系統的通暢。

⊃ 學理背景

1. 連續性膀胱沖洗技術的沖洗液是依醫囑使用無菌等張液,一般常用的是無菌生理食鹽水溶液。
2. 執行連續性沖洗24小時後,若引流液無流出小血塊,則可依醫囑而停止沖洗,接著再每隔約24小時沖洗一次,直至4~7天的手術傷口癒合後,再移除尿管。
3. 在尿管放置以後,應隨時注意引流液的顏色,若是引流液呈血色,且顏色加深,則應懷疑手術傷口有持續出血情形,應立即告知醫師處理。
4. 若尿管不通,可能內有血塊阻塞,予以擠壓 (milking),若再不通暢則需立即通知醫師處理,以避免排尿困難、閉尿和尿瀦留的形成。
5. 執行此項技術的過程當中,應密切觀察病人的反應,如發生腹痛、腹脹或排出量少於膀胱沖洗進入量時,則立即告知醫師處理。

6. 間歇性膀胱沖洗法 (intermittent bladder irrigation) 的用物準備相同於連續性膀胱沖洗法，需注意的是用管夾控制每次的膀胱沖洗量，勿使空氣流入，而沖洗次數和存留時間則依醫囑而定。

7. 執行間歇性膀胱沖洗法的過程，當每次記錄膀胱沖洗進入量之時，可在醫囑指定的膀胱沖流溶液瓶的刻度上，貼上一膠布並註明沖洗的時間。

8. 每次膀胱沖洗執行畢，注意排出量應多於膀胱沖洗進入量，而尿量的計算式如下：尿量＝排出量－膀胱沖洗總量。

⊃ 適應症

1. 前列腺切除手術後的病人。
2. 泌尿系統手術後懷疑可能會出血的情況（因凝血塊會造成膀胱阻塞，而導致排尿困難）。

⊃ 專業界定

連續性膀胱沖洗法需醫囑以無菌原則由醫師操作，且護理人員協助執行此項技術。

⊃ 護理關懷

現今醫療科技不斷的精進，人類對醫療服務的需求也與日俱增。護理的本質是關懷 (caring)，也是護理教育的核心。護理人員應秉持對病人的全人關懷之理念，如此才能使病人正確面對疾病，進而積極配合治療。因此護理人員首要注重醫護倫理的培養，落實執行關懷照護的理念行為。換言之，護理人員必須兼具科學的學理知識和藝術的人文關懷之能力，才能達到現今社會的高品質之醫療水準要求。尤其是泌尿生殖系統是個人非常隱私的部位，在尊重病人的護理原則下，如何灌輸正確觀念，並視病人的情況，予以澄清疑惑之處。使病人能減輕其焦慮恐懼的心理因素，進而解決泌尿生殖系統功能障礙所帶來的不適。總而言之，護理人員應以傾聽接納的態度技巧和純熟的專業知識能力，才能提供良好的護理品質，使泌尿生殖系統功能障礙者獲得最大的舒適。

⊃ 設備及用物

1. 導尿包（內有沖洗棉枝 6 支、洞巾 1 條、2×2 紗布 1 塊、塑膠集尿盒 1 個、可各裝 Beta-Iodine & N/S 的塑膠兩格治療盒 1 個）..............................1 包

2. 三叉導尿管（圖 14-1）...1 條

3. 尿袋...1 個

4. 潤滑劑（K-Y Jelly 或 Xylocaine Jelly）...適量

5. 優碘溶液罐和生理食鹽水罐..各 1

6. 無菌蒸餾水...1 瓶

7. 無菌手套...1 副

8. Y 型管一副，30mL 空針..各 1

9. 無菌生理食鹽水 (1,000mL) 袋（或無菌生理食鹽水 50c.c. 的二袋）及藥物（依醫囑加藥而定）..1 組

10. 3M 紙膠...1 卷

11. 點滴架、點滴管..各 1 個

12. 輸出入記錄表..1 張

13. 屏風...1 個

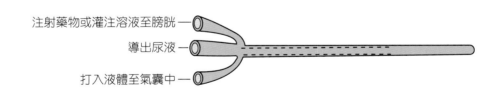

注射藥物或灌注溶液至膀胱 ─

導出尿液 ─

打入液體至氣囊中 ─

> 圖 14-1　留置三叉導尿管

步驟及說明

步　驟	說　明
1. 洗手。	
2. 備齊用物推至病人單位。	
3. 核對病人並向病人解釋。	
4. 圍屏風。	
5. 協助病人脫下褲子，採曲膝仰臥式。	
6. 打開無菌導尿包之外層。	
7. 醫師戴上無菌手套並打開導尿包內層，鋪上洞巾。	
8. 分開倒入優碘和生理食鹽水於導尿包內的塑膠兩格治療盒。	8-1 注意無菌原則。
9. 醫師以導尿包內棉枝沾取優碘和生理食鹽水，先後消毒病人尿道口至陰部。用優碘棉枝三支由上往下擦拭，第一支拭遠側小陰唇內側，第二支拭近側小陰唇內側，第三支拭中間尿道口。生理食鹽水棉枝擦拭法同優碘棉枝。	9-1 男病人由醫師以紗布墊於一手，以此手握持病人陰莖，將表面皮膚向後拉，以沾優碘的棉枝，自尿道口做單一方向由內向外環狀消毒陰莖頭部。生理食鹽水棉枝擦拭法同優碘棉枝。
10. 打開三叉導尿管包，由醫師取之，並且打開潤滑劑，協助醫師潤滑導尿管前端。	
11. 醫師插入尿管時，請病人放鬆，張口呼吸，以防尿道損傷。	11-1 尿道狹窄及對痛敏感之病人先灌入止痛劑，5分鐘後再行留置導尿。
12. 尿管插入且見尿液流出後，以30mL空針抽取無菌蒸餾水，打入尿管氣囊內。	12-1 抽取量由需醫師決定。一般固定用於5~10c.c.，壓迫止血用為20~30c.c.。
13. 取下洞巾，將尿袋接上三叉導尿管輸出處，並於尿袋寫上日期及期限（7天）。	

步　驟	說　明
14. 撕開 0.9% 生理食鹽水 1,000c.c. 軟袋之封口，接上點滴管排氣後再接上三叉導尿管輸入處（此處保持無菌）。	14-1 灌洗溶液的底部和病人膀胱的距離不超過 18 英吋，以防灌洗壓力過強。
15. 打開輸液控制器，控制滴數。	15-1 滴數之控制： (1) 出血厲害時，全速滴注，約 15~18 分鐘滴入 1,000mL。 (2) 出血輕微時，則每分鐘滴 60~120 滴，約 2~4 小時滴 1,000mL。
16. 檢查尿液引流系統是否通暢，若不通暢予以擠壓 (milking)，若再不通暢，則告知醫師，由醫師做小量膀胱沖洗（沖洗液不超過 30c.c.）至通暢為止。	16-1 出血或膀胱收縮厲害時，立即告知醫師。
17. 以膠布固定導尿管，並將尿袋掛於床沿下方。勿將尿管固定於床沿，以免牽扯尿管。	17-1 導尿管之固定，需每天更換固定部位，減少局部皮膚受刺激。 (1) 男病人固定於恥骨上方。 (2) 女病人固定於大腿內側。
18. 嚴密觀察病人生命徵象與膀胱灌洗的合併症（如寒顫、痙攣等情形）。	18-1 尤其是脈搏、呼吸、血壓。
19. 整理用物。	
20. 洗手。	
21. 記錄：各班記錄輸出輸入量及檢查沖洗情形和病人反應。	

⤷ 注意事項

1. 男性經尿道前列腺切除術 (TURP) 的牽引固定，由醫師固定之，避免壓迫陰莖和陰囊，防止局部壓瘡、膿瘍或瘻管的形成（圖 14-2）。

2. TURP 的擠壓 (milking)，是擠壓尿管和反折尿袋上的引流管，請見連續性膀胱沖洗法裝置圖示說明（圖 14-3）。

3. TURP 的 Foley care，包括由內往外環狀消毒，另用紗布包紮尿道口外側。

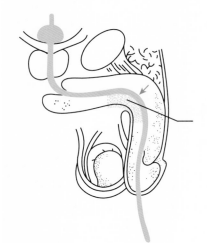
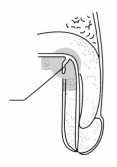

陰莖陰囊角受到導尿管的壓迫、牽曳，可能造成壓瘡、膿瘍及形成瘻管

固定導尿管於大腿內側（或下腹部），以保持尿道曲的平直，可防止陰莖及陰囊形成角度，減輕對陰莖、陰囊的壓迫，以免形成感染、尿道周圍膿瘍及形成尿導瘻管

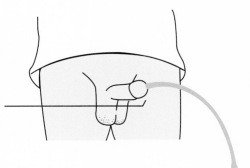

> 圖 14-2 男性固定導尿管的方法

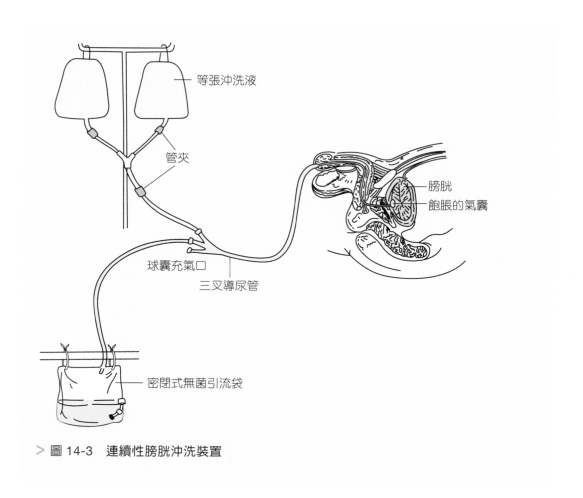

等張沖洗液

管夾

膀胱

飽脹的氣囊

球囊充氣口

三叉導尿管

密閉式無菌引流袋

> 圖 14-3　連續性膀胱沖洗裝置

參考資料　　　　　　　　　　　　　　　　　　　　　　References

王瑋等 (1994)·*護理技術手冊*·華杏。

李引玉等 (1998)·*成大護理技術*·偉華。

洪麗珍等 (2004)·*內外科護理技術（五版）*·匯華。

陳月枝、周照芳等 (1997)·*台大護理技術－基技與專技標準（二版）*·華杏。

陳秀勤、何雲仙、陳玉秀、楊勤熒、陳雪、郭淑芬、陳梅麗、張治瑤、葉麗娟、何雪珍、鄭秀月、江惠英、謝紅桂、張凱喬、楊星瑜、王宜華、曲天尚、陳玫君 (2019)·*新編內外科護理技術（二版）*·永大。

潘純媚等 (2005)·*最新護理技術（二版）*·匯華。

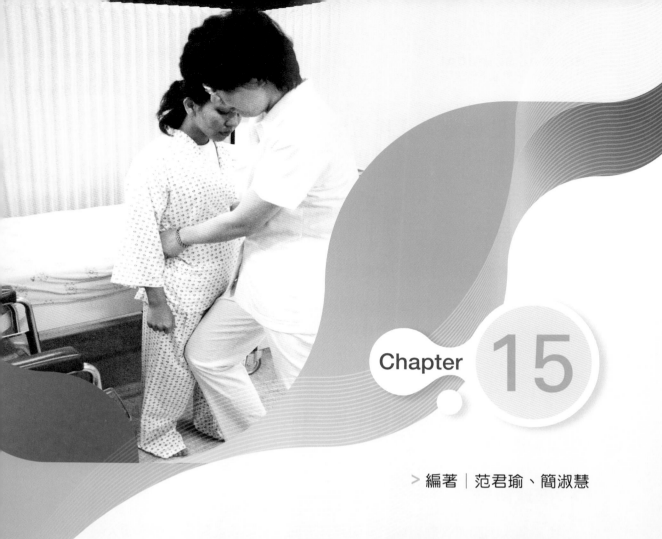

Chapter 15

> 編著｜范君瑜、簡淑慧

神經系統功能障礙之護理

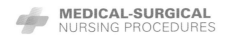
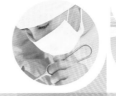
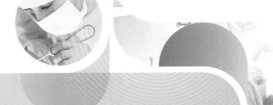
15-1 協助偏癱病人移位活動
(Helping hemiplegic patients transfer activity)

⊃ 學習目標

1. 能了解偏癱病人及早活動的重要性。

2. 能正確執行偏癱病人移位，包括由床上坐起，移至床緣、床上位移至床下，床上移行活動及床與輪椅間的移行。

⊃ 目 的

減少因偏癱所造成合併症，如皮膚、關節、肌肉的合併症並加強患側肌肉力量及促進病人活動。

⊃ 學理背景

中風病人因腦血管破裂或阻塞引起多方面的神經功能障礙，中風病人輕者幸運的無留下任何後遺症，嚴重者會造成多方面的障礙，包括感覺功能、動作功能、語言功能、知覺功能及心理功能。除了多方面的功能障礙外，病人亦會同時出現一些合併症，生理上常見的合併症如壓瘡、肢體攣縮變形、肢體腫脹及肌力下降等；心理上病人常會出現憂鬱症狀。

一般來說影響中風病人最大的是運動功能障礙，因會造成病人無法執行自我照顧的工作及一些日常生活活動，進而使病人的自尊心受挫。如果中風病人能夠早期給予適當的物理治療，可加速病人運動功能恢復至最佳狀態，病人恢復的越多，越能盡早處理個人的日常生活活動及參與家庭及社區的活動。中風病人運動功能的復健可分為四期，各期復健的重點如下。

1. 早期：此期病人的情緒較不穩定或因身體狀況不佳，無法學習，本期的重點主要是在預防，防止攣縮、壓瘡等併發症。早期運動功能復健主要包括三大類活動：(1) 被動的關節活動運動；(2) 床邊活動，如教導病人如何翻身、坐起、

床上移動，移至床緣及 (3) 動作的控制，訓練重點放在訓練病人近側肢體的動作，並以穩定為要點。

2. 恢復中期：此期病人的肌肉張力變得比較強，本期的重點主要是減少不正常肌肉張力對病人的影響。主要重點在強調穩定度控制及移動的訓練，以利病人日常生活之銜接。

3. 恢復晚期：此時病人因執行動作的技術及協調度均較差，本期重點主要是在加強病人動作方面，尤其是交互動作的訓練，並適時矯正不當步態。

4. 出院期：除因中風病人運動功能損傷程度不同，而給予適當的復健治療外，亦需注意關節痙攣、末端肢體水腫、及肌肉酸痛等併發症。

⤵ 適應症

因神經功能障礙所造成的偏癱病人。

⤵ 專業界定

依醫囑由護理人員從旁協助。

⤵ 護理關懷

護理人員應注意並保護偏癱側的肢體，位移過程中應注意病人的安全以減少或降低不必要的意外傷害。

⤵ 設備及用物

1. 輪椅並檢查輪椅的大輪子固定鎖（煞車）及足踏板是否完整.....................1 台

⊃ 步驟及說明

技術一：教導病人移至床緣、坐於床緣、起身

步　驟	說　明
1. 核對病人。	
2. 解釋位移的目的及步驟。	2-1 讓病人能了解目的及過程，包括減少因長期臥床的合併症及告知病人由床上坐起、床上移至輪椅、輪椅移至床上的過程。
3. 抬高床頭 30 度。	3-1 可節省護理人員的體力，此外還要評估病人有無姿位性低血壓的產生，特別是長期臥床的病人。
4. 請病人以健側的手握住患側的手腕，並橫跨置於腹部上，並使患側肘關節呈 90 度後（圖 15-1），健側手臂平直放在床上（圖 15-2）。	4-1 患側肘關節呈 90 度可減少患側在移位的過程中受壓。

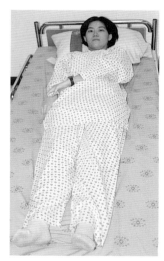

> 圖 15-1

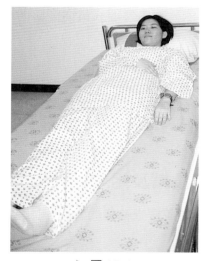

> 圖 15-2

5. 請病人以健側的踝置於患側踝的下方；患側的膝置於健側膝上（圖 15-3），以健側腿用力移雙腿至床緣，使雙腿自然下垂於床緣（圖 15-4）。	5-1 訓練病人利用健側的力量協助病人移位。

步　驟	說　明

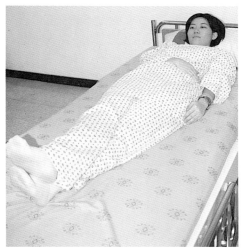 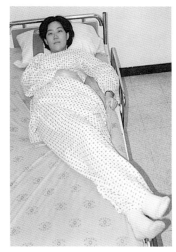

> 圖 15-3　　　　　　　　　　　> 圖 15-4

6. 以健側手掌抓緊床褥，並以肘為支撐點，配合前臂用力，撐起上半身坐起（圖 15-5）。

6-1 肢體無力可分為輕度（肌力約為 4-5 分）、中度（肌力約為 3 分）、重度（肌力約為 1~2 分）三種。

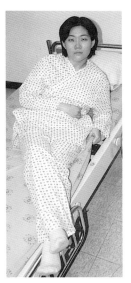

> 圖 15-5

步　驟	說　明

若病人覺得肢體無力

(1) **輕度無力**的病人，護理人員站在床尾，臉面向病人，雙腿分開與肩同寬並彎腰，請病人以健側手掌抓緊床褥，並以肘為支撐點，配合前臂用力，撐起上半身坐起，同時護理人員將雙手下壓病人的膝蓋（圖 15-6、15-7）。

(1)-1 下壓病人的膝蓋有助於病人坐起。

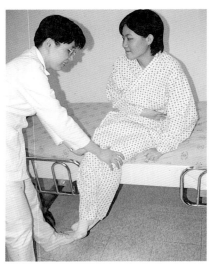

> 圖 15-7

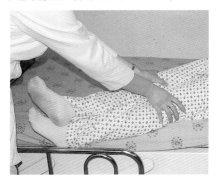

> 圖 15-6

(2) **中度無力**的病人，以一隻手置於病人患側腋下，用力以協助病人坐起，另一手壓雙膝（圖 15-8、15-9）。

(2)-1 若護理人員的雙手無法同時置於腋下，又壓膝蓋時，可先協助病人坐起後，再用另一手壓膝蓋。

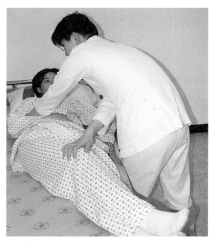

> 圖 15-8

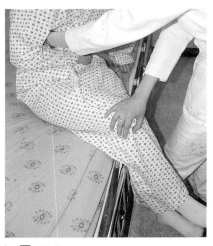

> 圖 15-9

步　驟	說　明
(3) **重度無力**的病人，護理人員站在床中間的床緣側，臉朝向床尾，近床側的腳置於前，另一腳置於後，一手放於病人頸下，另一手伸入病人膝下或小腿下，雙手同時用力，扶起病人坐於床緣（圖15-10）。	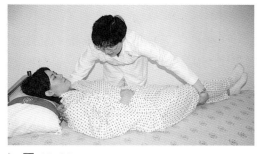 > 圖 15-10
7. 病人坐起後，護理人員應站在病人正前面，以防病人坐不穩而跌倒，必要時以手扶正患側，並請病人用健側支撐身體重量（圖15-11）。	7-1　病人坐起後感覺頭暈時，護理人員應站在病人正前面給予支持。
8. 請病人雙腳恢復正常姿勢，不交叉。	
9. 護理人員測量脈搏、呼吸，並詢問有無頭暈、不適感（圖15-12）。	9-1　以及早偵測病人是否有產生姿位性低血壓。若病人仍覺得頭暈時請病人再躺回病床上。
10. 一旦病人坐穩後，請病人用健側手掌置於床墊上，頂住用力撐起，並請病人配合健側腿用力，起身後，請病人採身體前傾，重心放在健側。	10-1　重心在健側才能支持病人重量。

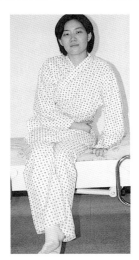
> 圖 15-11

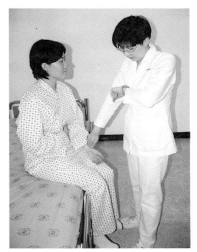
> 圖 15-12

➲ 技術二：協助病人由床上移至輪椅

步　驟	說　明
1. 推輪椅，至病人健側床頭，足踏板朝向床尾之方向，並使輪椅與床頭呈 45 度或平行，且靠近床緣的足踏板盡量貼近床緣。	1-1 輪椅越靠近床緣越好，以減少病人行走的距離。
2. 拉上手煞車以固定輪椅，並收起足踏板。	2-1 以免病人坐輪椅時被足踏板絆倒或滑倒。
3. 重複技術一的步驟坐於床緣。	
4. 請病人健側手掌移至床緣，並以手掌頂住床褥，並配合健側腿用力，以身體前傾姿勢站起。	
(1) 若病人有**輕度無力**，護理人員站在病人患側，並將一手置於病人患側腋下，協助扶起。	(1)-1 若病人手臂疼痛不適，則抓住病人腰背處的皮帶或褲子上端。
(2) 若病人有**中度無力**，護理人員雙手穿越病人雙腋下至肩胛骨處，且保持病人身體前傾姿勢，護理人員轉身以協助病人坐於輪椅上，同時請病人以健側腿支撐身體。	(2)-1 病人健側腿於位移過程中，若突然出現彎曲無力時，護理人員以與病人健側相同之膝頂住病人健側膝蓋處，協助病人站起，即仍以病人的健側腿為位移的軸點。
(3) 若病人有**重度無力**，護理人員以與病人健側相同之膝頂住病人健側膝蓋處，並以雙手環抱病人腰部，讓病人的重心朝前之姿勢，協助病人站起，之後護理人員緩慢轉身，讓病人坐於輪椅上，同時請病人以健側腿支撐身體（圖 15-13、15-14）。	(3)-1 病人健側腿於位移過程中，若突然出現彎曲無力時，護理人員用雙腳夾住病人的雙腿緩慢的將病人位移至輪椅上。 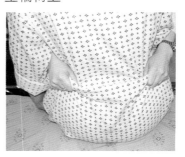 > 圖 15-13

步　驟	說　明

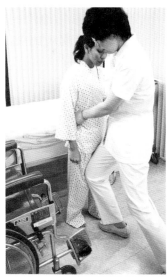

> 圖 15-14

5. 請病人健側手跨至於輪椅遠側端之扶手處，移動健側腿至輪椅上。

6. 放下足踏板，請病人自己以健側手扶起患側腿置於足踏板（圖 15-15），健側的腿則請病人自行自然的抬起放於足踏板上。

6-1 盡量讓病人參與護理活動，並鼓勵多用健側肢體。

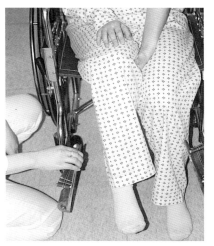

> 圖 15-15

⊃ 技術三：協助病人由輪椅返回病床

步　驟	說　明
1. 護理人員以輪椅足踏板朝向床頭的方向推病人至床緣（靠近床的中央位置），並使輪椅與床尾呈 45 度或平行，且輪椅足踏板盡量貼近床緣。	1-1 輪椅越靠近床緣越好，以減少病人行走的距離。
2. 拉上手煞車以固定輪椅，請病人自己以健側手扶起患側腿離開足踏板，健側的腿則請病人自行抬起並自然的離開足踏板，使雙足下垂於地上，護理人員收起足踏板。	
3. 請病人以健側手置於輪椅扶手，並同時請病人健側腿用力，護理人員扶起病人。	
4. 請病人以健側手置於床緣，保持身體前傾姿勢，以支撐身體。	
(1) 若病人有輕度無力，護理人員站在病人患側，並將一手置於病人患側腋下，協助扶起移至床緣。	
(2) 若病人有中度無力，護理人員雙手穿越病人雙腋下至肩胛骨處，且保持病人身體前傾姿勢。	(2)-1 病人健側腿於位移過程中，若突然出現彎曲無力時，護理人員以與病人健側相同之膝頂住病人健側膝蓋處，協助病人站起，即仍以病人的健側腿為位移的軸點。
(3) 若病人有重度無力，以雙手環抱病人腰部，護理人員以與病人健側相同之膝頂住病人健側膝蓋處，協助病人站起，且保持病人前傾姿勢，同時請病人以健側腿支撐身體。	(3)-1 病人健側腿於位移過程中，若突然出現彎曲無力時，護理人員用雙腳夾住病人的雙腿緩慢的將病人位移至床上。
5. 護理人員移走輪椅。	

步　驟	說　明
6. 請病人移動健側腿，使臀靠近床緣，緩慢坐穩於床緣。	
7. 以健側踝鉤住患側踝（膝對膝，踝對踝的姿勢）。	
8. 請病人以健側手掌抓緊靠病人髖關節的床褥，藉肘關節漸漸屈曲緩慢躺下，以健側的腿用力，將雙腿移向床中線處。若病人覺得肢體輕度無力，護理人員以雙手協助抬起病人之雙腳置於床中線處。	8-1 中、重度肢體無力之病人，由床緣躺回床上之步驟同技術一步驟 6-(2) 及 6-(3)，但護理人員的雙手應置於膝下位置，以利護理人員施力。
9. 若位置不正確，請病人屈曲健側關節及膝關節，足板頂著床褥，移動身體向上或向下至合宜的位置（圖15-16）。	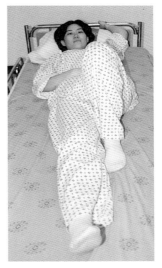 > 圖 15-16

⊃ 注意事項

1. 於操作過程中，護理人員應時時注意病人的反應，若病人有任何不舒適的抱怨，如臉色蒼白、頭暈、脈搏呼吸變快時應立刻停止。

2. 針對第一次坐起、下床的病人要特別注意病人有無姿位性低血壓的發生。

參考資料 References

郭芳娟 (1999)・活動障礙病人的復健護理活動：固定不動的預防及關節活動運動・於劉波兒總校閱，*復健護理*（137-184 頁）・啟英。

陳浚隆 (1999)・活動障礙病人的復健護理活動：固定不動的預防及關節活動運動・於劉波兒總校閱，*復健護理*（405-446 頁）・啟英。

Hickey, J. V. (2013). *The clinical practice of neurological and neurosurgical nursing.* (7th. ed.). J. B. Lippincott Company.

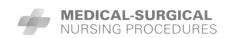
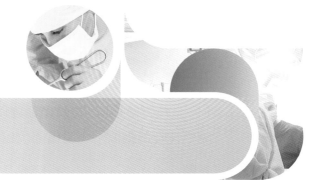
15-2 圓滾木翻身
(Logrolling Technique)

⟳ 學習目標

1. 能說出圓滾木翻身之重要性。
2. 能正確操作圓滾木翻身之技術。
3. 能說出如何顧及病人安全及舒適原則，以展現護理人員關懷行為。
4. 能教導病人及家屬，以圓滾木方式翻身。

⟳ 目　的

1. 維持脊髓的穩定性 (stabilization)，以減少脊髓損傷或脊髓手術患者，局部脊髓神經進一步之損傷。
2. 增進脊髓損傷或脊髓手術患者之活動能力，減少因長期臥床所引起之合併症。
3. 促進脊髓損傷或脊髓手術患者術後舒適度。

⟳ 學理背景

　　脊髓 (spinal cord) 是屬於中樞系統之一部分，包於骨質脊柱內，由 8 個頸節 (Cervical)、12 個胸節 (Thoracic)、5 個腰節 (Lumbar)、5 個薦節 (Sacral) 及 1 個尾節 (Coccygeal) 所構成，每一節附著有一對脊髓神經，共有 31 對脊髓神經（此屬周邊神經之一支），其負責協調由大腦發出之運動神經及由周邊傳至大腦之感覺神經，並當作一反射中樞，以維持身體之恆定及功能。

　　脊髓常常因為下列因素，會造成脊髓神經進一步之損傷，其包括：

1. 脊髓損傷 (spinal cord injuries, SCI)：脊髓因受到直接或間接力量，造成脊椎過度彎曲 (hyperflexion)、過度伸張 (hyperextension)、旋轉 (rotation)、壓迫 (compression) 或穿透傷 (penetrating)，使脊椎產生震盪 (concussion)、挫傷 (contussion)、撕裂 (laceration)、出血 (hemorrhage)、橫切 (transection)，導致局部脊髓血液供應不良，局部神經缺血、缺氧、水腫或組織壞死，進而造成

「完全性脊髓損傷」（受傷部位以下的運動、感覺及反射功能完全消失）或「不完全性脊髓損傷」（受傷部位以下，保留部分之運動及感覺功能）。

2. 脊髓疾病：脊椎腫瘤或椎間盤凸出症 (herniated intervertebral disc, HIVD)，位於二椎體間的椎間板（軟骨板）因創傷、退化骨性關節炎 (osteoarthritis)、僵直性脊椎炎 (ankylosing spondylitis) 或先天異常（脊椎側彎 -scoliosis），向後凸出壓迫到圍繞椎板的環，進而造成神經根壓迫症候群。

3. 手術：為了矯治因脊髓損傷或疾病所引起之病變，藉脊椎手術以維持脊椎之穩定性，常見之手術為椎板切除術（laminectomy，即將椎板後方切除，以暴露脊髓，利於手術進行）；脊髓融合術（spinal fusion，即取身體一楔形骨，如髂骨崎，植入損傷之椎骨處，以穩定椎體）；椎孔切除術（foraminectomy，切除部分椎間孔）。

　　藉著圓滾木翻身，協助病人翻身時仍能保持脊椎一直線以穩定脊椎，減少對受傷或手術部位之壓迫，除了滿足病人活動需求外，尚能減少脊髓損傷病人因長期臥床所引起之合併症（例如：肌肉萎縮或攣縮、關節僵硬、肺擴張不全、姿位性低血壓、泌尿道感染、血栓靜脈炎或壓瘡），以增加病人之舒適感，進而展現護理人員關懷特質。

⟳ 適應症

1. 脊髓損傷病人。
2. 脊髓手術後病人。

⟳ 專業界定

　　依醫囑由二位或三位護理人員執行。

⟳ 護理關懷

當病人需使用圓滾木翻身法時，可能表示病人脊椎受傷或手術後等因素導致身體無法正常活動。翻身時護理人員除了需注意病人隱私外，還需注意觀察病人身體受壓處是否有循環不佳、發紅等容易導致壓瘡的徵象，並藉由翻身時適當地給予背部護理，以增加病人的舒適感。

⟳ 設備及用物

1. 翻身單 (Turning Sheet) 或大單 ....1 張
2. 枕頭 .... 3 或 4 個

➲ 步驟及說明

步　驟	說　明
1. 洗手及準備用物。	1-1 以內科無菌洗手法，以減少病人間交互感染。
2. 向病人解釋目的及過程。	2-1 向病人說明，為了減少長期臥床所引起之合併症（例如：姿位性低血壓、泌尿道感染、血栓靜脈炎或壓瘡）並增進舒適感。
	2-2 為了減少病人之焦慮及提供關懷照護，宜先向病人說明翻身步驟及過程：先移向欲翻身之對側→翻身→枕頭固定。
3. 移去枕頭，鬆開被蓋，並予整理衣服。（圖 15-17） 　*以翻身單翻向右或左側（本文以左側為例）。	3-1 移去枕頭，以利維持脊椎之一直線，並整理好衣服，以發揮護理人員關懷特質顧及病人隱私性及舒適。
4. 放下病人兩邊之床欄。	4-1 執行過程請病人配合，勿隨意移位，以確保病人之安全。
5. 將病人雙手置於腹部（圖 15-18）。	5-1 減少移動身體時，患肢之受壓。

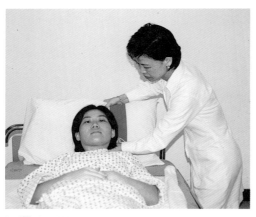

> 圖 15-17

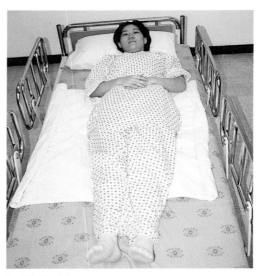

> 圖 15-18

步　驟	說　明
6. 二位護士分別站在床緣之兩側（左、右各一位），捲起翻身單，一手抓緊靠近病人肩部，另一手抓緊大腿處之翻身單，喊口令將病移向右側，並拉上右側床欄（圖 15-19、20、21）。	6-1 移位時護士雙腿張開與肩同寬，以減少背部的張力。 6-2 拉上床欄以確保病人之安全，執行過程護理人員應發揮關懷特質，隨時觀察病人是否有不適情形。

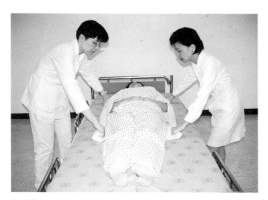

> 圖 15-19

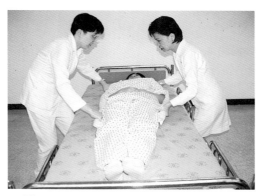

> 圖 15-20

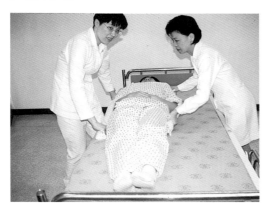

> 圖 15-21

7. 二位護士走到左側床邊，由一位護士先將病人左手臂置於頭側，而右手置於胸前（圖 15-22、23）。	7-1 為減少對手臂壓迫及顧及其功能性位置。

步　驟	說　明

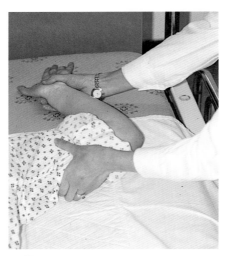

> 圖 15-22

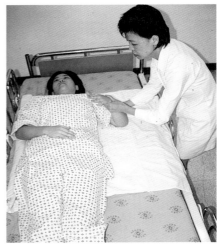

> 圖 15-23

8. 一位護士手抓緊靠近病人右肩的翻身單，另一手抓緊靠近病人右腰背處之翻身單；另一位護士之一手抓緊病人右側臀部之翻身單，另一手抓緊右大腿之翻身單，並保持病人雙腿平直（圖 15-24）。

8-1 護士之雙手應分別固定於肩－腰背－臀部－大腿間，以維持脊椎之一直線。

8-2 病人雙腿呈一直線，以維持脊椎之平直。

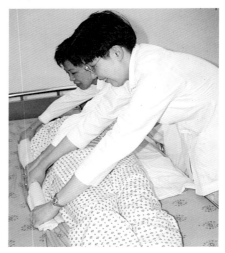

> 圖 15-24

9. 由一位護士喊口令 (1,2,3)，以一致之動作將病人翻向左側（圖 15-25）。

9-1 護理人員應發揮關懷特質，翻身時應觀察病人之表情，以了解病人之反應。

步　驟	說　明

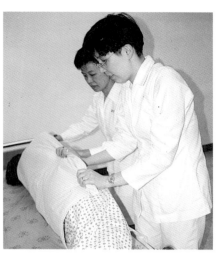

> 圖 15-25

10. 維持功能性位置：由一位護士雙手分別固定於肩部及大腿處，另一位護士則取一枕頭先固定於右腰背部（稍微往下壓入病人腰背處），另一枕頭置於雙膝間，並將右側之膝微彎，第三個枕頭（較小為宜）置於頭下，另外取一個枕頭分別置於胸前以抬高肘關節，並保持肘關節微彎（圖 15-26、27、28、29）。

10-1 以枕頭協助病人維持功能性姿位，以確保脊椎呈一直線。

10-2 枕頭分別置於頭下，胸前、腰背部、雙膝間，以增加病人之舒適度。

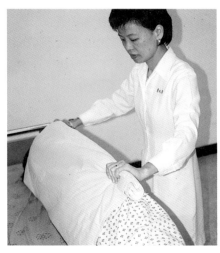

> 圖 15-26

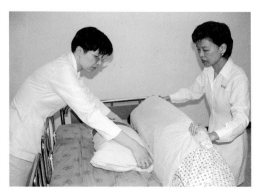

> 圖 15-27

步　驟	說　明

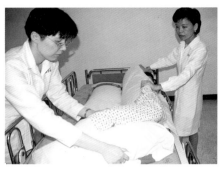

> 圖 15-28

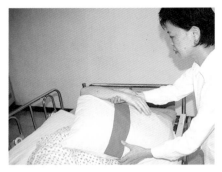

> 圖 15-29

11. 整理病人之衣服、床單及被蓋，並拉上雙側床欄（圖 15-30）。

11-1 護理人員應發揮關懷特質，隨時拉上床欄以確保病人之安全。

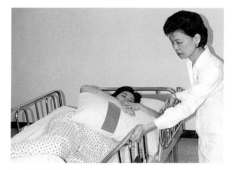

> 圖 15-30

12. 洗手。

12-1 以內科無菌洗手法，以減少病人間交互感染。

13. 完成護理記錄。

13-1 記錄翻身時間、位置（左或右）、病人反應（含不適反應）、生命徵象之改變。

⊃ 注意事項

1. 應每 2 小時為病人翻身。

2. 接受頸部或腰部椎間板切除病人，於返病房後即開始翻身，但強調以「圓滾木方式」翻身以避免手術部位之移位，約 48 小時後待「背架」量製完成後，病人方能下床。

3. 頸部椎間板切除之病人，床頭微微抬高，以保持病人之舒適，但不宜使用枕頭，並請病人隨時戴上頸圈（或下床前），但當平躺時可以不必戴頸圈。

4. 腰部椎間板切除之病人，保持床平直、或床頭微微抬高 5°~10°，並以一小枕頭分別置於頭及膝處，以減少背部之拉力及增進舒適度。

5. 若病人是頸椎受傷或手術者，請第三位護士協助支托病人頸部，以保持頸部之平直。

6. 三位護理人員翻身時，第一位將雙手分別置於病人的頸部與肩背部；第二位置於病人之腰背與臀部；第三位將雙手置於兩大腿及小腿間。

參考資料　References

林美華總校閱 (2004)・*內外科護理技術*（五版）・匯華。

許世昌 (2013)・*新編解剖學*（三版）・永大。

陳秀勤、何雲仙、陳玉秀、楊勤熒、陳雪、郭淑芬、陳梅麗、張治瑤、葉麗娟、何雪珍、鄭秀月、江惠英、謝紅桂、張凱喬、楊星瑜、王宜華、曲天尚、陳玫君 (2019)・*新編內外科護理技術*（二版）・永大。

廖張京棣總校閱 (1998)・*護理學*（二）・高立。

范君瑜 (2019)・神經系統疾病病人的護理・於陳敏麗總校閱・*最新實用內外科護理學*（下）（六版）・永大。

Hickey, J. V. (2009). *The clinical practice of neurological and neurosurgical nursing.* Philadelphia: J. B. Lippincott Company.

Chapter 16

> 編著｜黃人珍、唐心如

急症護理

16-1　心肺復甦術

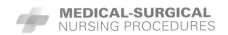
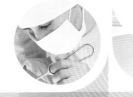
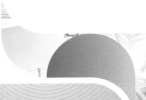
16-1 心肺復甦術
(Cradiopulmonary Pulmonary Resuscitatin, CPR)

學習目標

1. 能明瞭心肺復甦術之定義與目的。
2. 能熟悉心肺復甦術的學理知識。
3. 能正確執行成人心肺復甦術。
4. 能正確評估病人對心肺復甦術的反應。

定　義

　　當成人出現心臟或呼吸驟停時，所執行支持血液循環和呼吸的緊急維生程序。

目　的

　　使用心臟按壓及人工通氣，維持血液循環與呼吸，提供血流與氧氣至腦部、心臟及全身其他重要器官，以達到生命復甦。

學理知識與態度

一、重要性

　　心臟與呼吸驟停後 4~6 分鐘內，立即執行高質量的心肺復甦術，維持全身重要器官的血氧供應，直到恢復自主心跳及呼吸，將可使生存機會增加 1~3 倍。

二、適應症

　　各種原因所造成的循環或呼吸驟停，例如：急性心肌梗塞、心律不整、腦梗塞、溺水、嚴重創傷、異物阻塞呼吸道、中毒等。

三、心肺復甦術(CPR)的組成次序

1. C：確認 (check)。

2. C：尋求支援 (call)。

3. C：胸部按壓 (chest compressions)。

4. A：呼吸道 (airway)。

5. B：呼吸 (breathing)。

四、高質量心肺復甦術(CPR)的五項關鍵

1. 按壓於正確的心臟位置。

2. 提供足夠速率和深度的心臟按壓。

3. 確保心臟按壓後，胸廓有確實回彈。

4. 僅可能的不中斷心臟按壓。

5. 避免提供過度的人工通氣。

五、專業界定

1. 一般民眾或未受過心肺復甦訓練的施救者：在聯繫緊急醫療服務 (emergency medical services, EMS) 後至專業醫療人員抵達前，建議透過視聽回饋裝置指示，執行心臟按壓。

2. 專業醫療人員或受過心肺復甦訓練的施救者：在聯繫緊急醫療服務 (EMS) 後，立即執行高質量的心肺復甦術（包含心臟按壓與人工通氣）。

六、護理關懷

執行心肺復甦時，醫護人員應注重病人的隱私和家屬感受，並以專業且嚴謹的態度執行。

訓練設備及用物

1. 復甦安妮 (Resusci Anne) ....1 具

2. 袋瓣罩甦醒球 (Bag Valve Mask, BVM) ....一只

3. 自動體外心臟去顫器 (Automated External Defibrillation, AED) ....一部

步驟及說明

步　驟	說　明
1. 確認周圍環境。	1-1 應確認自身與病人所處周圍環境的安全，方可開始進行施救。
2. 確認病人的意識狀態。	2-1 輕拍或輕搖病人雙肩並大聲叫喚，觀察反應，以判定意識狀態。
3. 尋求支援。請周圍他人撥打手機，啟動 EMS，並盡速取得自動體外心臟去顫器 (Automated External Defibrillation, AED)（圖 16-1）。	3-1 手機為啟動 EMS 的優先選擇。 3-2 若周圍沒有他人可協助求援，則自行使用手機聯繫 EMS，並開啟視聽回饋裝置，確保與專業救援人員保持聯繫，掌握支援進度。 3-3 若可就近取得 AED，則優先安裝 AED 並進行心律辨識。

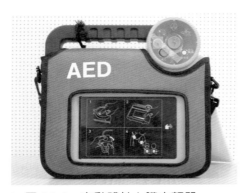

> 圖 16-1　自動體外心臟去顫器

4. 協助病人仰躺於有支撐且平坦的表面，並鬆解上衣。	4-1 若可取得急救板，則將急救板置於仰躺病人的後背。 4-2 協助擺位，應動作輕柔，適當的支拖病人的頭頸部。
5. 同時評估病人脈搏和呼吸（不超過 10 秒）。觸摸近側的病人頸動脈，並同時觀察胸廓起伏及呼吸型態。	5-1 頸動脈位於環狀軟骨（喉結下方）左／右兩側 2 橫指處。 5-2 若胸廓無明顯起伏，或呈現不正常呼吸型態，如：喘息、張口呼吸、呼吸困難等，視為無呼吸。

步　驟	說　明
6. 無脈搏，立即進行心臟按壓。高質量的成人心臟按壓，下壓深度需至少 5 公分，速率為 100~120 下／分鐘，並需確保胸部完全回彈。	6-1 施救者高跪於病人一側，雙腿張開與肩同寬，肘關節打直（圖 16-2），雙掌交疊、手指翹起，以掌根置於病人兩乳頭間胸骨正上方（圖 16-3 及圖 16-4），垂直下壓以進行心臟按壓。

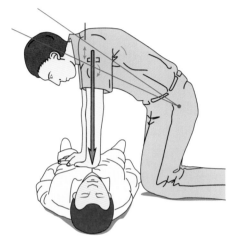

> 圖 16-2　心臟按壓標準姿勢

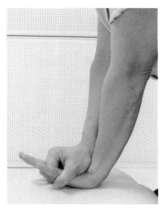

> 圖 16-3　雙手交疊、手指翹起，以掌根施力進行心臟按壓

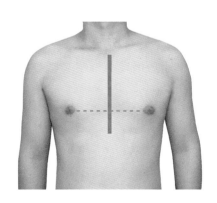
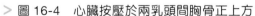
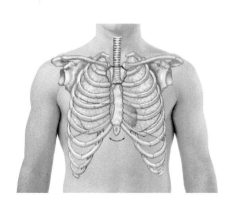

> 圖 16-4　心臟按壓於兩乳頭間胸骨正上方

步　驟	說　明
	6-2　盡量避免中斷心臟按壓。
	6-3　若有 2 位以上的施救人員，每 2 分鐘應替換一次心臟按壓者，若疲倦可提早替換，直到支援人員到場。
	6-4　若心臟按壓位置及手勢錯誤，可能導致肋骨或胸骨骨折、肝臟撕裂傷等合併症。
7.　打開呼吸道。若有脈搏但無呼吸，應評估病人頸椎狀況，選擇合適打開呼吸道的方式。若有 2 位以上施救者，則 1 人負責打開並維持呼吸道暢通。	7-1　頭部傾斜－下巴提升法 (head tilt-chin lift maneuver)（圖 16-5）。一手按壓病人前額，將頭向後傾；另一手以食指與中指將下巴抬起。適用於確認無頸椎損傷疑慮的病人。
	7-2　下頷推擠法 (jaw thrust method)（圖 16-6）。位於病人頭頂，將雙手掌根置於頭部兩側，大拇指著力於雙頰，以食指扣住下頷角，配合其餘手指將下頷向上、向前抬起。適用於懷疑或確實有頸椎損傷的病人。

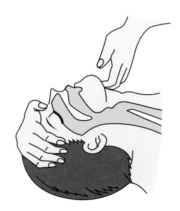

> 圖 16-5　頭部傾斜－下巴提升法

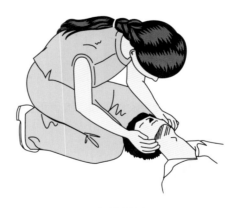

> 圖 16-6　下頷推擠法

步　驟	說　明

8. 提供人工通氣。優先使用袋瓣罩甦醒球 (bag valve mask, BVM)（圖 16-7）進行人工通氣。

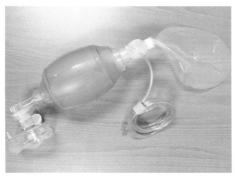

> 圖 16-7　袋瓣罩甦醒球

  (1) 口對口人工呼吸：維持病人呼吸道通暢，用拇指和食指捏緊病人鼻翼柔軟的部分，打開雙唇緊密罩住病人嘴巴，穩定地往病人嘴裡吹氣兩次，每次約 1 秒鐘，並觀察胸廓同時上升。

  (2) 若無法取得袋瓣罩甦醒球，或有進行口對口人工呼吸的疑慮，如：唾沫或血液傳染風險、心理障礙等，則打開呼吸道並維持通暢。

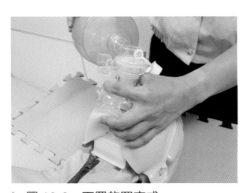

> 圖 16-8　面罩放置方式

8-1 使用袋瓣罩甦醒球提供人工通氣的關鍵：(1) 保持呼吸道打開且通暢；(2) 面罩緊密貼合並覆蓋病人呼吸道；(3) 提供次數、頻率和容積適當的人工通氣。

  (1) CPR 期間，心臟按壓與人工通氣比為 30：2，即每 30 次心臟按壓，進行 2 次人工通氣。

  (2) 每次人工換氣不超過 1 秒，通氣時觀察胸廓些微起伏即可（約 500~600 毫升）。避免過度通氣（速率太快、容積過大），影響靜脈回流。

  (3) 進行人工通氣期間應暫時停止心臟按壓。

  (4) 若提供人工通氣時感到有阻力，需再次嘗試打開呼吸道，並確認是否有異物阻塞。

8-2 面罩放置方式：以拇指與食指間的空間握持面罩與甦醒球連接處，其他手指（中指、無名指和小指）沿病人下頜骨放置，並抬高下巴將下頜骨拉近面罩，保持緊密貼合（圖 16-8）。

步　驟	說　明
9. 無脈搏，立即執行 30 次心臟按壓與 2 次人工通氣 (30：2)。執行 2 分鐘後，重新評估頸動脈脈動和呼吸。若仍無脈動和呼吸，則持續執行 30：2 的心臟按壓和人工通氣，直到病人恢復自發性循環 (Return Of Spontaneous Circulation, ROSC)。	9-1 自發性循環表徵：可觸摸到脈動、測量到血壓、自主呼吸、咳嗽、肢體活動。
10. CPR 期間，若已取得自動體外心臟去顫器 (Automated External Defibrillation, AED)，應立即裝置並進行自動心律分析（圖 16-9）。	10-1 若 AED 指示進行電擊，在完成一次電擊後，再持續執行 30：2 的心臟按壓和人工通氣，直到 EMS 的支援人員到場或病人 ROSC。

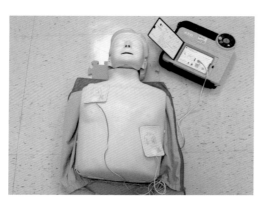

> 圖 16-9　安裝 AED

10-2 若 AED 分析心律不需電擊，則持續執行 30：2 的心臟按壓和人工通氣，直到 EMS 的支援人員到場或病人 ROSC。

10-3 AED 進行電擊時，勿觸碰病人。

11. 當病人恢復自發性循環，即協助擺放復甦姿勢 (recovery position)（圖 16-10），以保持呼吸道通暢，並盡速轉送醫療院所，接受進階照護（高級人工呼吸道、藥物治療、去顫）。

步　驟	說　明
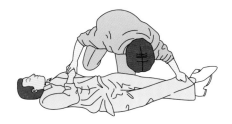	1. 把近自己一方的傷者手臂置於其身旁,另一臂橫放其胸前,把離自己較遠的傷者足踝放在較近的足踝上。
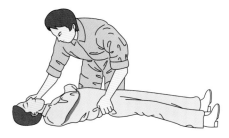	2. 一手托著傷者頭部,另一手抓緊傷者離自己較遠一側近臀部的衣物。
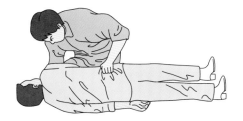	3. 迅速把傷者拉向自己的一方,用膝部承托,以翻轉傷者身體。
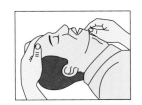	4. 把傷者下巴托高,使其頸部咽喉伸直,打通氣管,傷者就可以暢順地呼吸。
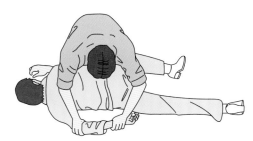	5. 把接近己方的傷者手臂屈曲,以承托其上身;再把接近己方的傷者下肢屈曲,以承托其下身。從傷者身體下面拉出另一隻手臂。

> 圖 16-10　復甦姿勢擺放步驟

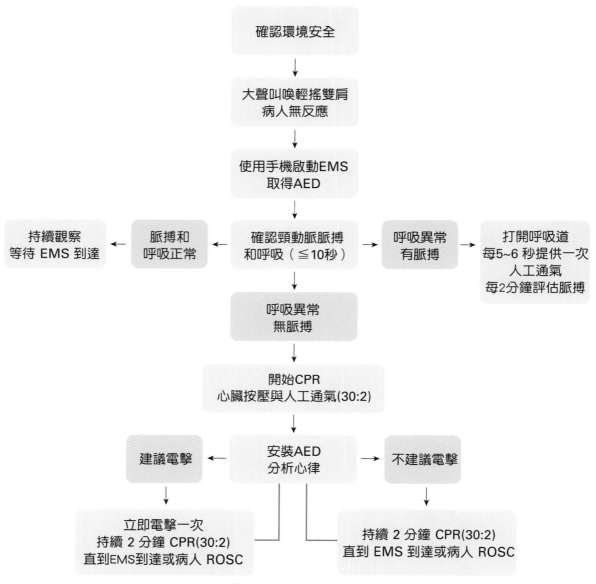

> 圖 16-11　CPR 步驟流程

⮕ 注意事項

停止心肺復甦術的情況

1. 病人恢復自發性循環。

2. 施救者力氣耗盡,無法繼續進行施救,且沒有接替進行心肺復甦術的人手時。

3. 病人明顯死亡。

參考資料 ━━━ **References**

胡勝川、高偉峰、顏鴻章、陳思州、廖文翊、賴佩芳、黃獻皞、陳玉龍、劉松維、
　　鄭偉君、張明龍、張新、許智偉、黃彥達、林清翔、陳祖儀、施美秀 (2021)．
　　於楊久滕總校訂，*ACLS 精華*（六版）．金名。

胡勝川 (2016)．*實用到院前緊急救護*（六版）．金名。

Olasveengen, T. M., Mancini, M. E., Perkins, G. D., Avis, S., Brooks, S., Castrén, M.,
　　... Morley, P. T. (2020). Adult basic life support: 2020 international consensus
　　on cardiopulmonary resuscitation and emergency cardiovascular care science
　　with treatment recommendations. *Circulation, 142* (16), S41-S91. https:// doi.
　　org/ 10.1161/cir.0000000000000892

Olasveengen, T. M., Semeraro, F., Ristagno, G., Castren, M., Handley, A., Kuzovlev,
　　A., ... Perkins, G. D. (2021). European resuscitation council guidelines 2021:
　　basic life support. *Resuscitation, 161*, 98-114. https:// doi.org/10.1016/
　　j.resuscitation.2021.02.009

Panchal, A. R., Bartos, J. A., Cabañas, J. G., Donnino, M. W., Drennan, I. R., Hirsch,
　　K. G., ... Berg, K. M. (2020). Part 3: Adult basic and advanced life support:
　　2020 American Heart Association guidelines for cardiopulmonary resuscitation
　　and emergency cardiovascular care. *Circulation, 142*(16), S366-S468. https://
　　doi.org/10.1161/cir.0000000000000916

Wittels, K. A. (2021). *Basic airway management in adults*. Retrieved from https://
　　www-uptodate-com.lib.chimei.org.tw/contents/basic-airway-management-in-
　　adults

Pozner, C. N. (2021). *Adult basic life support (BLS) for health care providers*.
　　Retrieved from https://www-uptodate-com.lib.chimei.org.tw/contents/ adult-
　　basic-life-support-bls-for-health-care-providers

國家圖書館出版品預行編目資料

內外科護理技術／陳敏麗，倪麗芬，張玉珠，吳秋燕，陳麗華，柳秋芳，劉棻，鄭惠珍，阮淑萍，曾明晰，黃翠媛，羅淑玲，何昭中，姜如珊，李惠玲，戴秀珍，蔡素珍，王俞蓉，王瑜欣，顧潔修，曾瑛容，陳海焦，林淑君，李玉秀，范君瑜，簡淑慧，黃人珍，唐心如編著. －第六版. －新北市：新文京開發出版股份有限公司，2021.11
面；　公分
ISBN　978-986-430-785-2（平裝）

1.內外科護理

419.82　　　　　　　　　　　　　　　　　　　　110017922

內外科護理技術（第六版）　　（書號：B078e6）

總 校 閱	陳敏麗
編 著 者	陳敏麗、倪麗芬、張玉珠、吳秋燕、陳麗華
	柳秋芳、劉　棻、鄭惠珍、阮淑萍、曾明晰
	黃翠媛、羅淑玲、何昭中、姜如珊、李惠玲
	戴秀珍、蔡素珍、王俞蓉、王瑜欣、顧潔修
	曾瑛容、陳海焦、林淑君、李玉秀、范君瑜
	簡淑慧、黃人珍、唐心如
出 版 者	新文京開發出版股份有限公司
地　　　址	新北市中和區中山路二段 362 號 9 樓
電　　　話	(02) 2244-8188（代表號）
F　A　X	(02) 2244-8189
郵　　　撥	1958730-2
第 三 版	西元 2007 年 08 月 01 日
第 四 版	西元 2011 年 08 月 31 日
第 五 版	西元 2016 年 09 月 08 日
第 六 版	西元 2021 年 11 月 24 日

有著作權　不准翻印　　　　　　　　　　　　建議售價：575 元
法律顧問：蕭雄淋律師
ISBN　978-986-430-785-2

New Wun Ching Developmental Publishing Co., Ltd.

New Age · New Choice · The Best Selected Educational Publications — NEW WCDP

NEW
WCDP

新文京開發出版股份有限公司

新世紀・新視野・新文京—精選教科書・考試用書・專業參考書